Val M. Runge / Wolfgang R. Nitz / Miguel Trelles / Frank L. Goerner

The Physics of Clinical MR Taught Through Images

(Third Edition)

临床 MR 成像原理图解

（第 3 版）

主　编　〔瑞士〕沃尔·M.朗格
〔德〕沃尔夫冈·R.尼兹
〔美〕米格尔·泰勒斯
〔美〕弗兰克·L.戈纳

主　译　王　骏　张治平　陈　峰

天津出版传媒集团

天津科技翻译出版有限公司

著作权合同登记号:图字:02 - 2015 - 101

图书在版编目(CIP)数据

临床 MR 成像原理图解/(瑞士)沃尔·M. 朗格(Val M. Runge)等主编;王骏,张治平,陈峰主译. —天津:天津科技翻译出版有限公司,2020. 1

书名原文:The Physics of Clinical MR Taught Through Images (Third Edition)

ISBN 978 - 7 - 5433 - 3905 - 7

Ⅰ. ①临… Ⅱ. ①沃… ②王… ③张… ④陈… Ⅲ. ①磁共振成像 Ⅳ. ①R445. 2

中国版本图书馆 CIP 数据核字(2018)第 279514 号

授权单位:Thieme Medical Publishers, Inc.
出　　版:天津科技翻译出版有限公司
出 版 人:刘子媛
地　　址:天津市南开区白堤路 244 号
邮政编码:300192
电　　话:(022)87894896
传　　真:(022)87895650
网　　址:www. tsttpc. com
印　　刷:高教社(天津)印务有限公司
发　　行:全国新华书店
版本记录:787mm × 1092mm　16 开本　18. 5 印张　390 千字
2020 年 1 月第 1 版　2020 年 1 月第 1 次印刷
定价:108. 00 元

(如发现印装问题,可与出版社调换)

译者名单

主　译

王　骏　南京医科大学康达学院
张治平　昆明医科大学第三附属医院云南省肿瘤医院
陈　峰　海南省人民医院

副主译

赵海涛　西安国际医学中心医院
黄小华　川北医学院附属医院
刘小艳　南通大学附属医院

译　者（按姓氏汉语拼音排序）

曹雄锋　江苏大学医学院
陈　峰　海南省人民医院
崔　灿　南京中医药大学附属江苏省中医院
葛振一　上海市影像医学研究所
黄思泓　中南大学湘雅二医院
黄小华　川北医学院附属医院
刘　念　川北医学院附属医院
刘倩倩　川北医学院附属医院
刘小艳　南通大学附属医院
彭林声　湛江中心人民医院
王　策　南方医科大学
王　骏　南京医科大学康达学院
王洪杰　南方医科大学
吴昊鹏　苏州培浦信息技术有限公司
吴虹桥　南京医科大学附属常州市妇幼保健院

徐　建　空军军医大学西京医院
严琴琴　上海市影像医学研究所
张治平　昆明医科大学第三附属医院云南省肿瘤医院
赵海涛　西安国际医学中心医院

主编名单

Val M. Runge, MD
Visiting Professor
Institute for Diagnostic and Interventional Radiology
Clinics for Neuroradiology and Nuclear Medicine
University Hospital Zurich
Zurich, Switzerland

Wolfgang R. Nitz, PhD
Senior Patent Manager
Siemens AG, Healthcare Sector
Erlangen, Germany
Assistant Professor of Experimental Radiology
University Hospital of Regensburg
Regensburg, Germany

Miguel Trelles, MD
University of Texas Medical Branch
Department of Radiology
Galveston, Texas

Frank L. Goerner, PhD
Visiting Scientist
Department of Radiology
University of Virginia
Charlottesville, Virginia
Assistant Professor
Department of Radiology
University of Texas Medical Branch
Galveston, Texas

编者名单

Tao Ai, MD
Department of Radiology
Tongji Hospital
Tongji Medical College
Huazhong University of Science and Technology
Wuhan, China

Ulrike I. Attenberger, MD
Vice Chair of Clinical Operations
Section Chief Oncologic and Preventive Imaging
Institute of Clinical Radiology and Nuclear Medicine
University Medical Center Mannheim
Mannheim, Germany

Krista L. Birkemeier, MD
Assistant Professor of Radiology
Department of Radiology
Scott & White Clinic and Hospital
Texas A&M University Health Science Center
Temple, Texas

Nilesh K. Desai, MD
Director of Pediatric Neuroradiology, Children's Hospital of Atlanta-Egleston
Assistant Professor of Radiology
Emory University Hospital
Atlanta, Georgia

John R. Dryden
University of Texas Medical Branch
Department of Radiology
Galveston, Texas

William H. Faulkner, Jr., BS, RT (MR)
William Faulkner & Associates
Chattanooga, Tennessee

Peter Fries, MD
Clinic for Diagnostic and Interventional Radiology
Saarland University Hospital
Homburg/Saar, Germany

Frederik L. Giesel, MD, MBA
Associate Professor of Radiology
Department of Nuclear Medicine
University Hospital Heidelberg
Heidelberg, Germany

Shivraman Giri, PhD
MR Research and Development
Siemens Healthcare
Chicago, Illinois

Andreas Greiser, PhD
MR PI CARD
Siemens AG Healthcare Sector
Erlangen, Germany

Dapeng Hao, MD, PhD
Associate Professor of Radiology
Department of Radiology
The Affiliated Hospital of Medical College
Qingdao University
Qingdao, China

Xuemei Hu, MD, PhD
Department of Radiology
Tongji Hospital
Tongji Medical College
Huazhong University of Science and Technology
Wuhan, China

John Kirsch, PhD
Principal Scientist
Siemens Healthcare USA, Inc.
Cary, North Carolina

Michael M. Lell, MD
Professor of Radiology
Department of Radiology
University Erlangen
Erlangen, Germany

John N. Morelli, MD
Russell H. Morgan Department of Radiology and Radiological Science
Johns Hopkins University School of Medicine
Baltimore, Maryland

Abraham Padua, RT(MR)
Senior MR R&D Application Specialist
MR Collaborations MidWest Zone
Siemens HealthCare Solutions
Houston, Texas

David Porter, PhD
MR Applications Development
Siemens AG, Healthcare Sector
Erlangen, Germany

Stuart H. Schmeets, BS, RT(R)(MR)
MRI Business Manager - West Zone
Siemens Medical Solutions USA, Inc.
Malvern, Pennsylvania

Hellmut Schürholz, MD
Clinic for Diagnostic and Interventional Radiology
Saarland University Hospital
Homburg/Saar, Germany

Bruce Spottiswoode PhD
MR Research and Development
Siemens Healthcare
Chicago, Illinois

Bram Stieltjes, MD, PhD
Quantitative imaging-based disease characterization
German Cancer Research Center (DKFZ)
Heidelberg, Germany

中文版前言

本书第一主编沃尔·M. 朗格教授是国际顶级专家，他编写了14部MRI相关的教科书。多年以前，朗格教授曾到我以前的单位参观访问过，由我全程陪同、摄影。在整个接待过程中，我深感朗格教授是一位学术上严谨、生活上平易近人的学者。MRI原理错综复杂，晦涩难懂，而朗格教授则采用了简易教学法，使得MRI原理通俗易懂，尤其适用于当今大数据背景下的学习模式。

本书为第3版，在上一版的基础上进行了改编和修订，增加了可以提高图像诊断的关键物理信息。本书主要介绍了MRI的物理基础，强调了获取高质量图像的重要基础知识，具体介绍了MR扫描仪组成、MR扫描磁场(静磁场、梯度磁场和射频磁场)和线圈、运动伪影、图像分辨率、成像序列、时间飞跃法MRA、对比增强MRA、脂肪抑制、灌注成像、滤过成像、几何失真、MR乳腺成像和化学位移等，最后介绍了MR系统的新进展。各章都有病例介绍，超过600幅高清临床图像有助于加深对文中概念的理解。

最后，感谢参与本书翻译的专家和学者，感谢他们在繁忙工作之余的辛勤努力与付出！感谢天津科技翻译出版有限公司编辑们的辛苦工作！

由于时间和水平有限，书中难免有不当之处，敬请读者通过微信(1145486363)、E-mail(yingsong@sina.com)、微店(医学影像技术学)、微信公众平台(mih365)、微信群(当代医学影像技术学)和英语学习联盟等尽快反馈给我们，以利再版。

谨以此书献给为我国医学影像技术学事业发展而不断拼搏的同行！

王骏

南京医科大学康达学院

2019年11月7日

序　言

在过去30年间，MRI技术已成为最重要的医学影像技术。其软组织对比度明显优于CT和超声，这主要是依赖于精确设计的脉冲序列所产生的大量组织参数。其中不仅包括众所周知的基本参数，如T1、T2和质子密度，还包括扩散、化学位移、磁化率和流空效应。

传统上，MRI原理是通过诸如布洛赫方程这样的数学模型来被讲解的。虽然从数学层面掌握MRI基本知识，为MR成像过程的理解提供了相当多的便利，但是大多数依赖于MRI技术的放射科医师和临床医师不可能用这种复杂的数学方式来理解MRI。我们大多数人是通过学习改变序列参数在图像对比方面产生的作用从而理解MRI的。

朗格博士在使用图像讲解MRI原理方面做出了杰出的贡献。他的方法很直观，使那些缺乏特别深厚数学背景的人士易于掌握。考虑到MR成像过程的复杂性，他应为构思并实践这种简化教学方式而受到赞扬。

本书对所有长期（即便偶尔）从事MR研究的放射科医师来说是非常有益的。事实上，随着放射科医师对MRI技术的理解更加清晰，在MR诊断方面更为自信，他们从书中获益会更多。

对于那些经常被MRI复杂原理所困扰，往往为此规避放射学，而进入外科或内科等其他专业的医学生来说，这是一本非常理想的教科书。对于初次轮转于MR室的放射科住院医师来说，这也是一本非常完美的教材。因为他们已经接受过传统的物理学教育，对MRI原理已有较为深刻的理解，这本书将帮助他们有效地结合早期临床经验，进一步加深理解。最后，这本书也为那些非放射学人士提供服务，他们可以用少量的时间快速学习MRI原理，从而提高对MRI的认识。

与以往版本相比，第3版有了大幅度的扩展，这些亮点在于增加了许多新的章节，包括：超高场MRI（7T）、并行传输、非对比增强MRA、介入性磁共振成像、PET-MR、压迫感应以及工作流程的优化。

祝贺朗格博士，毋庸置疑，这本书填补了MR教材方面的一大空白。

威廉·G.布拉德利
医学博士
美国放射学会会员
加利福尼亚大学圣地亚哥分校

前　言

此次修订的第 3 版《临床 MR 成像原理图解》，依然保持第 1 版和第 2 版的宗旨，即通过图像这一实用方法，讲解 MR 成像原理以及分析图像质量。本书与传统教程的区别，关键在于应用了来自临床的图像而不是方程。这一实用的 MR 原理教学方法是基于图像得以发展的，强调了基本知识对获得高质量图像的重要性。令许多初学者觉得很难理解的脉冲示意图也包括在内。鼓励读者在阅读文字的同时浏览这些图表。经过一段时间的反复学习，读者所获得的进步以及积累的知识都会突显出来(因为图表本身更容易理解)。

本书文字很精炼，每一章讨论一个与临床 MR 有关的核心点，并应用常规患者检查的图像加以说明。内容覆盖面广，从成像基础和脉冲序列到包括对比增强 MR 血管造影、波谱、灌注以及高级并行成像技术在内的大量前沿知识。介绍了最新的硬件和软件的创新——包括 PET-MR、介入性 MR、压迫感应和多次激发 EPI——这些都是当前和未来发展的关键性议题。第 3 版收录了大量的最新内容，使本书在这个日新月异的领域中独树一帜。同时，本书也进行了多方面修正，包括增加相关的临床图像，尽力使描述更为清晰易懂，努力加强内容的深度。

MR 临床应用量越来越大，技术的复杂性日益增强。在过去的 30 年间，MR 的进展对放射诊断学领域有着相当大的影响。今天，MR 已成为主要的诊断学辅助技术。这项技术的先进性及其持续发展均表明，在不久的将来 MR 将继续在临床医学中发挥主导作用。

致　谢

特别感谢苏黎世大学医院的同事和住院医师，感谢他们的帮助和鼓励！

第 1 部分

MR 硬件

第 1 章 MR 扫描仪结构

◆ 磁体

氢原子核(水分子的一部分)具有原子核自旋特性,因而具有磁矩。在外加磁场的作用下,磁矩沿着与磁场平行的方向排列。静磁场强度 B_0 的单位为特斯拉(T)。3.0T MR 系统(图 1.1)的磁场强度是地磁场的 60 000 倍,其对人体生理特性无特殊影响,并且其瞬时变化也可忽略不计。

当超导磁体线圈中有 400A 的电流通过时,会产生磁场(图 1.2)。超导性是指一旦线圈通电即可断电,闭合线圈后,电流就在无电阻的线圈中永久流动,因此,磁场也会永久存在,即使在磁体断电的情况下。

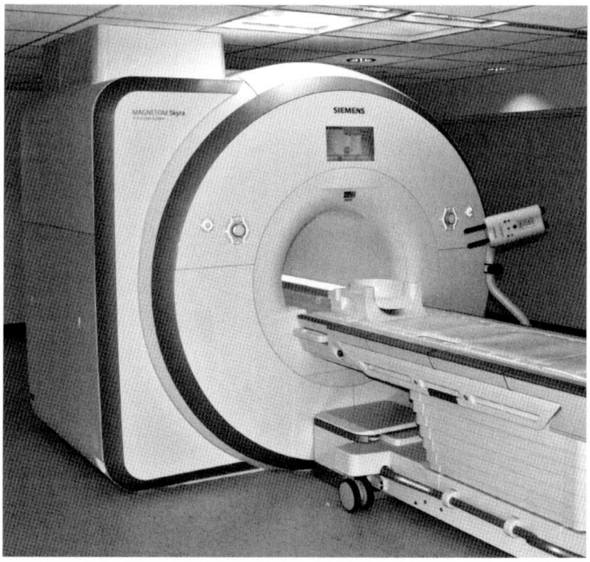

图 1.1

◆ 发射射频线圈

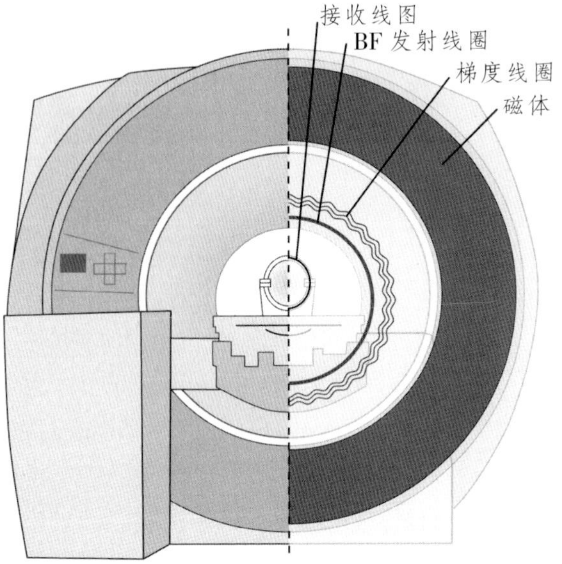

图 1.2

磁矩偏离与磁场平行的方向时会发生进动(质子围绕自身轴所做的锥形自旋运动，类似于陀螺运动)，其 Larmor 频率(或共振频率)为 42MHz/T。这些旋转的磁矩在邻近的线圈中感应出电磁信号,称为磁共振(MR)信号。为了使磁矩偏转,需要施加一个与磁矩频率相同的旋转 B_1 场，使这些磁矩产生磁共振。旋转 B_1 场由天线发射射频(RF)场提供(图 1.2)。例如,90° RF 激发脉冲宽度,2.5ms 可产生 2.3μT 的 B_1 场。使用的射频低于微波,可能在患者体内产生热量。传递的能量称为特殊吸收率(SAR),常规模式可达 1.5W/kg。

◆ 梯度

梯度线圈中有电流通过时,会使某一方向的磁场强度发生均匀变化,造成不同位置的磁矩进动频率不同。然后施加特定频率范围的 RF 脉冲,只有那些与 RF 频率共振的磁矩被激发,这就是层面选择激发的基本原理。当磁矩开始旋转时,磁场梯度再次通过进动频率对空间信息进行编码，生成 MR 信号。磁场梯度是通过在阻抗梯度线圈中施加一个间隔非常短(如 7ms)的 400A(临床成像系统的合理值)电流获得的(图 1.2),产生的磁场强度差值为 40mT/m。梯度切换率是衡量梯度磁场变化快慢的量,单位为 T/(m·s)。实际应用的都是快且强的梯度系统。梯度线圈绕组之间的电磁相互作用产生机械力,该力使线圈发生微小的形变,在 MR 扫描过程中产生机械噪声。这个技术在某方面对患者有一定的限制因素。快速变化的梯度磁场在患者(具有弱导电性)体内会产生非常弱的感应电流,可能导致神经刺激反应。建立刺激的监测评估体系,以防止这些刺激达到限制范围。

◆ 接收线圈

MR 成像最主要的噪声源是患者自身,接收线圈越小,患者产生的信号噪声也越小(如图 1.2 所示为头线圈)。接收线圈越接近成像体,得到的 MR 信号越高。由一系列小线圈单元组成的多通道线圈会更接近患者。

(赵海涛 王骏 徐建 译　张治平 刘小艳 校)

第 2 章 MR 安全性:静磁场

目前,MRI 已成为影像诊断的重要手段,只要正确应用,是安全有效的。然而,由于 MR 成像系统与某种磁场有关,如静磁场(B_0)、RF 场(B_1)及与空间编码相关的梯度磁场,因此必须考虑其安全性问题。本章主要讨论 B_0 的安全性。

接近 MR 磁体的铁磁性物体受到两种力的作用:旋转力和平移力。旋转力(扭转力)使铁磁性物质旋转并沿主磁场 B_0 方向排列,该力在磁体中心最强。平移力是将铁磁性物体拉向磁体中心的作用力。铁磁性物体的平移力根据所在磁场大小而变化,在磁体中心为零。由于 MRI 要求整个成像视野(FOV)内的磁场均匀一致,所以在磁体孔中的平移力很小。然而,当受检者进入扫描室走向磁体时,磁场强度开始增加。距离磁体越近,磁场强度增加越快。磁场强度越大,对铁磁性物质的吸引力越大。大多数水平方向磁场(圆柱形)的 MR 系统都有磁屏蔽,限制磁体附近的边缘场。因此,越接近磁体,磁场强度变化越快。携带铁磁性物体进入 MR 扫描室非常危险,必须防止这种情况发生。大多数情况下,一旦感觉到有磁场吸引力已经太晚了。图 2.1 显示了误将地板缓冲器带入 MR 扫描室的后果。也有将氧气瓶等带入 MR 扫描室造成人员伤亡的报道。非 MR 兼容性转椅等禁止带入 MR 扫描室。

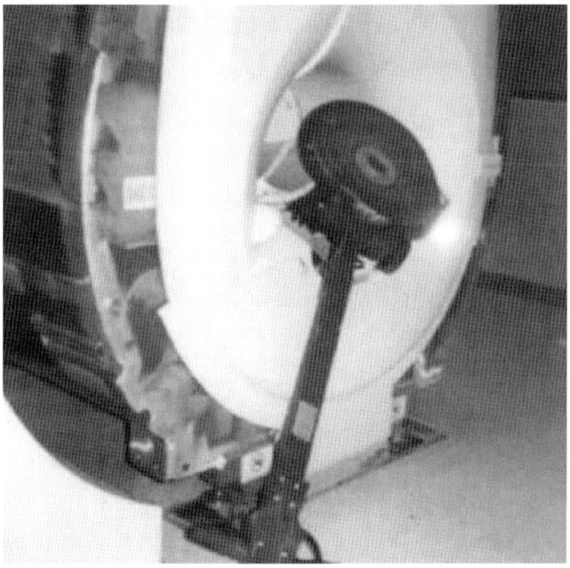

图 2.1

具有垂直方向磁场的系统(如低场设备或开放型 MR 系统)具有平移力,因此并不安全。尽管磁体中心的场强小于水平方向(圆柱形)的磁场,但实际上在接近磁极处的边缘场变化非常大,从零到最大场的变化范围仅为 1~2m。无论 MR 系统的磁场强度(1.5T 或 3.0T)和方向如何,都需要遵循相关注意事项。必须指出的是,绝大多数磁体的磁场都是一直存在的(超导磁体和永磁体),均无法关闭,除非失超(超导磁体)。对于所有磁体均要限制非 MR 人员进入扫描室,并且扫描室外需要有警示牌警告大家存在磁场。

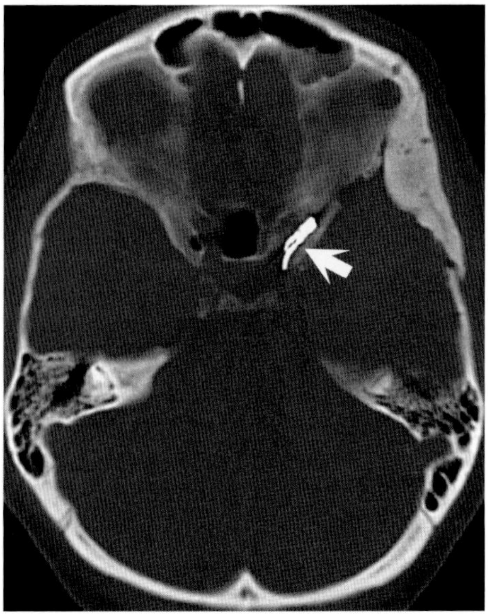

图 2.2

当体内有植入物或电磁装置的患者进入 MR 扫描室时可能造成严重危害。如颅内动脉瘤夹是典型的 MR 扫描禁忌证,因其受到磁场作用力可能发生移位,有致命危险。因此,颅内有动脉夹的患者禁忌行 MR 检查,如图 2.2 中 CT 图像所示(箭),但无须说明动脉夹的具体类型。所以必须对计划行 MR 检查的患者进行深入、细致的筛选。MR 扫描禁忌证有很多,前面几项是眼球内有金属异物、体内有铁磁性动脉夹或安装心脏起搏器(见第 3 章)。对于进入 MR 扫描室或 5 高斯线内的人员(包括患者、家属及辅助人员),都必须由经过培训的 MR 专业人员对其进行全身检查,包括金属物品和植入物。幸运的是,大多数骨科植入物是由非铁磁性材料制成的,进行 MR 检查是安全的。

如果患者体内有植入物或器械,必须明确告知医师,以便医师判断其是否具有 MR 安全性。如果患者具有显著风险,应拒绝其进入 MR 扫描室。患者能否安全地进行 MR 检查,最终是由 MR 专业人员决定的。随着更高场(3.0T 或 7.0T)MR 系统的出现,必须注意,在 1.5T 系统中具有 MR 安全性的植入物或器械在更高磁场中不一定具有 MR 安全性。虽然大多数这样的植入物或器械在 3.0T MR 中的确是安全的,但应注意,铁磁性物体在 3.0T 磁体中的旋转力比 1.5T 磁体中增加 4 倍,平移力约增加 3 倍。有关植入物安全性及测试的最新信息可浏览网站:www.MRI safety.com.

(赵海涛 王骏 徐建 译　张治平 刘小艳 校)

第3章 MR 安全性：梯度磁场及射频场

梯度磁场主要用于 MR 信号的空间编码（定位）。在磁体孔内的附加线圈可产生梯度磁场（该线圈在塑料外壳内，患者和技术人员看不到）。在扫描过程中，梯度线圈中的电流快速切换，使梯度磁场的振幅和极性快速变化。梯度磁场的主要性能指标有 4 个：梯度切换率（表示单位时间内梯度磁场变化快慢，dB/dt）、最大场强（无论梯度磁场施加时间长短，其实际可达到的最大强度）、空间线性（梯度磁场中心点至其场强开始下降的距离）及占空比（梯度磁场无故障连续工作时间）。这 4 个性能与临床性能密切相关。切换率越高，回波时间（TE）及回波间隔越短，快速自旋回波（FSE）扫描和对比增强 MR 血管造影术（MRA）的图像质量越高。高梯度强度可显著改善扩散加权扫描图像质量。

梯度磁场切换率超出某一临界值时，有可能产生周围神经刺激反应（伴随肌肉抽搐）和疼痛感。目前的 MR 系统在扫描之前会预先计算 dB/dt 值并对其进行监控，如果其值超出安全标准，则不允许进行扫描。梯度线圈快速切换可产生明显的噪声。脉冲梯度产生作用力（由于线圈周围的磁场发生变化）形成压力波，因而会听见声音（敲击声）。通常，静磁场越强、梯度磁场场强越强及斜率越大，产生的噪声越大。目前，已经有很多措施可用于降低这种噪声，使其在可接受的范围之内，并且还在不断研发更多的方法克服噪声。目前 3.0T MR 设备的噪声比过去 1.5T MR 设备更小。对于场强更高的 MR 成像系统，要求对患者和进入 MR 扫描室的人员进行听力保护。

MR 系统中的 RF 场也称为 B_1 场，其作用是激发自旋核产生 MR 信号，并用接收线圈采集该信号。感应出 MR 现象的频率称为 Larmor 频率。氢质子（氢原子核）的 Larmor 频率是 42.6MHz/T，在 1.5T 时其 Larmor 频率为 63MHz。MR 成像所需的 RF 能量大小由多种因素决定，包括发射线圈的大小和形状、线圈距患者的距离、静磁场 B_0 及成像序列中 RF 脉冲的数量和类型。例如，如果使用相同波形的 RF 脉冲，180° RF 脉冲比 90° RF 脉冲功率高 4 倍。

人体中 RF 能量的沉积率称为 SAR，单位为 W/kg。根据 2009 年以来美国食品药品管理局（FDA）的最新指南，15min 内全身极限 RF 功率沉积平均为 4W/kg，10min 内脑部极限 RF 功率沉积为 3W/kg，对于人体脑部和躯干 5min 内每克组织极限 RF 功率沉积为 8W/kg，而四肢 5min 内每克组织极限 RF 功率沉积为 12W/kg。体温升高不能超过 1°C。国际电工委员会（IEC）制订的标准有所不同，这个组织的成员来自全球（包括美国），在世界其他地区其地位相当于 FDA(对于电、电子设备及相关的技术)。目前的 MR 系统通过软件及硬件用 dB/dt 值来监测 SAR 值,防止其超出标准。

应用 RF 的一个主要安全性问题是必须强制仔细筛查患者体内或体外的金属，这些金属在特定环境中可能快速和过度加热。事故报告包括Ⅲ度灼伤、昏迷和死亡等。扫描时,任何必须进入 MR 磁体孔中的导电材料都需要格外小心。与患者接触的任何导电材料都存在危险,包括电极和接近磁体壁的导线。皮肤与皮肤接触点在体内可能形成闭合回路,在接触点存在发生灼伤的危险(如患者将手指交叉形成闭合回路)。还有更具体的建议(超出本书范围)需要密切关注,读者可参考《MR 安全性、植入物及设备参考手册》,该手册每年会出版一次。装饰性文身引起的Ⅰ度和Ⅱ度灼伤也有报道。

与大多数心脏起搏器(图 3.1)类似,脑刺激系统(图 3.2)也是 MR 检查的禁忌证。虽然有文献报道过,安装有脑刺激系统及类似电子器械植入物的患者在行 MR 检查时是安全的,但这些检查均是在严格控制的环境中进行的(有时有并发症,但可忽略)。因此,在 MR 检查过程中对患者进行全程监控是非常重要的,如视觉、言语,或借助仪器如光纤脉搏血氧仪对患者进行监控。一种新型的 MR 兼容心脏起搏器和植入除颤器正在研发中,其中一部分已获得认证。但对于体内具有植入设备的患者,在行 MR 检查前,必须确保其型号及适用场强的安全性问题。

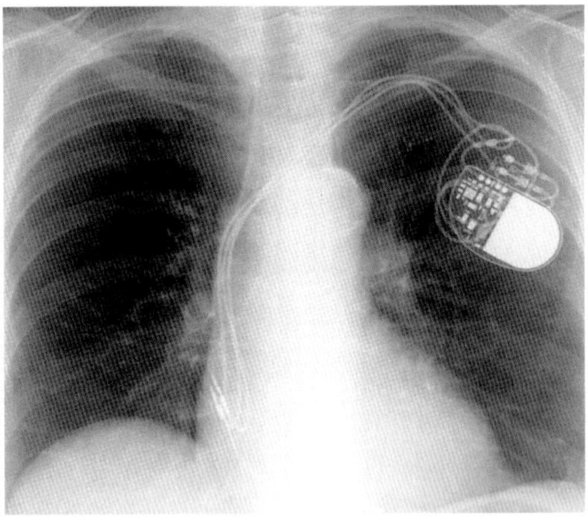

图 3.1

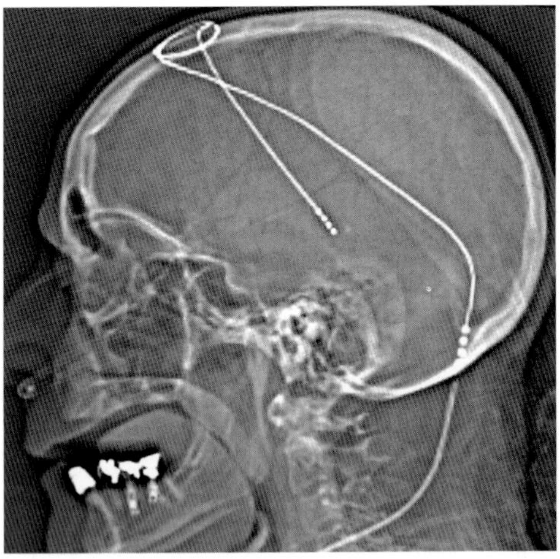

图 3.2

(赵海涛 王骏 徐建 译 张治平 刘小艳 校)

第4章 射频线圈

通常，接收天线（线圈）越接近 MR 信号源，图像的信噪比（SNR）越高。目前，有各种各样的 RF 线圈可供使用，所有设计均遵循几何学和最佳覆盖解剖区域的原则。重要改变是内部设计，在外观上没有明显的变化。大多数目前使用的线圈（包括非常先进的设计）均为柔性线圈，这样可以更加密切地贴合感兴趣区，仅硬性线圈有图示说明。

◆ 线性极化线圈

最简单的线圈是单一的导电回路（图 4.1），现在已经很少使用。原子核磁矩的总和（即磁化强度矢量）在回路区域内旋转时引起磁场变化。根据麦克斯韦定律，这将产生感应电压。对此进行数字化和分析以获得生成图像所必需的信息。

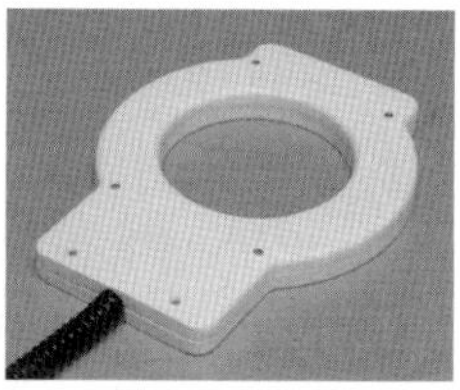

图 4.1

◆ 圆形极化线圈

圆形极化线圈实际上是两个线性极化线圈的结合，以这种方式探测磁化矢量的转动比线性场的波动小，1.5T MR 系统中基本的圆形极化头线圈如图 4.2 所示。随着总磁矩的转动，信号首先由第一个线圈检测，接着是第二个线圈检测，根据线圈排列不同，一个线圈探测静磁化矢量的 x 轴分量，另一个探测 y 轴分量。由于每个线圈获得独立的信号，SNR 比单个线性线圈提高 $\sqrt{2}$ 倍。

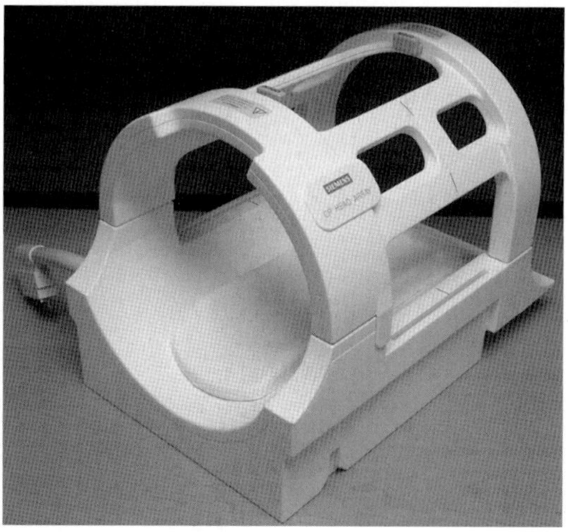

图 4.2

◆ 发射和接收线圈

通常，体线圈用于 RF 脉冲发射，而解剖特异性线圈则用于 RF 接收。为了提供一个 90°激发脉冲，发射线圈需要产生一个震荡 B_1 场，如 2.5ms 内产生 2.3μT 磁场。有时也用于激发一个小的感兴趣区，如图 4.3 所示的 1.5T 膝关节发射和接收线圈。该线圈激发比体线圈激发提供的 RF 能量小，并且相邻解剖结构（如另一个膝关节）所产生的信号更小，这样没有必要采取措施避免这些部位产生的卷积伪影。发射线圈在设计中通常是圆形极化，因为圆形极化线圈比线性极化线圈产生的旋转 B_1 场需要的功率小。

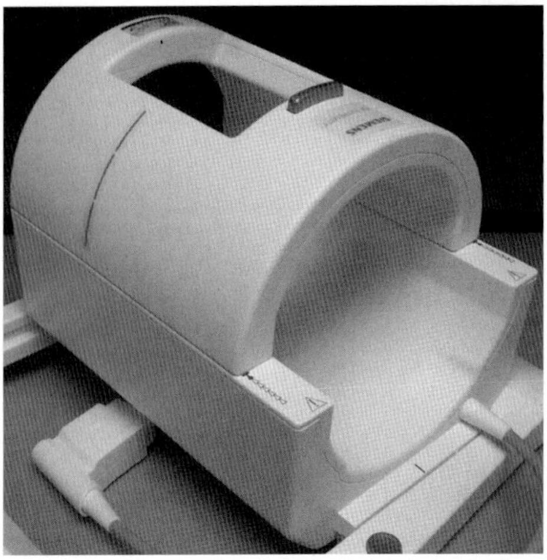

图 4.3

◆ 相控阵（矩阵）线圈

小线圈可以使线圈周围采集的信号增加，并且可以更接近于感兴趣区放置，其优点是提高 SNR，但缺点是减少了解剖部位的覆盖面积。解决办法是同时使用多个小线圈，即所谓的相控阵线圈（如图 4.4 所示为 3.0T 12 通道头线圈），其设计是多个线圈组合，每个线圈是独立的接收通道。有些 MR 厂家允许同时使用多个相控阵线圈，例如，身体的不同部位需要覆盖范围的长度和深度不同。极限情况下，这样可以进行全身高分辨 MR 成像。每个线圈独立采集相同的信号源可以提高 SNR 和覆盖范围，除此之外，线圈几何排列包含的空间信息还可减少相位编码步数。因为线圈采集的信号是并行的，因此又称为并行采集技术。

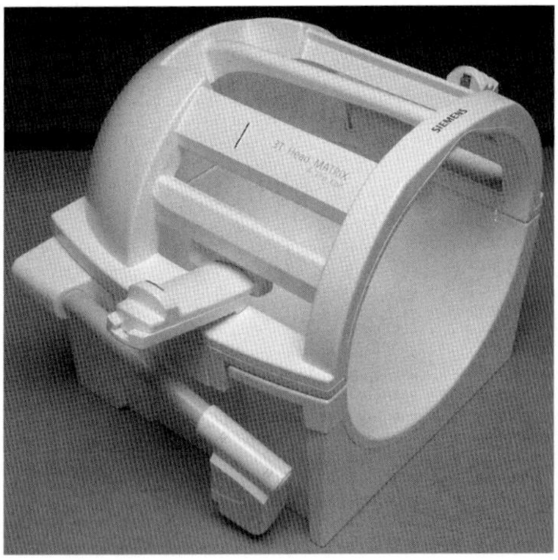

图 4.4

（赵海涛 王骏 徐建 译 张治平 刘小艳 校）

第 5 章 多通道线圈技术：引言

增大 MR 成像的解剖覆盖范围、提高空间分辨率以及减少采集时间，均需要 MR 设备硬件的发展来提高 SNR 和使数据处理能力最大化。影响 MR 图像 SNR 的因素很多，包括脉冲序列的选择和磁场强度等。但是接收线圈单元的大小及其与受检部位的接近程度，以及 RF 接收通道数量同样对 MR 图像质量和采集时间影响很大。

早期的 MR 成像系统是用单通道线性极化线圈采集信号，并通过窄带宽的 RF 接收通道将信号传送至计算机进行傅里叶变换。获得足够的 SNR 是通过降低图像矩阵和增加信号平均次数(NSA，增加扫描时间)来实现的。此外，增大单个线圈的尺寸会导致 SNR 降低(这是不期望发生的)，因此成像解剖覆盖范围受到限制。

两个独立单元的圆形极化相控阵线圈可以使 SNR 提高 40%，并且可以扩大成像视野。但对于最新的临床应用(如功能成像)，仍要求进一步提高空间分辨率、SNR 及数据传输率。因此，需要更有效的线圈技术及 RF 通道硬件，以促进目前多通道线圈结构的发展。

多通道线圈技术的一个应用如图 5.1 所示。该线圈包含 8 个线圈单元，互相重叠组成一个相控阵线圈，圆周形设计可覆盖整个成像容积，通过 8 个 RF 接收通道传输 MR 信号。每个独立的线圈单元获得整个大脑的 MR 信号，距离线圈单元最近的成像部分信号强度最高。每个小尺寸线圈单元从邻近组织获得的信号强度较高，然后重建出的整个信号也更高。如图 5.1 所示的重建图像是来自一个线圈单元(第 8 个线圈单元，左上图)，最终图像是来自 8 个线圈单元、8 个通道信号的总和(左下图)。目前，多通道线圈的形式多种多样，如图 5.2 所示为 1.5T 12 通道头线圈，这个线圈是由两个相邻的线圈环组成，每个环由 6 个线圈单元组成。目前商

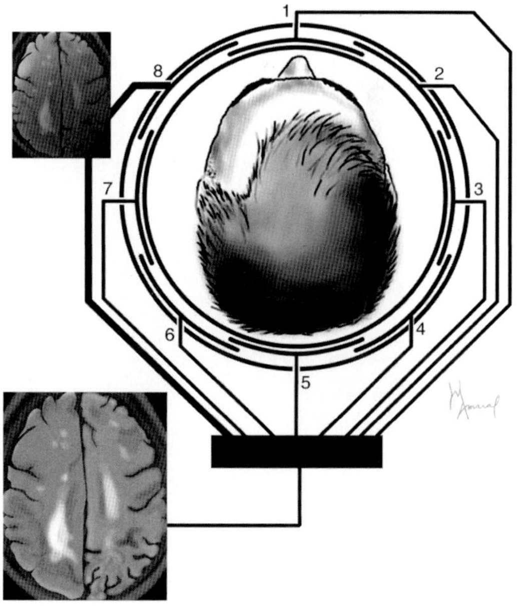

图 5.1

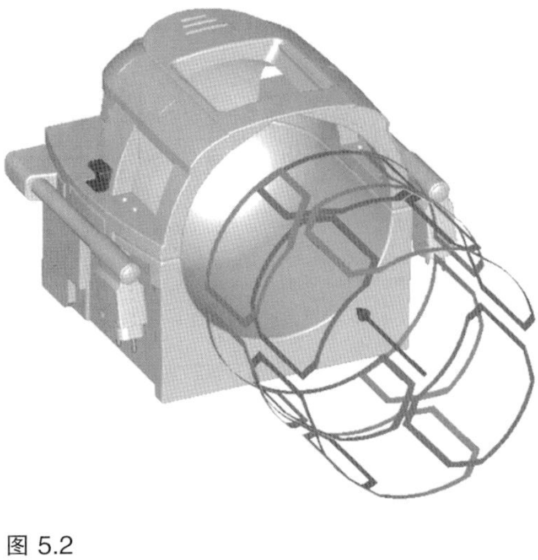

图 5.2

用头线圈结合颈线圈可达到 64 个线圈单元。

如果使用多个线圈进行成像，每个线圈均含有多个线圈单元，则在图像重建前先要将多个线圈的信号进行结合。图 5.3 所示的 4 幅图像是采用 12 通道单元线圈采集信号时，每相邻 3 个线圈得到的信号进行结合后初始重建得到的图像。中间的图像为最终图像，其他图像技术检查人员和诊断医师通常是看不到的。图中所示为 1 例长期多发性硬化(MS)患者的轴位 T2 加权(T2W)FSE 序列图像，可见脑室周围白质多发性斑块呈异常高信号，为 MS 特征性表现。通过减少 RF 接收通道的数量来传输信号数据时(与本例中 12 通道相反)，就需要通过一种称为多路复合技术来整合这些信息。但这种整合方法会引起信号丢失和传输速率下降，而这些都是不期望发生的。因此，从每个线圈单元得到的信号如果通过高带宽设计的 RF 通道进行传输，可以更快速地传输大量数据信息，从而保证了传输速度和 SNR。更重要的是，采用这种

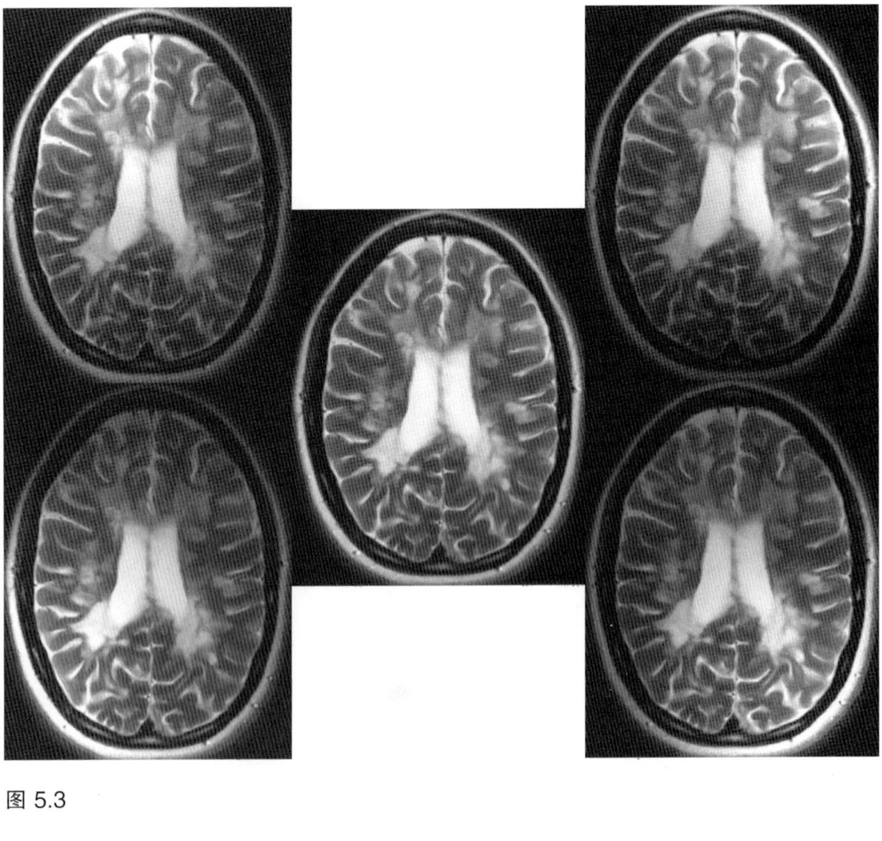

图 5.3

方案进行图像重建时,首先每个单元之间的信号差异会校正到最小化,然后整合所有信号形成最终图像。处理快速流的信息需要高级的重建方法和存储硬件, 可以减少对数据量的限制。与图 5.3 所示为同一患者,图 5.4(a)为从一个通道得到的重建图像(12 通道的线圈),图 5.4(b)所示为最终重建的图像(供诊断医师观察),T1 加权(T1W)图像显示慢性 MS 斑块呈低信号,注意这一解剖层面上单个活动性斑块表现为环形增强(图 5.4b,箭)。

现代 MR 设备能在可接受的时间内得到高 SNR 及高空间分辨率的图像。采用多通道技术得到更高的 SNR,允许脉冲序列中的参数选择更加灵活,包括增加空间分辨率或减少成像时间,后者有时用来减少运动伪影。图 5.5 显示的是用标准圆形极化线圈(a)和用 8 个单元的相控阵线圈(b)得到的大脑外侧裂水平的轴位 T1W 图像。这个 MR 系统配置是 8 个高带宽 RF 接收通道。在所有脉冲序列参数不变的情况下,图 5.5(b)所示图像的 SNR 明显提高。这个例子充分显示了多通道技术的显著优势。用 8 单元线圈得到的图像 SNR 显著提高(或直观显示为图像中的"颗粒"噪声减少),提高了灰质白质的对比度,进而提高了病变的检出率。同时解剖细节更加明确,这一点可通过图 5.5(b)中皮质脑回的显示得以改善来说明。

多通道技术有诸多优势。SNR 提高可以使用户在保证适当 SNR 的情况下提高空间分辨率,或者在提高 SNR 的同时减少成像时间。此外,可以在短成像时间内获得大量信息的采集方式,如功能成像,得益于更高的 SNR 及更快的数据传输和存储(可以通过多通道技术进行常规成像)。并行采集技术(后续会进一步讨论)要求用多单元线圈,信号来源于不同的线圈单元,可以减少相位编码步数。多通道技术或多线圈单元技术(高达 128 单元或更多)的进步将继续在 MR 成像技术的发展中起重要作用,包括更高的空间分辨率、更短的扫描时间和诊断质量更好的图像。

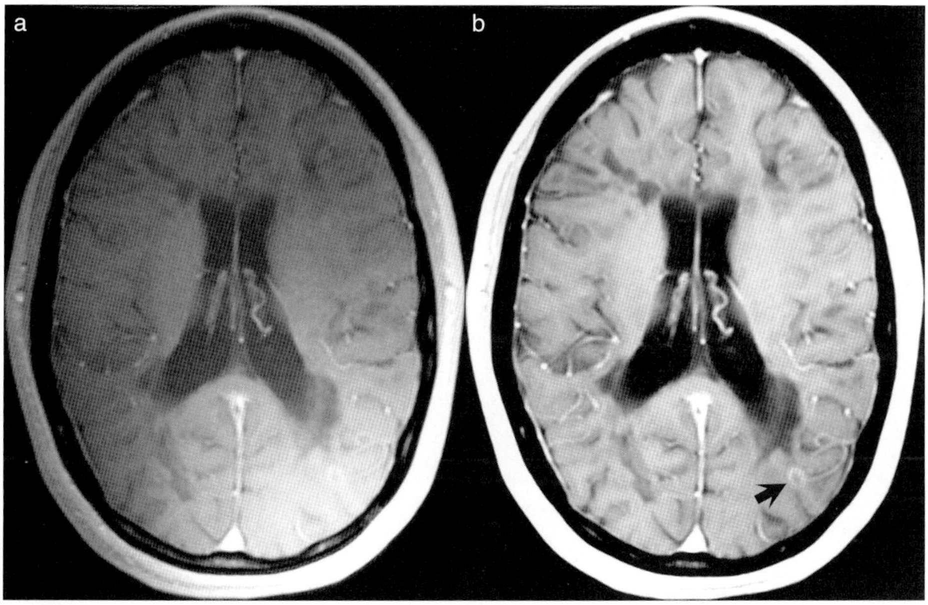

图 5.4

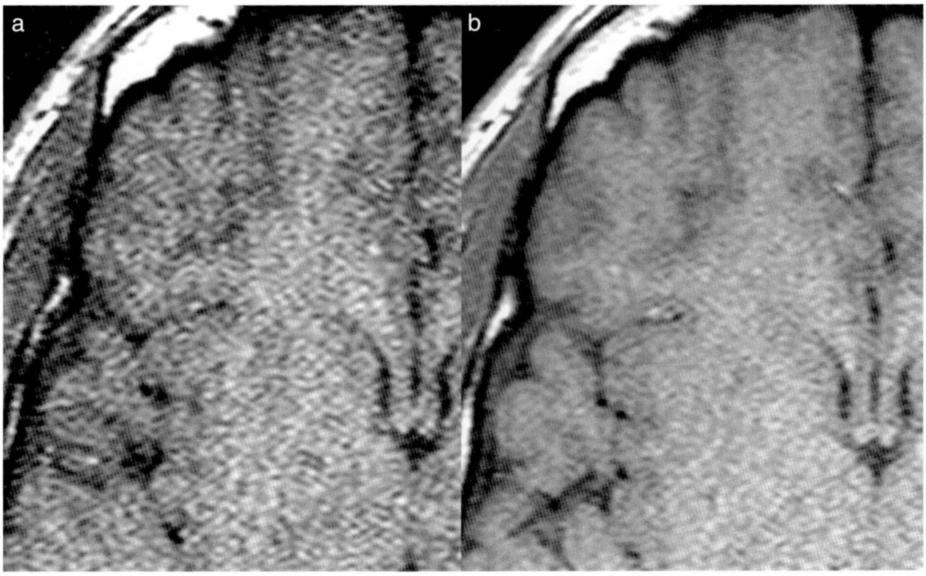

图 5.5

（赵海涛 王骏 徐建 译 张治平 刘小艳 校）

第 6 章 多通道线圈技术:体部成像

20 世纪 80 年代中期,表面线圈发展的一个主要原因是提高 SNR,主要通过增加线圈的灵敏度同时缩小线圈尺寸两个方面来降低噪声。但缩小线圈体积限制了其解剖覆盖范围,为了弥补这一缺陷,提出了同时使用表面线圈或相控阵线圈的概念。这一概念的进一步拓展使得多通道线圈技术得以发展。

图 6.1 是用 12 单元线圈获得的肝脏轴位扫描图像。这个线圈由 2 个环形线圈组成,每个环形线圈由 6 个线圈单元组成,与第 5 章中图 5.2 所示的 12 通道头线圈类似,但这个线圈是为腹部成像专门设计的,且是柔性线圈。6 个表面线圈中的每一个(同一个圆环线圈)采

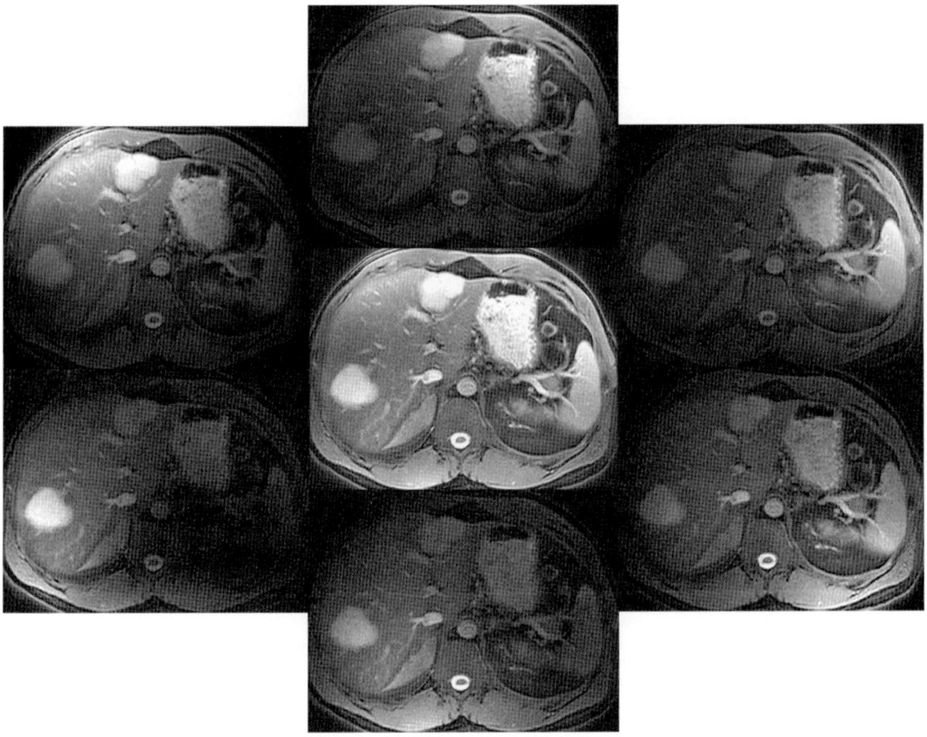

图 6.1

集其周围的解剖区域信号,对超出线圈外的噪声不敏感。整合图像的优势在于采用了每个独立线圈的高信号,因为后者接近相邻组织。图 6.1 四周的图像是由 6 个线圈单元独立采集信号所得到的轴位图像，中间是这些图像合成的最终图像。该扫描采用真稳态进动快速成像(trueFISP)序列和频谱脂肪抑制技术,肝内两个大血管瘤显示清晰。应指出的是,目前多通道 MR 成像系统中用户看到的只是合成图像,中间的其他图像是看不到的。

图 6.1 中,线圈灵敏度曲线包含的空间信息清晰可见。采用低相位编码步数采集的粗糙物体结构可以由线圈的灵敏度曲线推导出来。唯一的先决条件是多线圈的灵敏度曲线必须在相位编码方向上延伸。线圈灵敏度曲线提供的空间信息继而可以代替由相位编码提供的信息。这是并行成像技术的基础,其中一个应用是减少傅里叶线采集的同时保持了图像的矩阵及空间分辨率。必须牢记,每条傅里叶线的测量都视为额外的采集,因为每条傅里叶线均包含整个采样体的信息。忽略傅里叶线的测量将降低图像的 SNR,这在并行采集技术中是非常典型的。如果并行采集技术不用于减少傅里叶线,则其应用可有效地提高图像 SNR。常规应用如心脏成像,使用并行采集技术可以减少成像时间,通常采用屏息成像,相当于采用并行采集技术减少成像过程中的心率。

图 6.2 是采用频谱脂肪抑制的 FSE 技术得到的肝脏和胆囊的轴位屏息扫描图像。由于引入 FSE 技术,使得腹部屏息 T2W 成像得以实现。并行采集技术可以进一步减少成像时间,如心脏成像。另外,采用 FSE 技术,并行采集技术可在保持成像时间的同时减少回波链长度(ETL)。使用短回波链的一个优势是在同样的成像时间内采集更多的层面。图 6.2(a)使用 29 个回波,图 6.2(b)只使用了 19 个回波(扫描时间相同),实际上后者增加了扫描层数。图 6.2(b)丢失的傅里叶线用并行采集技术重建得到,其代价是损失了 SNR。

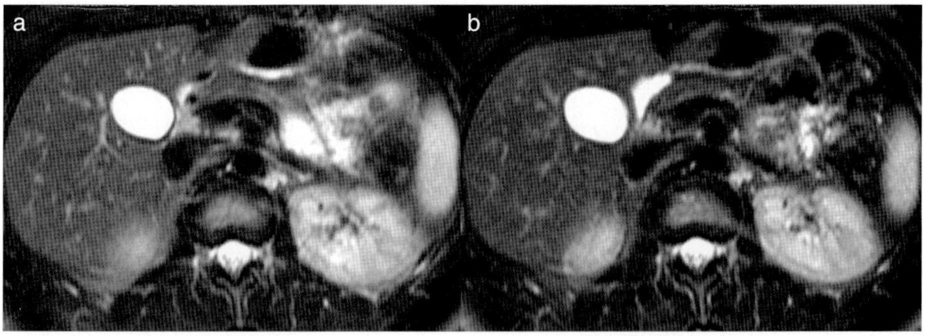

图 6.2

(赵海涛 王骏 徐建 译 张治平 刘小艳 校)

第 7 章 新型开放式 MR 系统

在过去 20 年中，一些低场 MR 成像系统得以改进，将磁体设计成两个水平的卧式盘，而不是一个圆柱体，使患者感到更加友好，这种磁体称为开放式磁体。与目前的高场 MR(≥1.5T)系统相比，低场 MR 系统的梯度性能不高，接收线圈的设计也不先进（线圈单元和通道数均较少），同时其图像的 SNR 也较低，限制了其临床应用及图像质量。中场 MR 系统的设计代表是 Panorama(飞利浦公司生产)，2004 年发布的主动屏蔽 1.0T 中场水平开放式设计。第一台真正意义的高场(1.5T)MR 系统也于 2004 年发布，其通过增大磁体直径实现超短磁体(图 7.1)。

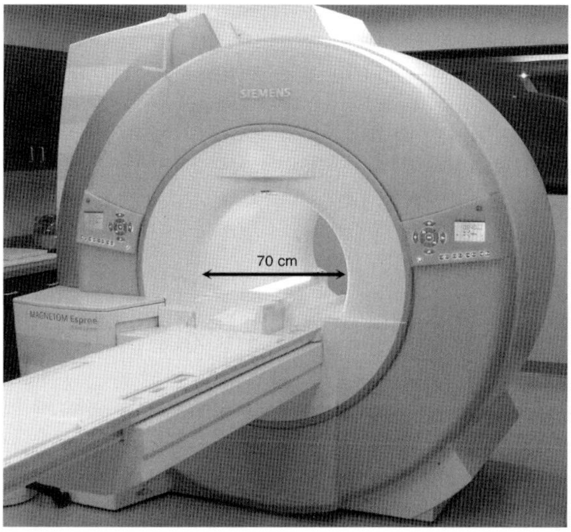

图 7.1

这个磁体是自 1982 年圆柱形磁体诞生以来第一台增加磁体孔直径的磁体，充分代表了磁体技术的创新。有趣的是，比较磁体的内部尺寸，Magnetom Espree(西门子生产)磁体孔长度为 125cm，直径为 70cm，与目前该厂商生产的一款低场磁体(0.35T)比较，其磁极直径(患者上下两个磁体面的长度)是 137cm，检查床的上沿距上磁极的距离为 38.5cm。虽然这种测量不完全具有可比性，但这种革新设计(Espree)实质上代表了磁体设计在长度(更短)及直径(更大)上更开放。结合高场 MR 的成像质量和开放设计，这种设计理念必将迅速成为当今最畅销的高场 MR 系统，显然也会成为患者和技师的首选。

图 7.2 所示为由第 1 台开放式 3.0T MR 系统获得的志愿者脑部和脊柱的图像(该系统孔径为 70cm，与 2004 年设计的 1.5T 磁体比较)。与低场开放式成像设备比较，图像的 SNR 显著提高，扫描时间缩短，成像质量提高，后者是由于减小了体素尺寸，得到更高的空间分辨率。例如脊髓成像，给重要的正常解剖结构(如神经孔)和典型病变(腰椎间盘突出)提供更小

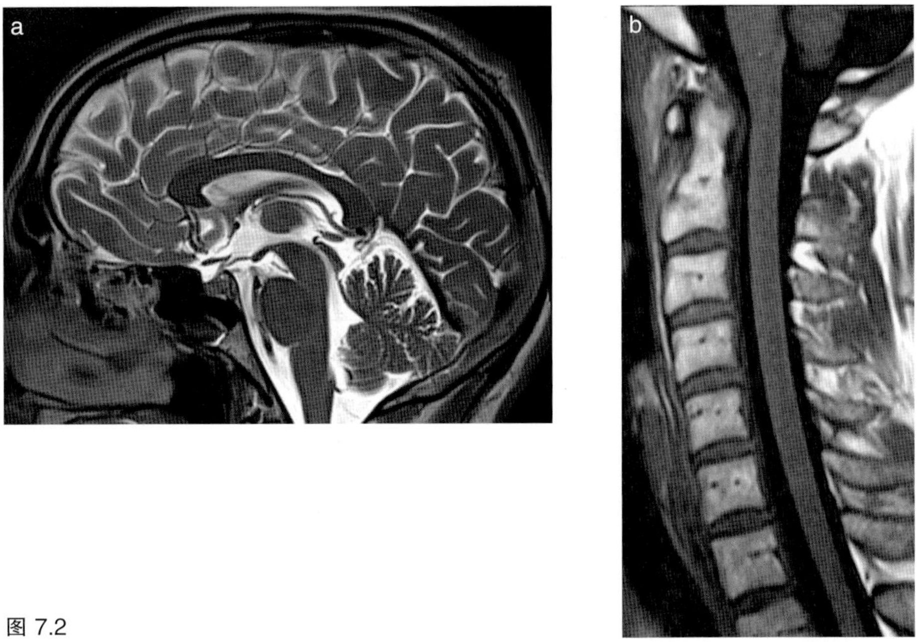

图 7.2

的成像范围，空间分辨率的提高对于诊断尤为重要。图 7.3 所示是第一代开放式 3.0T MR 系统，并于 2007 年投入使用。

对于圆柱形磁体设计，增大孔径并减小磁体长度，使其在各种临床应用中更加灵活，可显著提高危重症患者的监控和近距离观察。圆柱形 MR 系统的磁体孔径越大，可以应用更多的新功能，如 MR 引导治疗、开展介入性 MRI 及运动学检查等，空间是实现这些功能的先决条件。

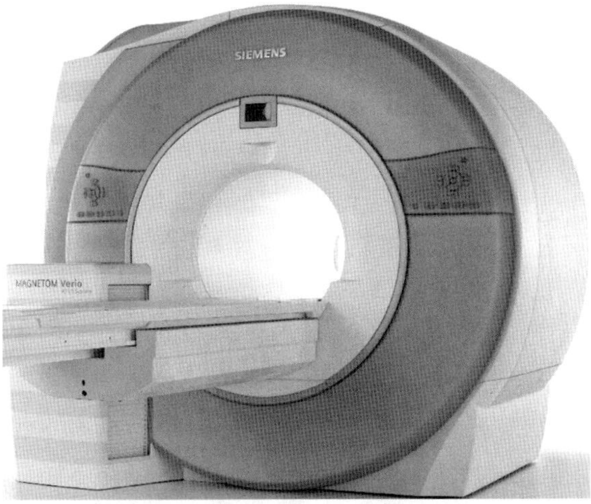

图 7.3

（赵海涛　王骏　徐建　译　　张治平　刘小艳　校）

第 8 章 3.0T MR 的磁场效应

场强大于 1.5T 的 MR 成像系统面临很多技术挑战。首先，对于较大的成像容积，其内的静磁场 B_0 会略有变化，测量这一变化程度的量称为磁场均匀性。磁场均匀性高对于成像信号的一致性及化学脂肪抑制非常重要。在高磁场强度中，为了保证成像容积内及周围的磁场均匀性，在磁体设计时需要特殊考虑。在磁体硬件设计中采取的新技术，通过提高成像信号强度的一致性、确保化学脂肪抑制水平的一致性及使图像边缘失真最小化，可影响大范围的临床应用，包括体部、乳腺、骨关节及神经学应用。与图 8.1(a)(采用旧的磁体系统成像)相比，图 8.1(b)显示新磁体获得的图像边缘处的图像质量显著改善。

此外，在 3.0T 和更高场强的 MR 系统中，由于成像容积内人体组织的导电系数和介电常数的变化，较大成像容积内的 RF 场(B_1)的均匀性受到影响。这种现象被认为是电介质共振引起的，需要改变 RF 的发射方式来保证成像容积内 RF 场分布的均匀性，以使图像信号强度均匀一致。

为使成像 FOV 内 SNR 和脂肪抑制均匀一致，需要在一个均匀圆柱成像体上外加均匀

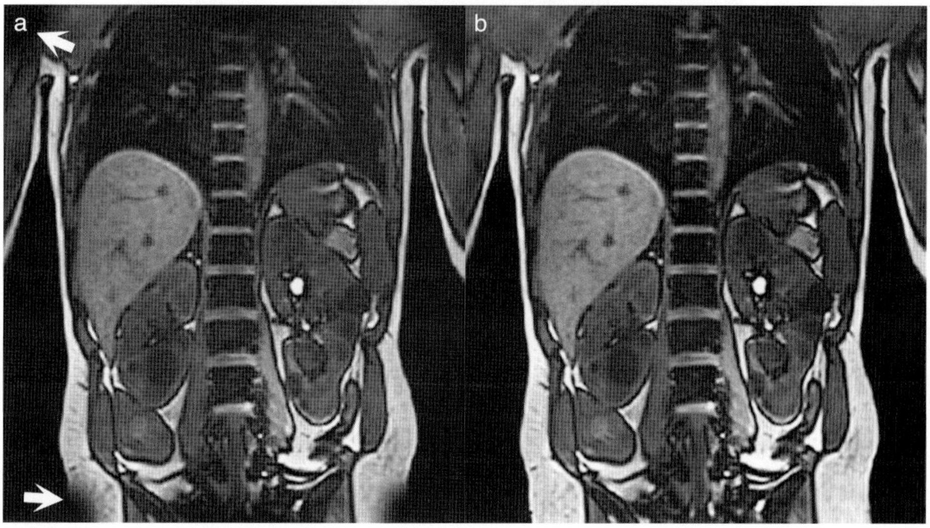

图 8.1

RF 场才能得到均匀 SNR 及脂肪抑制的图像。如前所述,在 3.0T 及以上场强的 MR 系统中,RF 场可能受组织的导电系数及介电效应(所谓的电介质共振)的影响。图 8.2 显示了对 RF 发射场设计进行改进前后 B_1 场的分布情况,在图(a)中可见 RF 场的分布不均匀(箭),这将直接导致常规诊断图像上信号的实质性变化;在图(b)中,RF 分布得到改进,优化了 RF 发射振幅及相位的设置,产生更均匀的 B_1 场,减少了最终图像信号的变化及化学脂肪抑制不良等现象。这一方法的应用可由图 8.3 中的例子进一步说明,图像是小腿下端轴位图像,上面一行图像中的阴影部分(箭)是由电介质共振导致,使用改良 RF 发射设计,阴影消除(下面一行图像)。

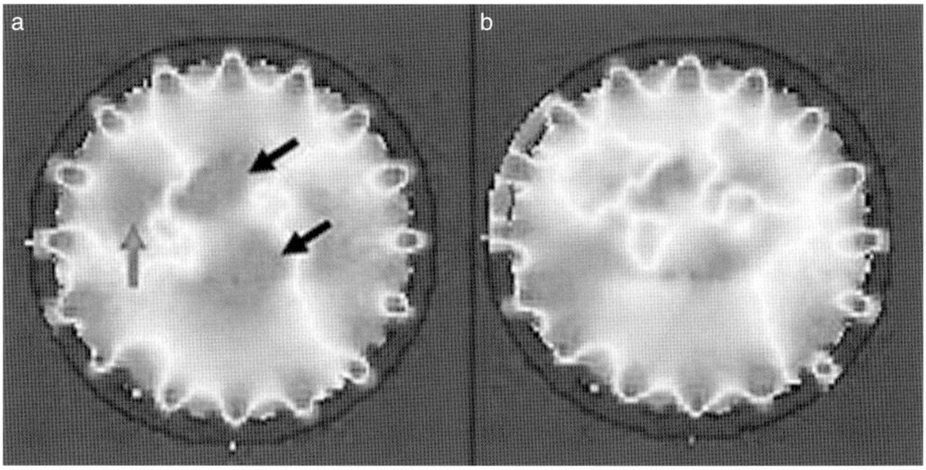

图 8.2

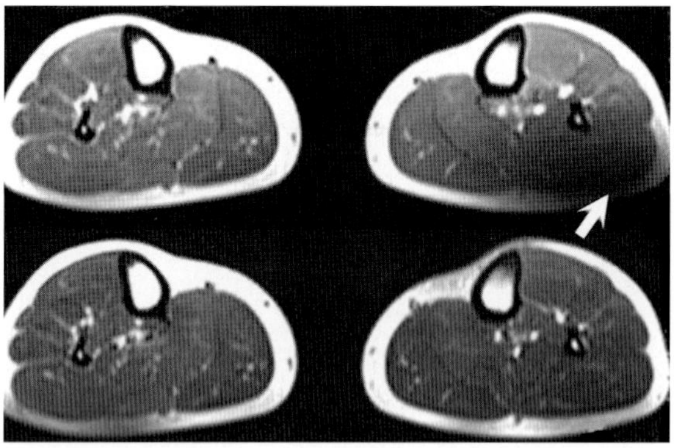

图 8.3

(赵海涛 王骏 徐建 译 张治平 刘小艳 校)

第 9 章 3.0T MR 系统的信噪比

MR 图像中，每个体素的信号强度依赖于组织的多种特性，其中两个参数是 T1、T2，以及所应用脉冲序列的特定参数，如重复时间(TR)、TE、反转时间(TI)和翻转角(FA)等。然而，还有很多其他因素也会影响信号强度。如前所述，每个体素的信号强度直接正比于体素单元中的移动质子的多少。增加体素大小可以增大 SNR，但同时会降低空间分辨率(对临床成像不利)。这意味着分辨率越高，体素的 SNR 越低。另一个对 SNR 影响较大的因素是 MR 成像时的场强，为了获得更大的 SNR，会使用更高场强。

◆ 磁场强度

随着磁场强度的增加，自旋质子两个能级差增加。结果，在激发前，大量的自旋质子处于低能级。随着场强的增加，更多的低能级自旋质子可以被激发跃迁到高能级。自旋质子从低能级激发到高能级需要更多的能量，因此，激发后自旋质子从高能级回到低能级时，将释放出更强的 MR 信号。理论上，SNR 的增加直接正比于磁场强度的增加。

高场 MR 成像(例如，从 1.5T 到 3.0T)SNR 的提高通常可用于增加空间分辨率或减少扫描时间，或者是增加空间分辨率的同时减少扫描时间。理论上，假定其他成像条件不变时，磁场强度加倍，SNR 也加倍，但实际上因为种种原因实现不了。

◆ 化学位移

在 MR 成像中，一个方向上的相位编码和另一个方向上的频率编码提供了所需的平面内空间信息。在只含有水质子的组织中，将产生适当的编码图像。然而，脂肪中的氢质子比水中质子的共振频率略低。由于这种差异，脂肪组织中的信号可能产生几个像素的移位，但只沿着一个轴方向移位，即频率编码方向。根据信号像素移位的数量，这被称为化学位移伪影(配准不良)，表现为脂肪组织与其他组织交界处的高信号带，甚至整个"ghost"伪影(鬼影)。这些像素移位伪影主要取决于两个因素：成像的带宽和磁场强度。随着磁场强度的增强，化学位移伪影增加，在所有其他因素不变时，可以通过增加成像带宽来减少化学位移伪影。

回到 3.0T MR 系统中增加 SNR 的讨论，在大多数临床应用中，必须考虑化学位移问题，它会削弱由高场带来的高 SNR 优势。另外，在 3.0T MR 系统中，常规应用高带宽成像，这同样会导致 SNR 降低，削弱了由高场带来的高 SNR 优势。

◆ 平面内分辨率

自从 MRI 进入临床应用以来，其层厚变得越来越薄。早在 20 世纪 80 年代只有低场 MR 系统时，脑部成像的标准层厚是 10mm，而现如今在 1.5T MR 系统中，5mm 层厚已成为脑部成像的常规。随着 3.0T MR 系统中 SNR 的提高，在确保成像质量的基础上层厚可进一步减小。根据不同医院及用户习惯，脑部成像标准层厚为 3~4mm。如果既要保证一定的 SNR，同时又要减少扫描时间，与 1.5T MR 系统相比，3.0T MR 系统由于患者运动伪影减少，使整个图像质量提高，特别是对于脑部成像，这一优势可用于重症患者和不能配合的患者，如急性脑卒中患者的诊断和治疗。

图 9.1 显示了 3.0T MR SNR 的提高及其对层厚的影响。图 9.1 所示为同一患者的脑部轴位 T2W 图像，图(a)为 1.5T MR 5mm 层厚图像，图(b)为 3.0T MR 5mm 层厚，图(c)为 3.0T MR 2.5mm 层厚图像。中线处左侧大脑前动脉供血区域可见一个较小的早期亚急性梗死病灶(箭)。正如预期那样，在其他所有成像参数包括层厚不变的情况下，3.0T MR 图像 SNR 提高。这反映了图(a)中的颗粒比图(b)中的粗，这两幅图像均为 5mm 层厚，但图(a)为 1.5T MR 成像，图(b)为 3.0T MR 成像。图(c)是 3.0T MR 层厚 2.5mm 获得的图像，其 SNR 与图(a)非常接近。可见层厚减半，SNR 也减半，可通过场强加倍来弥补。在 3.0T MR 上进一步减小层厚将会导致产生更多的噪声(如采用 2D 成像技术，1mm 层厚)，这是不期望出现的，因此常规情况下不用于 MR 筛查检查。

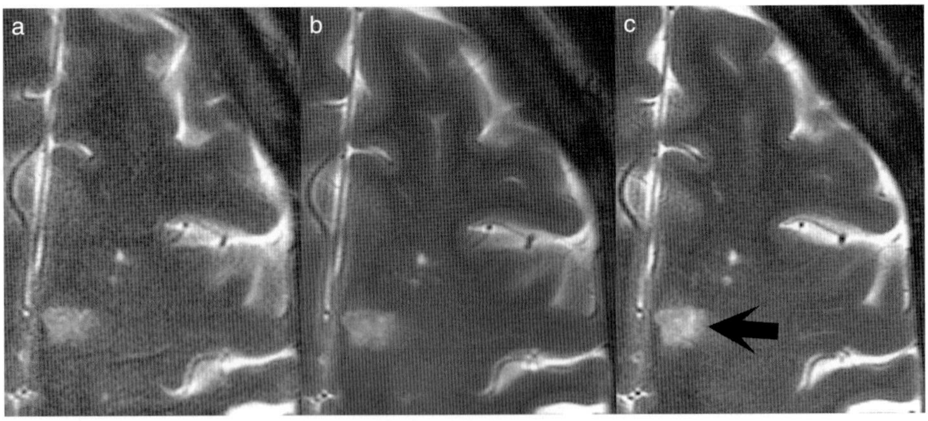

图 9.1

(赵海涛 王骏 徐建 译　张治平 刘小艳 校)

第 10 章 中场、高场及超高场MR(1.5T、3.0T、7.0T)

MR 成像设备从中场发展到高场的重要因素是 SNR 提高(见第 9 章)。MR 信号强度正比于自旋质子顺磁场与逆磁场排列数量之差。这种差异又正比于两种能级的能量差异,反过来又依赖于所用成像设备的磁场强度。因此,信号与所使用磁场强度的大小相关。然而,人体组织的电磁噪声也是磁场强度的一个函数,因此,SNR 增益与磁场强度只是近似线性关系。SNR 的提高可用来减少扫描时间或提高成像质量。

T1 弛豫(参见第 27 章)依赖于接近 Larmor 频率的 B_1 波动,这些波动主要依赖于水分子的运动及分子内相邻氢原子核自旋磁矩的偶极–偶极相互作用。Larmor 频率正比于主磁场强度,因此磁场强度越高,导致组织特异性 T1 弛豫时间延长。T1 弛豫时间的增加有利有弊,取决于成像的组织,例如,MRA 的对比噪声比(CNR)提高,对顺磁性对比剂如钆螯合物的探测能力也增强,但脑灰质与白质的对比度下降。图 10.1 所示 3 幅图像分别是采用 1.5T、3.0T 及 7.0T MR 获得的 Willis 环时间飞跃(TOF)MRA 的 MIP 图像(见第 66 章)。磁场越强,组织的 T1 时间越长,背景组织的抑制能力也越高,同时由于高场带来的 SNR 增加,提高了空间分辨率,以致能显示更小的血管及更精细的结构。

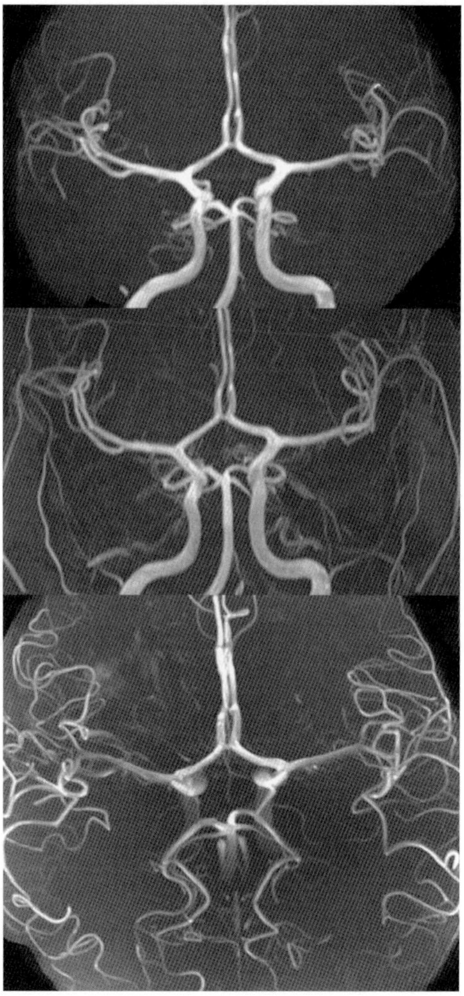

图 10.1

在 GRE 序列中以 T2* 为特征的信号衰减是由于局部磁场不均匀导致的横向磁化矢量失相位所致。这通常是由于组织的磁化率不同(如脱氧血红蛋白是顺磁性,而周围脑组织是抗磁性)。局部磁场不均匀性受磁化率和磁场强度共同影响,且局部磁场的不均匀及 T2* 效应引起的信号损失将随着磁场强度发生变化。因此,可以用更高的场强来提高 T2* 的敏感性。图 10.2 是分别采用 1.5T、3.0T 及 7.0T MR 得到的磁敏感加权图像(参见第 57 章)。

随着磁场强度的增加,对微小静脉的显示及探测能力增加,同时也增加了对铁磁性物质的敏感性,后者在基底神经节中显示最佳。化学位移伪影(见第 100 章)也同样增加。脂类化合物中氢原子的 Larmor 频率比水分子中氢原子核的 Larmor 频率约低 3.5ppm。当这一频率用于空间编码时,水和脂肪成像将根据场强及成像序列带宽产生移位。要降低与场强有关的化学位移,必须使用更高的成像带宽,这将增加成像噪声(近似正比于成像带宽的平方根)及 SAR 沉积。

由于低场对 SNR 固有的局限性,一些特殊的临床应用(包括所有快速成像及高空间分辨率的成像方法)在低场中均无法实现。其中包括高分辨率的骨关节成像及增加扩散张量成像(DTI)的细节。有多篇文献报道指出,超高场 MR 系统由于增加了 T2* 敏感性,增强了 MS 患者病灶的探测能力,还有许多文献报道,更易于早期发现帕金森患者体内的铁动态平衡的变化。

随着用于激发、重聚或饱和的 RF 脉冲的功率增大,SAR 沉积(见第 25 章)也在增加。但是有法规限制,所有场强中 RF 辐射必须保持一致,这就限制了 RF 能量沉积及累积吸收。因此,患者在更高磁场系统中不会出现更高的 SAR 值。然而,必须在扫描过程中限制成像参数,如层数、ETL、带宽及使用反转回波脉冲、饱和带及其他脉冲。此外,还必须用一些新的方法,如使用限制后的聚相脉冲角度、强回波、SPACE、CUBE 或 VISTA,或在成像体中非成像部分用发射接收线圈来减少 RF 吸收等,使 RF 吸收保持在指南所允许的范围内。

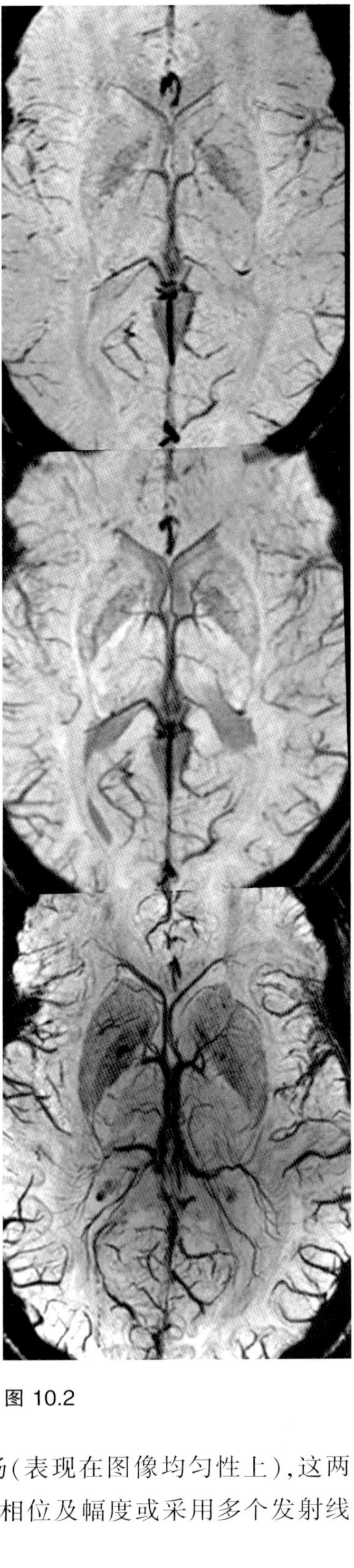

图 10.2

RF 场穿透导电人体的能力与人体组织的磁导率及电导率成正比,而与所使用的角频率及主磁场强度成反比。RF 穿透组织的深度降低表现为图像中的阴影,且在高场及超高场中非常明显。RF 成分包括 B_1 场幅度及 B_1 匀场(表现在图像均匀性上),这两个值可以由特殊线圈设计得到,在发射线圈的馈电点改进其相位及幅度或采用多个发射线圈[即并行发射技术(pTX)]。

在超高场中,RF 场的波长与患者身体或器官的大小相当。在器官边界反射的电磁波可能造成破坏或构造干扰,导致 B_1 场分布不均匀。有些学者称这种现象为“电介质共振”,而其他学者指出,实际上 RF 场在患者体内随着其扩散而衰减,因此反射波不重要,而真正的电介质共振造成严重破坏。然而,在以前用同样的形式讨论超高场中 RF 场穿透皮肤深度问题时,必须承认和重视基于波长效应、驻波或驻波包络的干扰形式。

MR 系统的价格与磁场强度近似呈正比关系,其价格还要加上约 360 吨铁屏蔽(限制超高场系统的周围场)的费用。360 吨铁屏蔽是在自重 38.6 吨基础上附加的。任何潜在的 MRI 新应用和医师诊断信心的提高都将使患者受益,但导致的系统价格增高在相当一段时间内会有争议。

在高场 MR 系统中,如果人体在磁场中运动,则体内会产生较小的电场,这种现象常见于定位过程中的患者,以及围绕磁体走动或靠近磁体孔的医务工作人员。这些小电场依赖于在磁场中运动的速度,会导致一些感官知觉反应,如眩晕、恶心。因此,在超高场系统中,检查床的运动速度要相应地调整,且工作人员必须进行培训,要了解这些临时的感官效应。大的静磁场(3.0T 或以上)中,即使头部没有移动,也可能造成轻微眩晕,这纯粹是由于洛仑兹力在前庭系统的内淋巴中自然产生离子电流所致。

最后,但很重要的是,必须再次指出磁场拉力和扭力是任何植入物的磁敏感性、物体容积、所在位置磁场强度和散射场的乘积。对于非磁性但有导电性的植入物,由于电磁波的电气元件的相互影响,物体中会形成电压及感应电流。这些感应电流会导致植入物及其周围组织发热。

(赵海涛 王骏 徐建 译 张治平 刘小艳 校)

第 11 章 高级接收线圈设计：第 1 部分

创新性接收线圈的设计是在显著提高 SNR 的同时可以在任何方向实现并行采集成像。此外，这种线圈可有效地使用较高的并行采集因子。这一优势可以大大缩短扫描时间，使扫描技术不会因为成像时间问题受到影响。并行采集技术的能力在成像质量及扫描时间上都起着重要作用。

图 11.1 显示 3.0T MR 中用 32 通道头线圈得到的矢状位扩散加权成像(DWI)，图(a)没有用并行采集技术，图(b)和图(c)并行采集因子分别为 2 和 4。由图可见，高并行采集因子(iPAT)可显著地减少磁化率伪影(箭)和整个解剖结构的变形，同时图像有足够的 SNR。这样应用线圈显著提高了 3.0T DWI 的图像质量，3.0T MR 的磁化率伪影(所观察伪影的起源)是 1.5T 的 2 倍。图 11.2 显示的是采用 3.0T MR 获得的多发性点状脑梗死患者的 3 个不同平面的 DWI 图像，由于 SNR 增加且 iPAT=4，图像质量较高。在过去，轴位以外其他两个方位上的图像伪影在某种程度上限制了 DWI 的应用。

图 11.3 所示为有一个较大的增强脑转移灶的患者，采用 32 通道的头线圈来缩短扫描时间。图(a)与图(b)为增强后 T1W 图像，分别使用 12 通道和 32 通道线圈进行扫描，得到的图像质量相同。图(a)需要 2 次平均，而图(b)仅需要 1 次平均，但成像时间从 1min 52s 减少到 56s。用 32 通道线圈选择适当的 SNR，图(c)是刀锋伪影纠正(BLADE)液体衰减反转恢复(FLAIR)序列图像，图(d)是 T2W 图像，同时采用并行采集技术(iPAT=2)，扫描时间减半，分别是 2min 6s 和 56s。

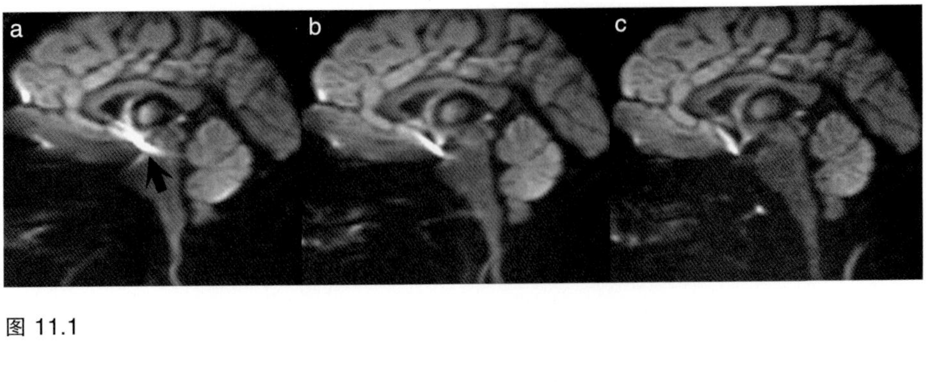

图 11.1

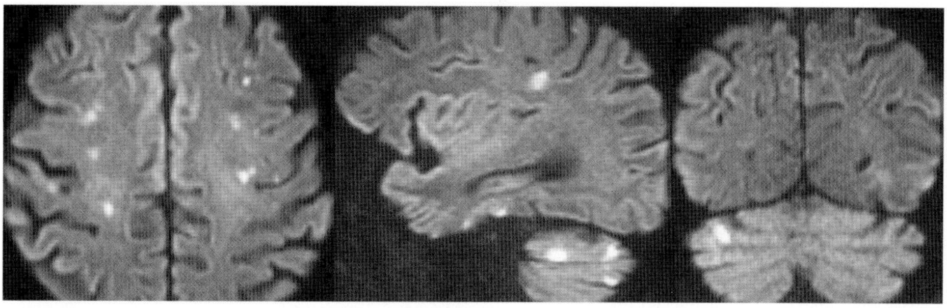

图 11.2

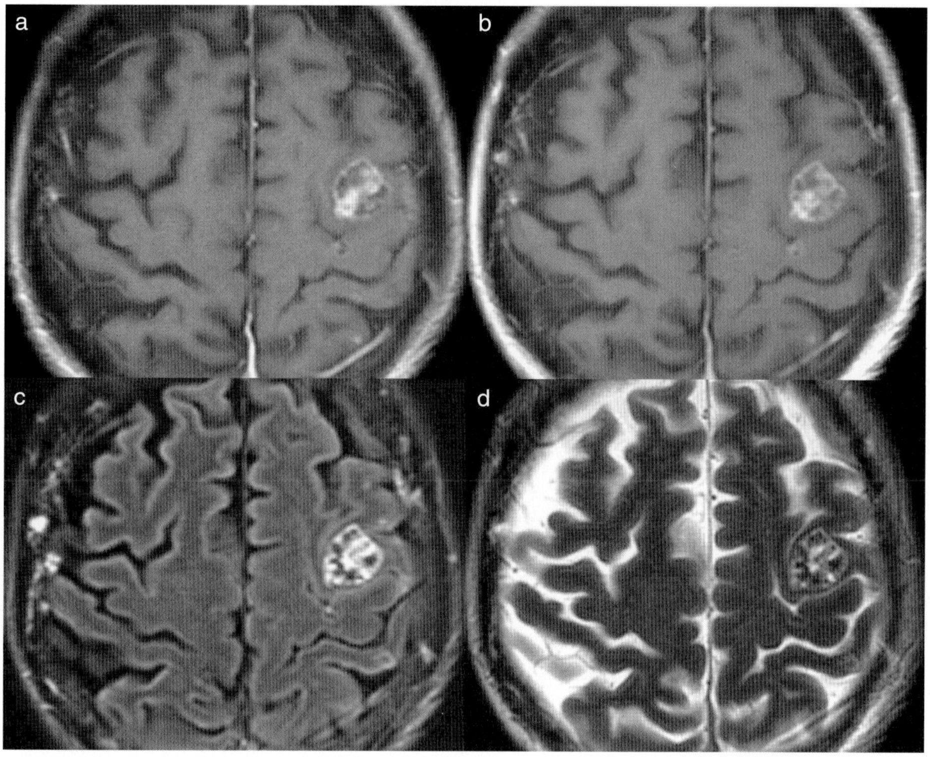

图 11.3

图 11.4 所示，采用 32 通道线圈扫描患者后颅窝动静脉畸形重建的矢状位及冠状位图像，采用 3D T2W SPACE 序列（两个相位编码方向 iPAT 均为 2），空间分辨率为 0.9mm×0.9mm×0.9mm，扫描时间为 2min 12s（该例在合理的扫描时间内得到非常高的空间分辨率）。

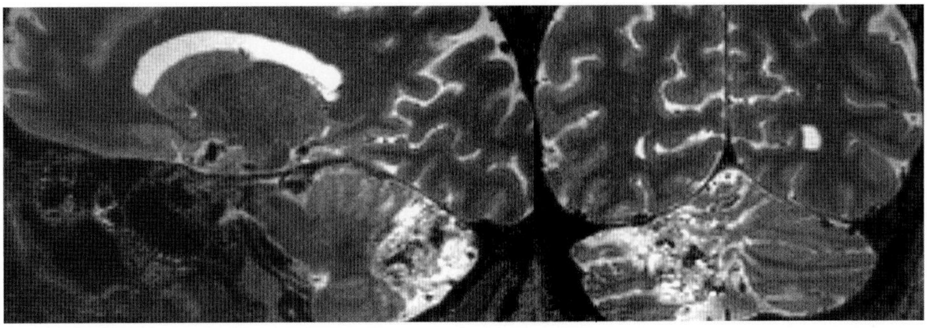

图 11.4

（赵海涛 王骏 徐建 译 张治平 刘小艳 校）

第 12 章 高级接收线圈设计：第 2 部分

从整体天线的设计来看，任何感应信号的接收线圈越接近信号源，接收的信号越高。表面线圈的发展减少了成像体与线圈之间的距离，因此得到最大 SNR。在 MRI 发展的早期即引入了线圈，在 20 世纪 80 年代中期就出现在临床 MR 系统中。由于患者本身会产生电磁噪声，因此最好使用小的表面线圈，以避免探测到来自患者体内的噪声源。其缺陷是减小了线圈的覆盖范围（如使用小的单个环形线圈）。弥补方法是，在 20 世纪 90 年代引入相控阵线圈。后来发展为允许用户在特殊临床应用时选择不同的线圈单元，在变换成像策略时不需要改变线圈和重新定位。

在特定线圈中使用多单元进行成像，可以增加靠近每个线圈单元的信号强度和提高 SNR。但由于这些信号空间定位不同，必须对这些信号进行编码。这一技术早在 21 世纪初期诞生，即并行采集技术——PAT，或称为 SENSE、mSENSE、GRAPPA 或 ARC。其主要目的是减少扫描时间。该技术的挑战是始终存在着可选择的线圈单元数目与接收通道数量少之间的不匹配。解决方案是根据用户成像目的选择不同的线圈单元并加以优化。并行采集能力需要利用大阵列中不同线圈单元的结合。在 21 世纪第一个十年的中期，引入一种矩阵模式，允许用户在使用过程中，在最优的并行采集能力和最佳 SNR，或不采用并行成像技术得到最大 SNR 之间进行选择。例如，CP 模式。另一个挑战就是电缆，每一个线圈单元信号需要通过电缆连接到特定的接收通道。这个问题在 21 世纪第一个十年的后期通过频率倍增方法得到解决，通过相同电缆传输多单元线圈的信号。到 2010 年，基于硬件模式的矩阵由软件模式的矩阵代替，在扫描过程中，用户根据 PAT 因子的选择优化 SNR。无须猜想哪一种模式最佳。通过几个快速预扫描，系统会评估状况并自动进行最佳选择。

图 12.1 展示了 3 个线圈单元的排列情况。如果不用并行采集技术，一个 CP 模式对于 SNR 是最佳选择。如果采用 PAT 因子为 3，则三模式结合将有利于整体 SNR。图 12.2 展示了当前有关线圈单元的发展及设计情况，对于某一区域成像，可采用 64 单元的头颈联合线圈。

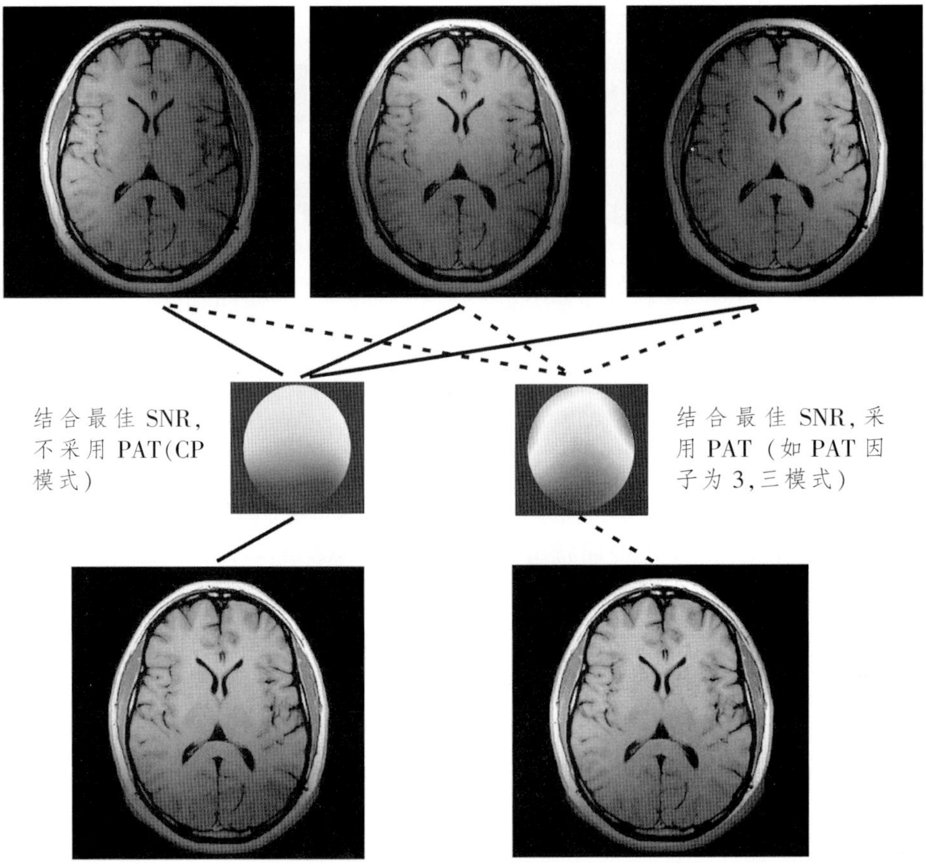

图 12.1

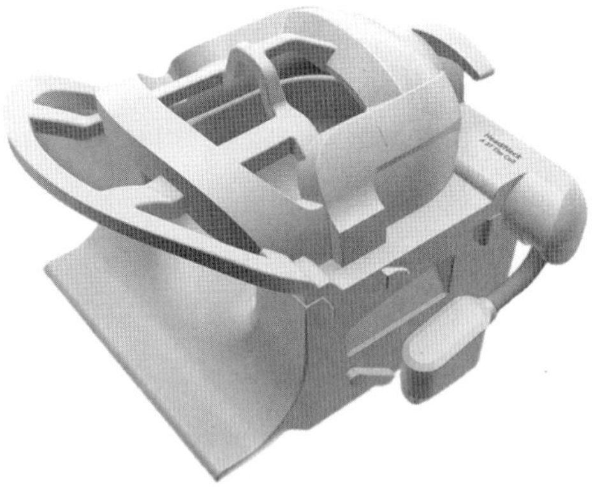

图 12.2

（赵海涛 王骏 徐建 译 张治平 刘小艳 校）

第 13 章 高级多维射频发射设计

多维空间选择性 RF 激发的设想是 1989 年第 1 次发表的，近年来报道剧增。这种特殊形式的 RF 发射可用于任何波形的激发、重聚或饱和。由于在高场设备中遇到新的障碍，包括 B_1 场的不均匀，因此才对多源 RF 激发产生新的研究兴趣。

B_1 场的不均匀使成像体中心信号损失，这常发生在 3.0T 腹部成像中，这种信号的损失常见于体内脂肪减少的患者，这是运动员成像时的常见问题，他们体内的脂肪被含水肌肉代替，对于腹水患者也如此。目前 MR 成像中组织的 RF 激发通常用来进行层面选择或体层选择（见第 14 章和第 45 章）。当前 RF 激发方法是利用一维 RF 脉冲。

有多维 RF 激发能力的发射线圈被认为使用 2D 或 3D 选择性 RF 脉冲进行成像，类似于 k 空间中的原始数据可以通过傅里叶变换得到图像，RF 能量的吸收可设计为“激发 k 空间”，它可以在成像容积内提供任何所需的激发形式。遗憾的是，为了充分发挥多维 RF 发射潜能，梯度磁场也必须以非常高的速度同时改变。目前，梯度系统的性能（由于神经刺激的限制）被美国 FDA 限制，因此梯度系统的性能及多维 RF 发射均受到限制。再者，3D 空间选择性 RF 脉冲需要较长时间（20~30ms，而目前所用的 1D RF 脉冲时间只有 2.5ms），对于目前大多数临床应用是不切实际的。

最近利用多维 RF 发射优势的相关研究发表在 2003 年，与并行采集技术使用同样的策略，定义其为“并行激发”，类似于并行采集技术如何利用从多个接收线圈中得到的空间信息重建这些欠采样数据，“并行激发”技术利用空间分配发射线圈切去 RF 波形的顶端，允许产生任意波形进行激发、重聚或饱和，这样可以缩短 RF 脉冲时间、减少 k 空间的激发而不牺牲空间编码。

利用更高场强 MR 系统进行成像有一些诱人的优势，如 SNR 更高及 $T2^*$ 敏感度增强。但由于 RF 波长接近患者脑部或体部的尺寸，会由于 RF 相互作用产生复杂的 B_1 场的不均匀性（与患者自身相关）。虽然这些不均匀通过绝热 RF 脉冲克服，但它往往会产生大量 RF 能量，且限制了某些临床应用。这种 B_1 场的不均匀性可以用空间分配发射阵列来克服。

在 MR 成像中，由于组织的导电性使 RF 穿透能力在成像体中心减弱，这种 RF 幅度的衰减导致成像体边缘 B_1 幅度更高，而成像体中心幅度减小。这种 RF 幅度的衰减随着磁场强度的增加而增加，建议使用空间分配发射阵列，可以克服 RF 穿透力的损失或使损失最小，尤其在使用更高磁场强度时(如 7.0T)。

图 13.1 所示是通过肝脏层面的轴位 T1 图像,由于 B_1 场的不均匀,可见肝脏左叶区域信号损失,其次是左侧肾脏也出现信号损失。图 13.2 是在 B_1 均场后进行相同参数的成像,可见整个肝脏和肾脏薄壁组织信号均匀。

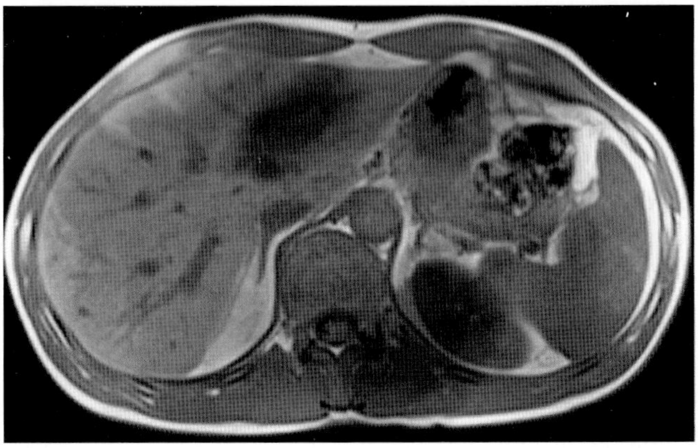

图 13.1

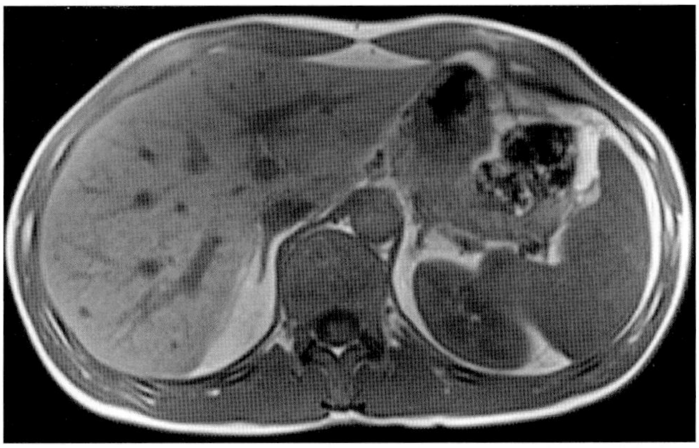

图 13.2

(赵海涛 王骏 徐建 译 张治平 刘小艳 校)

第 2 部分

MR 成像基础

第 14 章 成像基础:k 空间、原始数据、成像数据

MRI 信号来源于氢原子核。由于氢原子核有一个质子,通常称 MRI 信号来源于氢质子。当患者进入磁场后,核磁矩顺磁场排列(平行于磁场方向)比逆磁场排列数目多,形成了静磁化矢量。施加 RF 脉冲使磁化矢量偏转。一旦磁化矢量从平行排列开始偏转,其将以 Larmor 频率绕主磁场方向开始进动,其进动频率是其所在局部磁场的函数。为了使磁化矢量偏转,RF 脉冲的频率必须与磁化矢量的进动频率匹配。用沿着层面选择方向的梯度磁场(如 z 方向)及有一定频率带宽限定的 RF 脉冲同时作用,将选择性激发一个层面(图 14.1)。在该图及以后的图示中,GS 指层面选择梯度,GP 指相位编码梯度,GR 指读出梯度。不同共振频率的磁化矢量保持不变。90° RF 脉冲后,纵向磁化矢量转化为横向磁化矢量(后者产生 MR 信号),并且对其进行空间信息编码。图 14.1 说明了如何根据所在局部磁场强度的共振频率对一个层面选择性激发,①和②表示用层面选择 RF 脉冲覆盖的低频及高频范围。

MRI 空间编码主要基于磁化矢量的共振频率是局部磁场强度的函数。设定横跨成像体

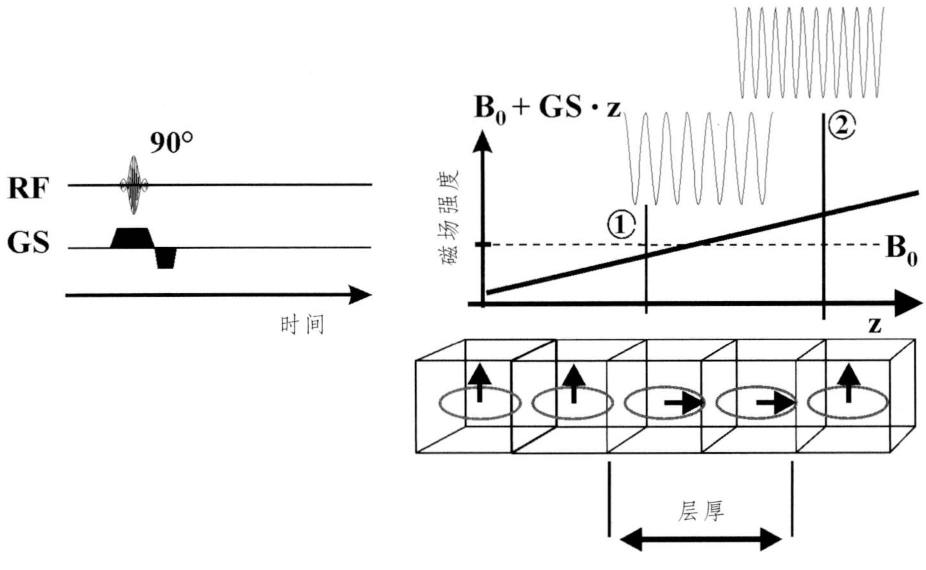

图 14.1

的梯度磁场(如 B_0+GR^*x)使沿着该方向(如 x 方向)磁化矢量共振频率不同。图 14.2 是通过梯度磁场得到频率编码的示意图。通常采用可选择形式的读出梯度,因为在数据读取阶段梯度磁场是开启的。旋转的横向磁化矢量在邻近的线圈中感应出 MR 信号。频率编码梯度使用一个带宽非常大的 Larmor 频率,区分该方向上每个体素。邻近 RF 接收线圈将识别每个独立横向磁化矢量(该值是每个独立体素横向磁化矢量之和)。不同频率范围引起横向磁化矢量相位快速离散,导致感应信号快速衰减。

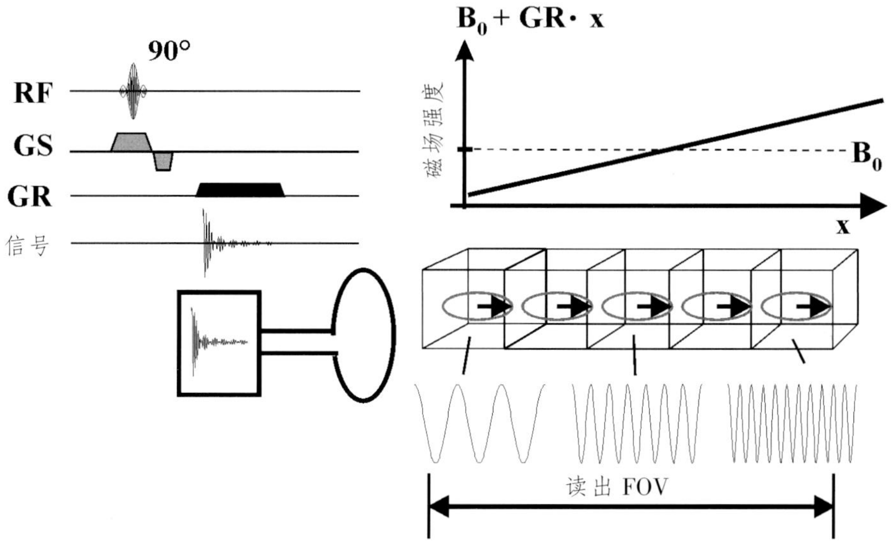

图 14.2

分析接收信号对频率的作用被称为傅里叶变换。幅度的作用是在测量频率处分配每个像素强度(图 14.3),这个信号过程称为回波,由于应用梯度开关(在这个例子中),因此称为梯度回波(GRE)。该算法[快速傅里叶变换(FFT)]分析了采集数据频率的作用。由于频率的空间分布是已知的(梯度磁场的应用),FFT 可以将不同频率作用分配到特定位置,如一维(1D)物体定位(图 14.3)。

在一个读出阶段得到的数据称为傅里叶线。在数学上沿着这条线的每一个数据点用“k”值表示,这条线又称为 k 空间线。在 2D 编码中,仅有单条傅里叶线在傅里叶空间或 k 空间中扩展。2D 空间中的数据结构类似于沿着傅里叶线的数据结构。

GR 和 GP 任一方向上采样数据点的数目必须大于或等于明确信号定位图像的矩阵分辨率。例如,对于分辨率为 256×512 的图像,要求至少 256 相位编码步数,在读出阶段采样 512 个点的数据。如果傅里叶线采集较少(如使用半傅里叶技术或并行采集技术时),需要附加算法来弥补丢失的信息。重要信息来源于 k 空间中心部分,它包含了激发层面内发出信号的多少。任一方向 k 空间中心周围的信息是成像体在层面内的粗糙结构。所要求的最高分辨

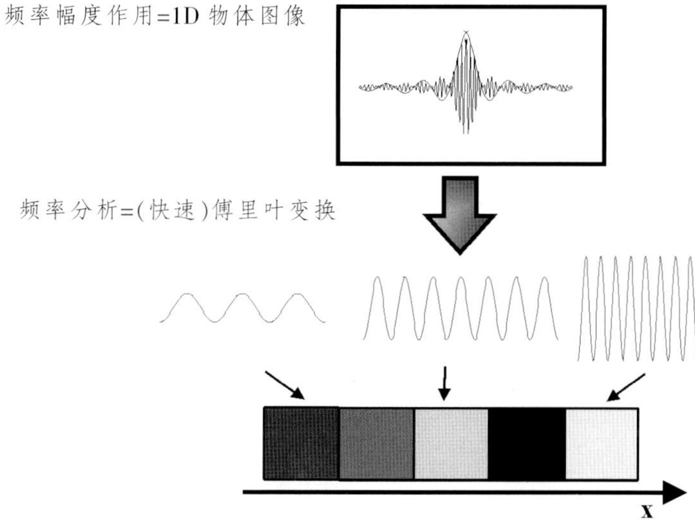

图 14.3

率的相关信息位于 k 空间的边缘。空间分辨率定义为任一方向上 FOV 除以矩阵大小。图 14.4 显示了空间分辨率随着围绕 k 空间中心的傅里叶线的增加而逐渐提高。

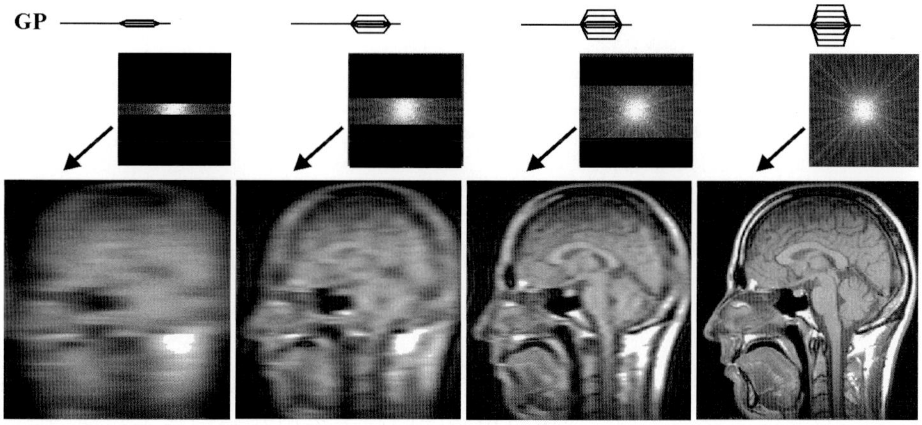

图 14.4

MRI 测量过程总结如下(图 14.5):

1.在层面选择方向施加一个层面选择梯度(GS;如 z 方向)。

2.在施加 GS 梯度磁场的同时,RF 脉冲同时激发层面,使纵向磁化矢量翻转成横向磁化矢量。

3.再施加相位编码梯度 GP,将在该梯度方向建立部分空间信息。

4.最后激活读出梯度 GR,开始准备第一个数据点的采集。在数据采集过程中 GR 开启,产生 GRE 信号,最大信号在 k 空间中心。经过 2D 傅里叶变换,得到基于 2D 频率分析的图像中像素的信号强度。

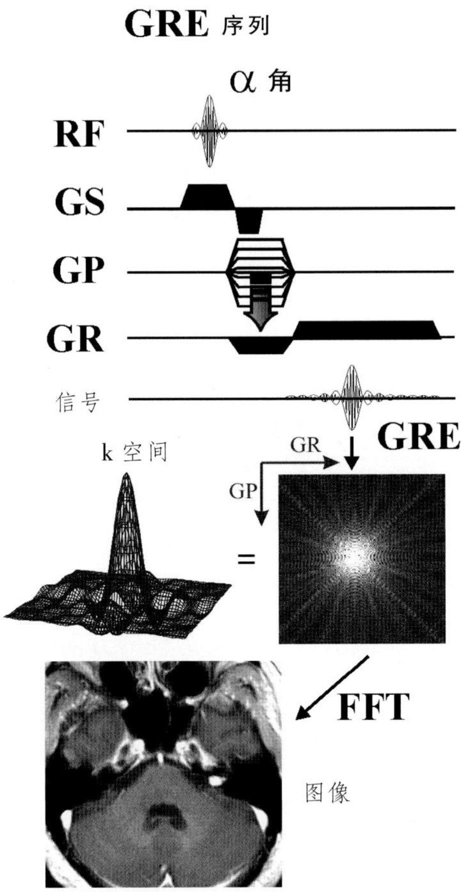

图 14.5

对于经验丰富的读者,规定的一些限制条件不是强制性的。如通常在 GRE 技术中, k 空间中回波中心的位移更早。由于缩短 TE,信号强度会更强,但由于 k 空间中不对称所造成的伪影会掩盖这一优势。

(赵海涛 王骏 张治平 徐建 译 刘小艳 校)

第15章 图像分辨率：像素及体素大小

像素表示图像上最小的2D元素，在两个坐标轴上以毫米为单位，决定平面的空间分辨率。在临床MR成像中，像素尺寸从毫米(例如，1mm ×1mm)到亚毫米。体素为3D空间的体积元素，其大小是像素大小加上层面厚度。在临床MR成像中，2D多层面成像的最大层厚接近5mm，而3D成像可达到亚毫米。

MRI空间分辨率与体素的容积相关，其决定着放射医师区分和辨别不同结构的能力(结合图像对比度)。举一个最简单的例子：FOV、采集矩阵和层厚决定体素的体积。像素大小(FOV/矩阵)决定层面内分辨率。减小FOV，增加矩阵，或减小层厚可以减小体素大小。SNR与体素的大小成正比(假定相位编码步数保持不变)。小体素产生高空间分辨率的图像，但SNR降低。因此，与大体素获得的图像相比，可能会出现“颗粒”。

图15.1显示了改变像素大小对图像质量的影响。该图像是3.0T T1W图像，显示一个较小的增强病变(箭)。其影像学表现符合转移灶特征，但对于这例患者，这是一个多中心胶质母细胞瘤中较小的肿瘤病灶。图(a)像素为0.9mm×0.9mm，图(b)像素为0.5mm×0.5mm，两幅图像的层厚相同。注意，图(b)提高了解剖细节，且由于层面内空间分辨率的提高(小像素)，

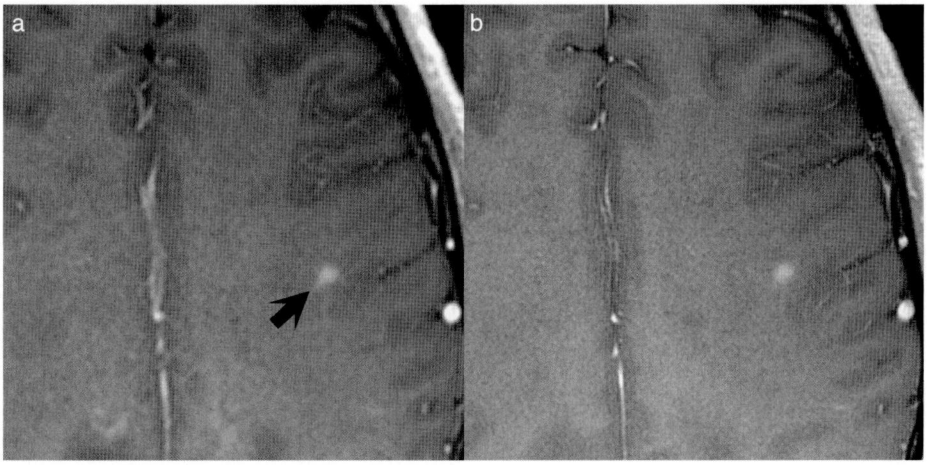

图15.1

可以清晰地显示增强的小血管。然而，为了获得高质量的诊断图像，扫描时间增加了 3 倍（采用 3 次平均而不是 1 次）。根据基础 MR 物理原理，减少像素大小会导致 SNR 降低 3 倍，只能通过增加平均扫描次数得到一部分补偿（SNR 与平均扫描次数的平方根成正比）。总之，减少像素大小可以增加空间分辨率，但会显著降低 SNR（假设其他所有参数保持不变）。

图 15.2 显示了改变层厚（体素大小改变）对图像的影响。FLAIR 图像上显示左侧大面积慢性大脑中动脉（MCA）梗死，在相同扫描时间下，图（a）层厚为 1mm，图（b）层厚为 4mm。与 4mm 层厚图像相比，1mm 层厚的图像“颗粒”更明显，说明其 SNR 较低。由于层厚较薄，造成 SNR 较低，但灰质与白质边界（箭）在较薄层厚的图像中显示更加清晰（由于几乎没有部分容积效应）。

图 15.2（a）通过 3D 扫描技术获得 1mm 层厚的图像，3D 技术是采集组织的整个成像块或体积，而不是一个层面的信息。层面选择是通过在层面方向（z 轴）施加一个额外的相位编码梯度获得。层数（有时也称为分区）决定层面方向相位编码步数，并且直接影响扫描时间。3D 采集对于获得薄的连续层面的图像是非常有益的。另外，如果用近似等体素 3D 采集（在 3 个方向上体素相等），则从原始数据上重组所得图像（例如矢状位和冠状位）质量很高。图 15.2（b）是采用 2D 多层面 FSE 技术获得的图像，该技术是用较厚的层厚（图中为 4mm）筛查病变的常规方法。

MRI 中的 SNR 是一个很复杂的参数，其可以简单地定义为图像上信号与噪声之比（见第 16 章）。只看图像分辨率和矩阵大小，信号与体素的大小成正比。噪声与 2D 和 3D 图像中相位编码步数乘积的平方根呈反比。因此，更简单地说，如果相位编码步数保持不变，SNR 大小与体素体积成正比。

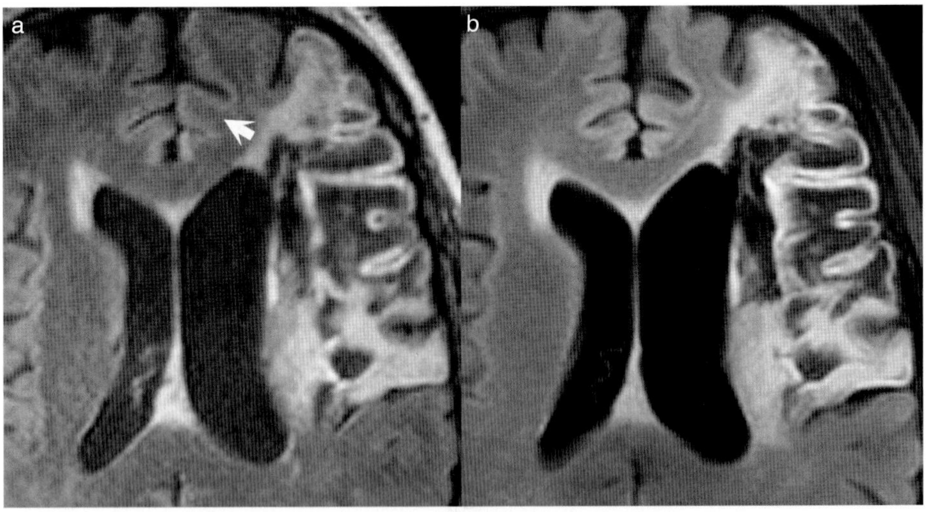

图 15.2

（赵海涛 王骏 张治平 徐建 译 刘小艳 校）

第 16 章 成像基础:信噪比

本章的病例图像说明了 MR 图像 SNR 概念的重要性。SNR 是 MR 信号与噪声的比值,特别对于空间编码体素。低 SNR 的 MR 图像看起来有“颗粒”(图 16.1a 和图 16.2a),尤其是与具有高 SNR 图像比较时更明显(图 16.1b 和图 16.2b)。然而,与临床诊断更加密切相关的是 CNR,而不是 SNR。两种组织的对比度越高,SNR 的要求相对越低。为了区别具有相似对比度的组织,必须要求高 SNR。例如,灰质与白质的差异(图 16.2b,白箭)在具有更高 SNR 的图像中更易显示(图 16.2b 比图 16.2a 更容易观察到)。

空间编码体素中的信号由什么决定呢?MR 信号直接与体素的大小呈正比。体素越大,所含氢质子的数量越多,因此 MR 信号越高。然而,体素增大会降低空间分辨率(见第 15 章)。2D 成像中,影响体素大小的参数有 FOV、相位编码步数(获得相位编码方向扫描矩阵)、频率编码步数(获得频率或读出矩阵)及层厚。按规定,SNR 与体素大小成正比,如果层厚加倍,则体素大小加倍,SNR 也加倍。但是,FOV 从两个方向上决定体素的大小,因此 FOV 减少 2 倍,则体素和 SNR 降低 4 倍。

反过来讨论噪声,体素中噪声与采样带宽(由操作者控制)的平方根成正比,带宽是体素除以体素采样总数的平方根。影响体素采集次数的参数很多,因此体素中噪声受相位编码步数、层面编码数(只存在于 3D 图像)以及 NSA 的影响。NSA 是每条 K 轨迹的采样次数,也称为激发次数(NEX)或采集次数(不同厂家叫法不同)。为了提高 SNR,在临床工作中常通过增加 NSA 来提高 SNR。为了提高 SNR,增加 NSA 带来的问题是总的扫描时间与 NSA 直接相关,而 SNR 与 NSA 的平方根相关。例如,如果 NSA 增加 4 倍[图 16.1 和图 16.2 中(a)与(b)的差别],扫描时间也增加 4 倍,而 SNR 只增加 2 倍。

需要注意的是,SNR 与编码体素的采样(接收)带宽的平方根成反比。例如,接收带宽减半,SNR 将增加 $\sqrt{2}$ 倍。尽管接收带宽不影响扫描时间,但减少接收带宽会增加化学位移伪影(见第 100 章),在更高的场强中可能会造成更严重的问题。

图 16.1 为矢状位薄层 T1W 图像,图(a)与图(b)的唯一区别是 NSA 不同。图(a)与图(b)的 NSA 分别为 1 和 4,扫描时间分别为 1min 12s 与 4min 48s。据前所述,NSA 增加 4 倍,SNR 相应地增加 2 倍,图像的“颗粒”会减少,但是其代价是扫描时间增加 4 倍。此患者由于顶盖部 1 个较小的肿瘤(箭)导致大脑导水管流通受阻,造成长期的代偿性脑积水。图 16.2 为轴

位 T2W 图像，图(b)的扫描时间为图(a)的 4 倍，相应地 SNR 提高 2 倍。左侧海绵窦内充满占位性病灶(b，黑箭)，显示为术后残留瘤灶(脑膜瘤)。此病灶包绕颈动脉(中间黑色流空影)。由于 SNR 提高，图(b)中颈动脉和病灶周围显示更加清晰。与图(b)相比，图(a)中 SNR 较低，可见明显的“颗粒”。然而，这些差别没有图 16.1 明显。某种程度上，如果 SNR 已足够高，进一步增加 SNR 获益不高(在图像上很难分辨)。

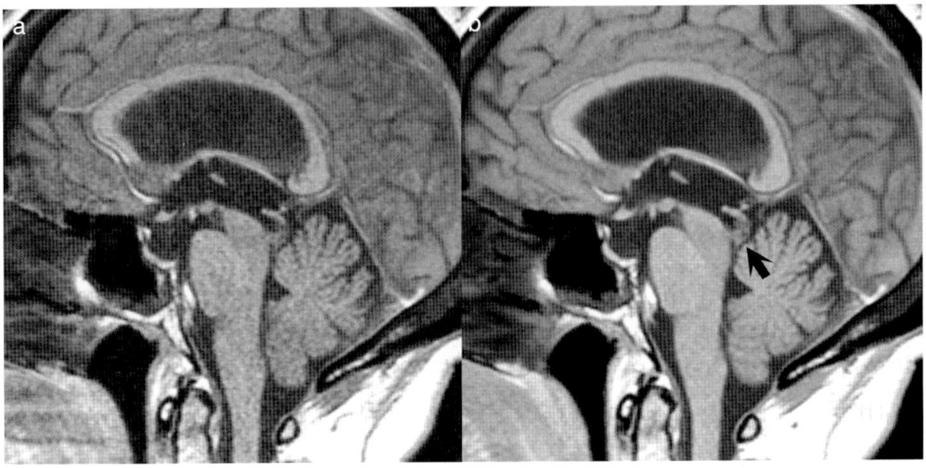

图 16.1

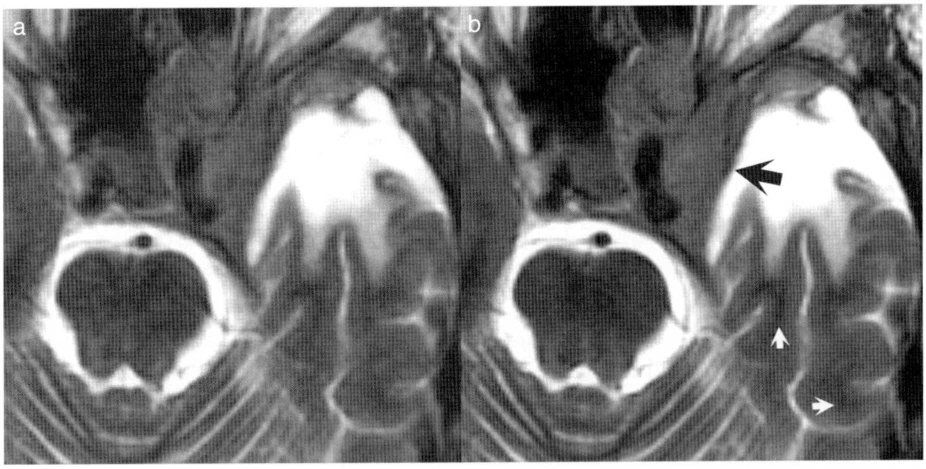

图 16.2

(赵海涛 王骏 张治平 徐建 译 刘小艳 校)

第 17 章 成像基础：对比噪声比

CNR 定义为不同组织之间信号强度(SI)的差值与背景噪声(N)的比值。例如，脑脊液(CSF)与脑白质(WM)的对比度为$(SI_{CSF}-SI_{WM})/N$。需要注意的是，这种计算方法是专门用于组织之间的对比。

图 17.1 显示在 3.0T 设备上获得的轴位 T1W、T2W 和 FLAIR 图像，该患者为有 12 年病史的 38 岁女性 MS 患者。图中可见与脑室周围白质融合的多个点状病变，与诊断一致。与邻近的白质相比，该病变在 T1W 图像上表现为低信号，在 T2W 和 FLAIR 图像上表现为高信号。依照 CSF 与正常白质的 CNR，这 3 个序列按照以下顺序排列，T2>T1>FLAIR。换言之，考虑到图像的噪声，CSF 与正常白质信号强度的差异在 T2W 图像上最大，在 FLAIR 图像上最小。然而，当观察病灶的 CNR 时，依照 MS 病灶与正常白质的 CNR，这 3 个序列按照以下顺序排列：T2>FLAIR>T1。更复杂的是，如果按照 MS 病灶与 CSF 的 CNR，顺序应该是：FLAIR>T1=T2。因此，严格来讲，ROI 决定了一幅图像的 CNR。一幅图像可能对于某种组织而言 CNR 较高，而对于另一种组织 CNR 可能较低。

病变的显示与 CNR 相关。从上述 3 种扫描序列来看，FLAIR 序列显示 MS 病灶与 CSF 的对比度最高，因此该技术被广泛应用于筛查脑部 MS。

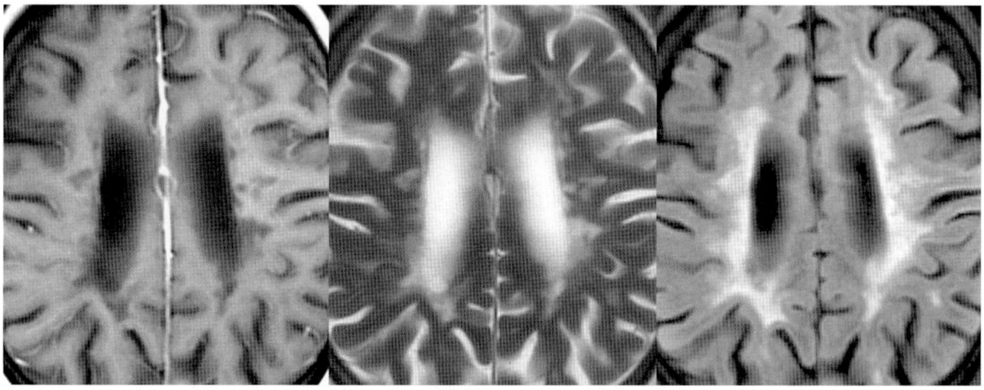

图 17.1

（赵海涛 王骏 张治平 徐建 译 刘小艳 校）

第 18 章 信噪比与对比噪声比的比较

图 18.1 显示白质和灰质的 SNR，以及相同扫描时间和不同 TR 值时，灰质与白质不同的 CNR。尽管第 1 次扫描使用 2 次 NSA，TR 值加倍，但扫描时间保持不变。在 1.5T 设备上，TR 值从 430ms（图 18.1b）增加到 860ms（图 18.1d），白质 SNR 将增加 7%，但灰质与白质的 CNR 将降低 30%！选择 860ms 的 TR 值增加灰质与白质整体的信号强度，但 CNR 将显著降低。因此，在放大的矢状位 T1W 图像上可以看出，随着 TR 缩短（CNR 增加），脑转移病灶（白箭）及周围血管源性水肿（黑箭）显示得更加清晰，同时正常灰质与白质的对比也更加明显。

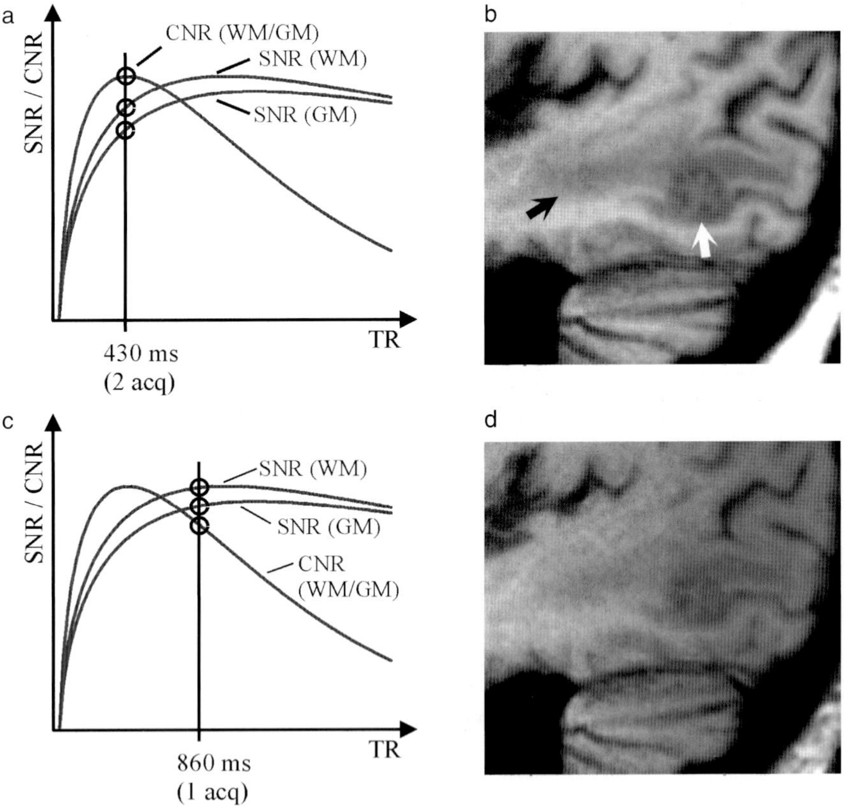

图 18.1

（赵海涛 王骏 张治平 译 徐建 刘小艳 校）

第 19 章 层面定位

作为一种重要的临床检查手段,MR 可以进行人体任意角度或方向薄层成像。梯度系统和 RF 硬件使其得以实施。然而,其与 CT 的差异曾经由于 CT 多排探测器的发展而被部分否定。

在 MR 成像中,原子核(质子)在均匀的静磁场中以与磁场强度对应的频率共振。在 1.5T 的磁场中,氢质子的共振频率约为 63MHz。具有特定频率的 RF 脉冲激发均匀磁场中的所有氢质子产生磁共振,吸收和释放一定的能量,使特定组织定位。然而,当施加梯度磁场时,质子会处于不同磁场强度中,从而基于各自所处的位置以不同的频率共振。因此,RF 脉冲可以以特定频率仅激发那些所需位置(基于它们的共振频率)的原子核。这就是 MR 成像可以进行任意层面定位的原理。

MR 成像系统由 3 个空间编码梯度(x、y 和 z)组成。这 3 个梯度磁场由环形线圈构成,当电流通过线圈时可以增加或减少主磁场强度。在一个轴上施加梯度磁场只能产生垂直于该梯度轴的层面。开启 x 轴方向梯度磁场则产生矢状层面,y 轴方向产生冠状层面,z 轴方向(沿着磁体孔)则产生轴位层面。可以通过调整激发质子的 RF 脉冲的带宽(即增加或减少采集频率的范围)改变层面的厚度,也可以通过增加或减少梯度磁场强度改变层厚。还可以通过多个方向梯度磁场的变化(例如,y 轴和 z 轴)产生偏离某一轴的层面(斜位)。

图 19.1 所示为 1 例黏液表皮样腮腺癌术后患者,图像为 3.0T MR 增强后 T1W 轴位及冠状位图像,可见病灶已转移至翼外肌(黑箭)并扩散至卵圆孔(白箭)。两幅轴位图像上的病灶在冠状位图像上定位。通过 z 轴梯度得到轴位层面,而 y 轴梯度得到冠状层面。多平面采集是目前临床 MRI 的常规检查,而特殊层面采集则依据病变位置及性质。如图 19.1,轴位扫描是脑部 MR 成像的标准方位。然而,冠状层面根据临床特殊需要可提供附加信息,如图所示,冠状位层面可显示头颈部周围神经恶性肿瘤通过卵圆孔扩散的情况。

图 19.2 所示为 3.0T MR 采集的颈椎矢状位及轴位 T2W 图像,显示了轴位病变在矢状位层面上的定位情况。颈椎轴位图像平行于椎间盘定位,可以提高椎间盘疾病的显示,例如椎间盘突出(箭)。这种倾斜层面的定位需要同时采用 z 轴及 y 轴梯度。

腰椎成像充分利用了 MRI 倾斜层面成像的优势,同时可以采用两种方法用于轴位成像。在某些部位,每个层块(单次轴位采集的所有层面)是倾斜平行于对应的椎间盘,而在其

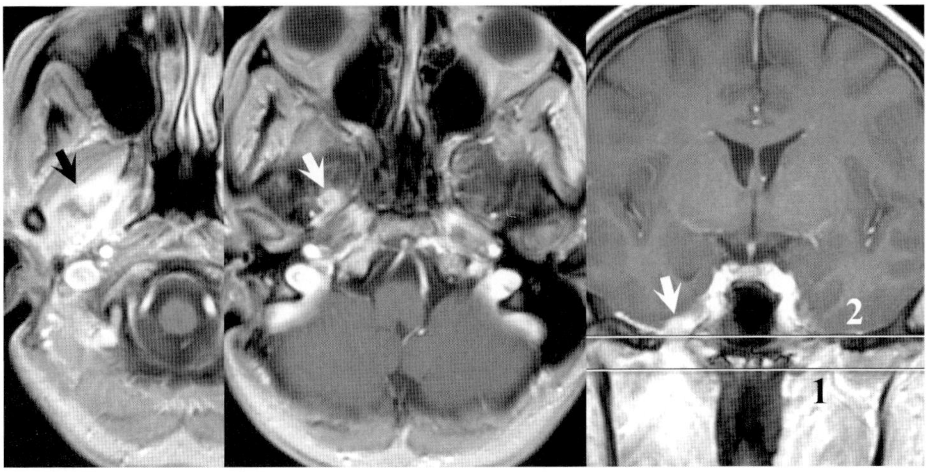

图 19.1

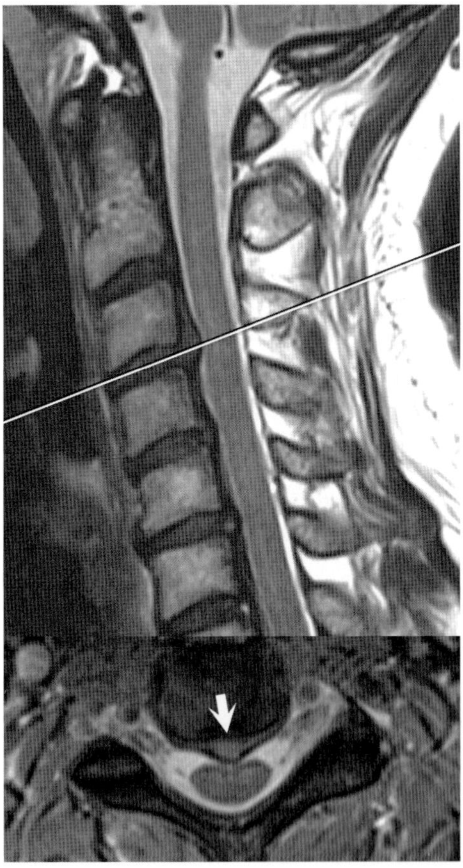

图 19.2

他部位，单个层块采集倾斜方向与其相应平面定位匹配。患者定位困难时可以通过倾斜扫描而校正，例如，利用冠状位定位像对后续的矢状位扫描进行校正，可以得到真正的矢状位图像（在一幅图像上可以清晰地显示椎管）。在脑部、膝关节及椎体上的自动定位成像（通过在两个层面上倾斜而真正平行于一些解剖标志实现）技术目前已经在某些 MR 成像系统中实现（见第 122 章）。常规心脏成像采用双斜位，可以利用梯度磁场实现。最终，甚至可能实现对特殊体位及多层扫描中倾斜的每一层进行扫描，而这些都是通过梯度磁场来实现的。

（赵海涛 王骏 张治平 译　徐建 刘小艳 校）

第20章 多层面成像及分次采集

激发并对一个层面进行空间编码所需的时间称为层面循环时间(图 20.1)。TR 是指对于同一层面两个激发脉冲之间的时间间隔,是影响 MRI 对比度的一个重要参数。完成所选定层面的编码后,在下一个激发脉冲激发前还有一段时间，可对其他层面进行编码,这种方法称为多层面成像,而最大采集层数由 TR 除以层面的循环时间决定。

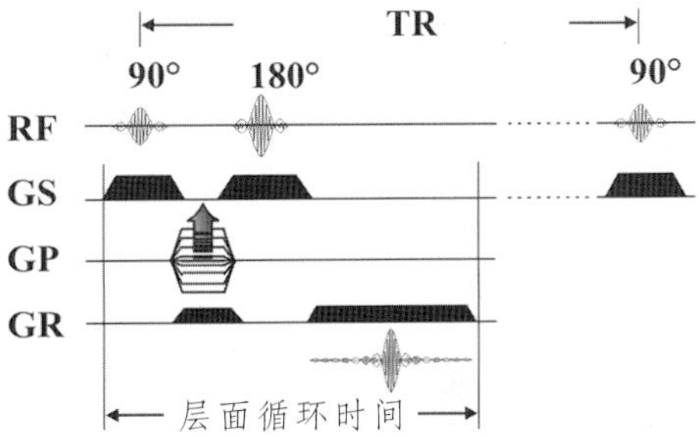

图 20.1

在所选择 TR 允许的范围内,如果需要更多的扫描层面来覆盖解剖区域，解决这一问题有多种方法,下面讨论其中 3 种。操作者可以增加 TR(改变组织对比度,延长扫描时间),采用更快的梯度序列(见第 109 章),或者采用分次采集。采用最后一种方法时,扫描层数平均分成两组或者更多组,由分次采集次数决定(图 20.2)。这样,则 TR 保持不变。然而,扫描时间与分次采集次数成正比。例如,如果分次采集次数为 2,扫描时间加倍。采用分次采集非常耗时,尤其当需要增加很少的层数时。同时,当应用分次采集时,每组层面(每个分次采集)需要按时间顺序采集。采用分次采集时,患者运动的程度和患者实际位置在各分次采集的层面间不同。当图像连续循环观察时(在 PACS 中按解剖学排序存储),会发现这种差异。最坏的情况是,如果患者在各分次采集期间发生移动,将会遗漏较小的病变。

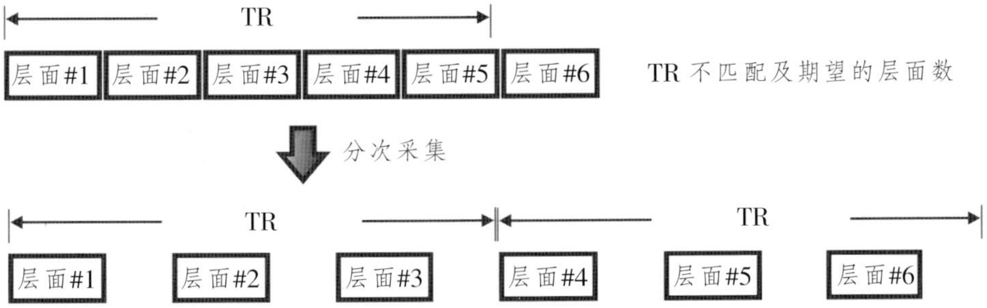

图 20.2

图20.3(a)显示为脑部T1W矢状位扫描序列图像。对于给定的TR,可获得最大采集层数为19层,因此不能覆盖整个脑部。然而,采用2次分次采集(图20.3b),对于所给定的TR允许扫描的层数可达30层,可以覆盖整个脑部。然而,当采用2次分次采集时,可以实现最大层数为38层(图20.3c)。这样已远远超出颅脑边界,虽然分次采集技术很容易实现,但不是获得预期图像数量的最省时的方法。

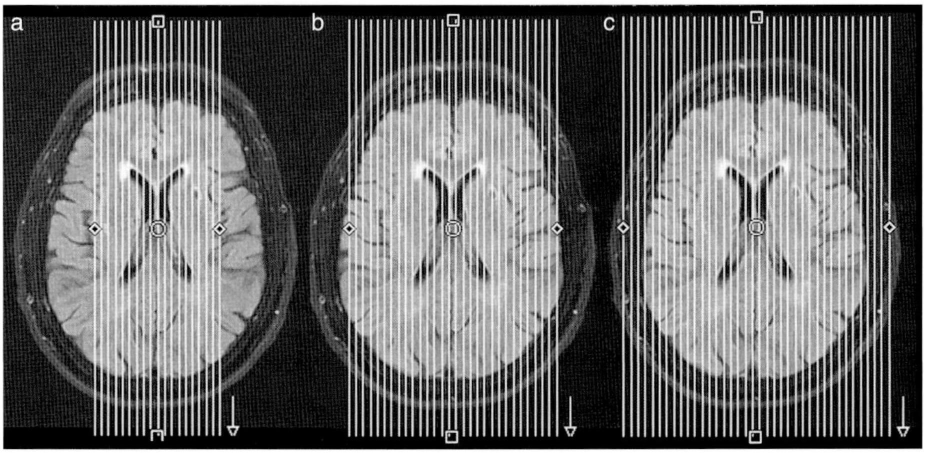

图20.3

(赵海涛 王骏 张治平 译 徐建 刘小艳 校)

第 21 章 视野

FOV 是指扫描中实际解剖范围的大小。在 MR 上，FOV 可以是正方形或者不对称形状。根据厂家不同，单位为 mm 或 cm。同时，FOV 也可以说是采集矩阵和像素大小的乘积。例如，如果在扫描中读出为 512 和相位编码步数为 256，其像素尺寸可以选择 0.45mm×0.9mm，此时 FOV 为 230mm(512×0.45mm)×230mm(256×0.9mm)(此例 FOV 为正方形，尽管采用矩形像素)。如今，脑部成像典型的采用 230mm 的 FOV 或更小的 FOV，实现较高的平面内空间分辨率。同时，根据人体型不同，上腹部扫描时 FOV 可以增大至 400mm。

然而，在临床工作中 FOV 的选择是比较复杂的，需要权衡 SNR 和空间分辨率，同时也取决于所扫描部位的大小。通常，为了提高空间分辨率需要采用小 FOV。但假设图像矩阵保持不变，SNR 与 FOV 的平方成正比(因 FOV 与像素大小和面积有关)。更特殊的是，SNR ∝ FOV(r)×FOV(p)，其中 FOV(r)和 FOV(p)分别是指读出方向和相位编码方向的 FOV。如果 FOV 减半，SNR 将会减少到原来的 1/4。临床成像中常规变化不大。如果分辨率在特定扫描中比期望值稍微降低，且 SNR 不是一个限制因素，那么可以略微减小 FOV。例如，FOV 减小 20%，则像素两个方向上的分辨率提高 20%，但 SNR 减低 40%。

图 21.1 (a~c) 所示为 T2W 图像，其他成像参数相同，仅 FOV 不同，分别为 320mm、220mm 与 120mm。可见，由于转移性病变，左侧大脑半球大范围的血管源性水肿呈异常高信号。图 21.1(a~c)的图像视觉放大率保持恒定，可以看出 FOV 的选择更为明显。当采用较小的 FOV 时，如图 21.1(c)所示，可能出现图像卷褶(混叠伪影，见第 92 章)。可以通过相位编码方向上的过采样去除混叠伪影，正如该实例中所用。在现代 MR 扫描系统中，读出方向上的混叠伪影已经不是什么问题了。图 21.1(d)是将图 21.1(a)扫描序列的图像(不同解剖平面的图像)与图 21.1(c)扫描序列的图像(同一层面)进行比较，在视觉放大的大 FOV 图像上从解剖上匹配较小 FOV 的图像。可见脑转移(黑箭)及其周围血管源性水肿。由于用非常小的 FOV(120mm)降低了 SNR，反映在图像上表现为颗粒感增加(图 21.1d 中右侧图像)。然而，由于增加空间分辨率，提高了小结构解剖细节的对比显示，例如，白箭所示的脑沟。用 320mm 的 FOV 采集的模糊图像与较小 FOV 所得图像对比显示，采用大 FOV 扫描序列可以获得较大的像素(较低的分辨率，图 21.1d 中左侧图像)。

当患者头部比较大时，采用标准的 FOV 将导致图像卷褶，尤其在矢状面上，鼻部(或下颌)将会卷褶到头部后面。如前所述,在相位编码方向上,采用过采样技术可以消除卷褶伪影,但付出的代价是增加扫描时间。然而,其结果是 SNR 将提高。读出梯度方向的选择主要由解剖部位和出现混叠伪影的可能性决定。例如,对于常规脑部矢状位及冠状位成像,其读出梯度方向一般选择头足方向,以消除来自颈部的卷褶伪影。

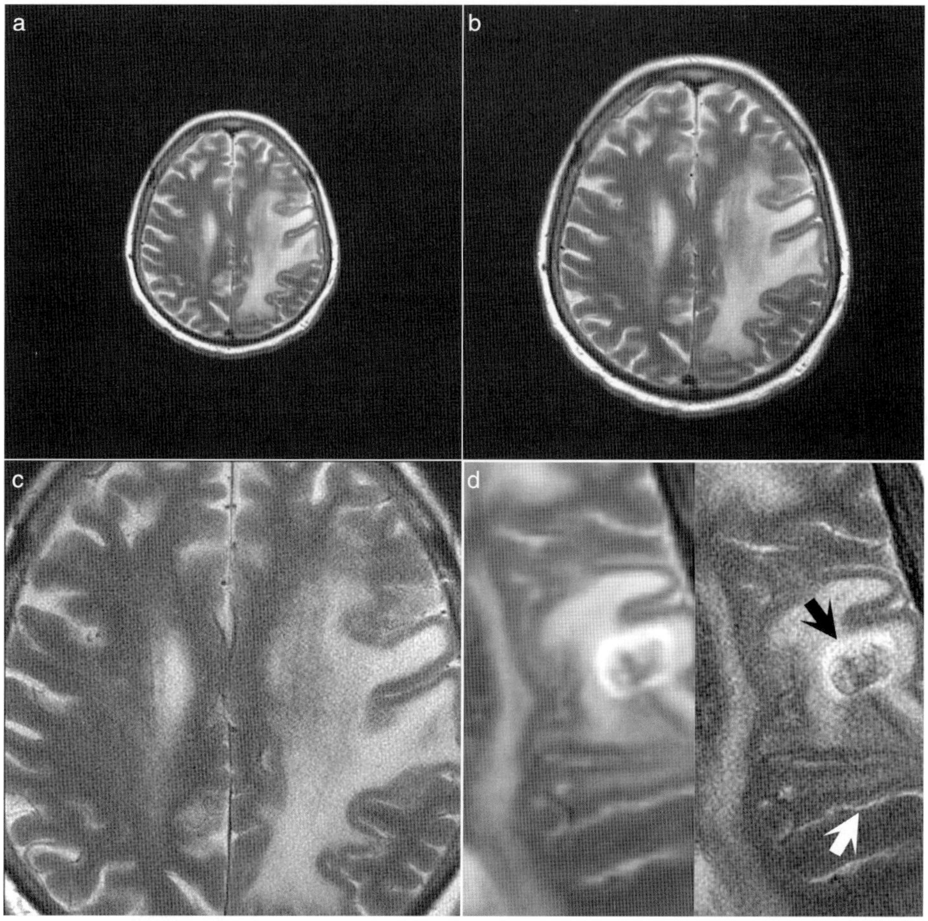

图 21.1

(赵海涛 王骏 张治平 译 徐建 刘小艳 校)

第22章 长方形视野

FOV 是指患者所成像的区域。FOV 在扫描前已经定好，并且不一定是正方形的。事实上，在某些情况下沿着一个轴方向减少 FOV 是有益处的。本章主要讨论在相位编码方向上如何选择 FOV。

图 22.1 所示相位编码方向的 FOV（从右到左）从 100%（图 22.1a）减少到 75%（图 22.1b），再减少到 50%（图 22.1c）。T1W 序列增强扫描可见左侧额叶区域一个增强的小转移灶（图 22.1a，黑箭）。显示的图像即为采集的图像，没有剪切或特意放大。由于像素大小保持恒定，而图 22.1（b）相位编码步数较少（是原来的 3/4），图 22.1（c）相位编码步数更少（是原来的 1/2）。扫描时间直接与相位编码步数成正比，因此，图 22.1（b）的扫描时间是图 22.1（a）的 3/4，而图 22.1（c）的扫描时间是图 22.1（a）的 1/2。

然而如图所示，使用矩形 FOV 有两个潜在问题。第一个问题是会产生卷褶（混叠）伪影。如果所扫描患者的解剖区域大于相位编码方向的 FOV 大小，这超出的部分将叠加出现在图像的另一侧。因此，图 22.1（c）中，右侧脑部超出 FOV 的区域叠加到了图像的左侧（白箭），且左侧脑部超出 FOV 的区域叠加到了图像的右侧。第二个问题是降低了 SNR，使用更少的相位编码步数直接导致更低的 SNR（$SNR \propto \sqrt{p}$）。SNR 从图 22.1（a）的 1（相对值）降至图 22.1（b）的 0.87，再降至图 22.1（c）的 0.71。由于 FOV 在相位编码方向的减半导致 SNR 降低，可以通过将采集次数加倍来补偿，但是这样

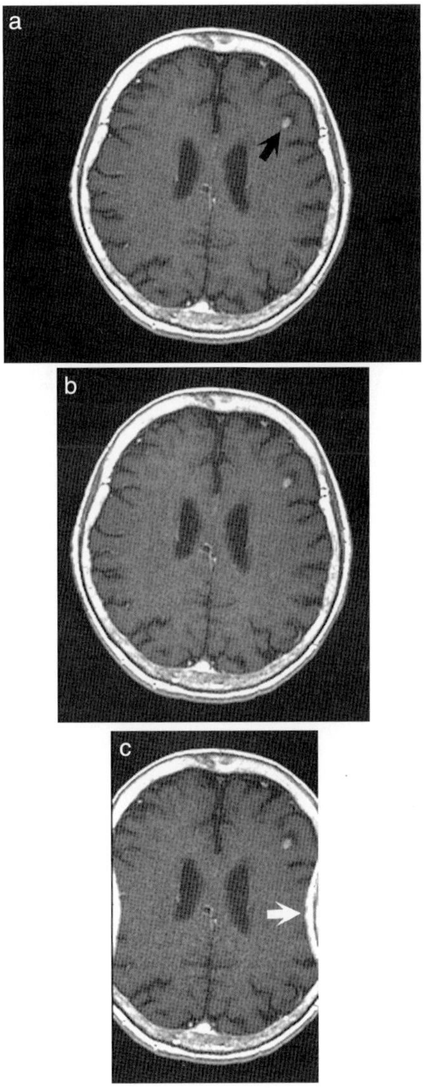

图 22.1

会使两次扫描时间相同。

图 22.2 是图 22.1(a)(上)与图 22.1(c)(下)的同比例放大图，可以更好地说明 SNR 的损失问题。下图由于 SNR 降低导致图像的颗粒增大。可以看出，如果感兴趣区接近 FOV 中心，则图像的卷褶伪影可以忽略。然而在这个例子中，即使使用裁切和放大等手段，矩形 FOV 下卷褶伪影还是很明显(白箭)。

矩形 FOV 通常用于脑部轴位成像(不需要改变平均次数)，可以减少扫描时间而 SNR 损失最小。图 22.1(b)是该应用的一个实例，选择的相位编码方向的 FOV 与脑部(由右向左)尺寸非常接近。矩形 FOV 技术也可以应用于人体其他部位成像中，这些部位在一个方向上的宽度减小(例如腕关节轴位成像)。值得注意的是，在前面的讨论中设定像素是正方形，但有些情况并不需要这样，像素形状可以随着 FOV 的改变而改变，只影响沿某一轴的空间分辨率。对于现代 MR 扫描仪，扫描 FOV、相位编码步数和读出步数等可改变的增量都是不受限制的。并行发射技术的出现使相位编码步数的选择变得更加灵活和复杂，允许用选择性激发(“放大”)实现感兴趣区空间分辨率的增大(见第 13 章)。

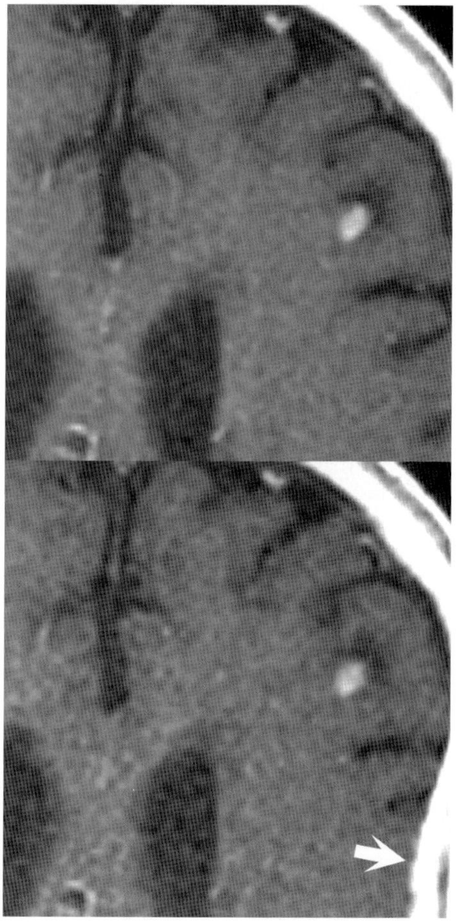

图 22.2

(赵海涛 王骏 张治平 译 徐建 刘小艳 校)

第 23 章 矩阵大小：读出编码

下列图像显示了改变频率编码方向(读出方向)采集矩阵的效果。所有图像均为腰椎矢状位 FSE 序列 T2W 图像。图 23.1(a)采集矩阵(读出方向×相位编码方向)是 1024×256,图 23.1(b)的采集矩阵是 512×256,图 23.2(a)与图 23.2(b)的采集矩阵都是 256×256,图 23.2(b)所示是经过插值后显示矩阵为 512×512 的图像。

当产生 MR 信号(回波)时,在梯度磁场存在的情况下进行 MR 信号采样。因此,这个梯度称为读出梯度或读梯度。对回波的数字化采样在 k 空间频率编码方向生成数据点。在读出期间的采样数目是由频率编码方向所需要的像素数目决定的。不要混淆这个问题,但这是为

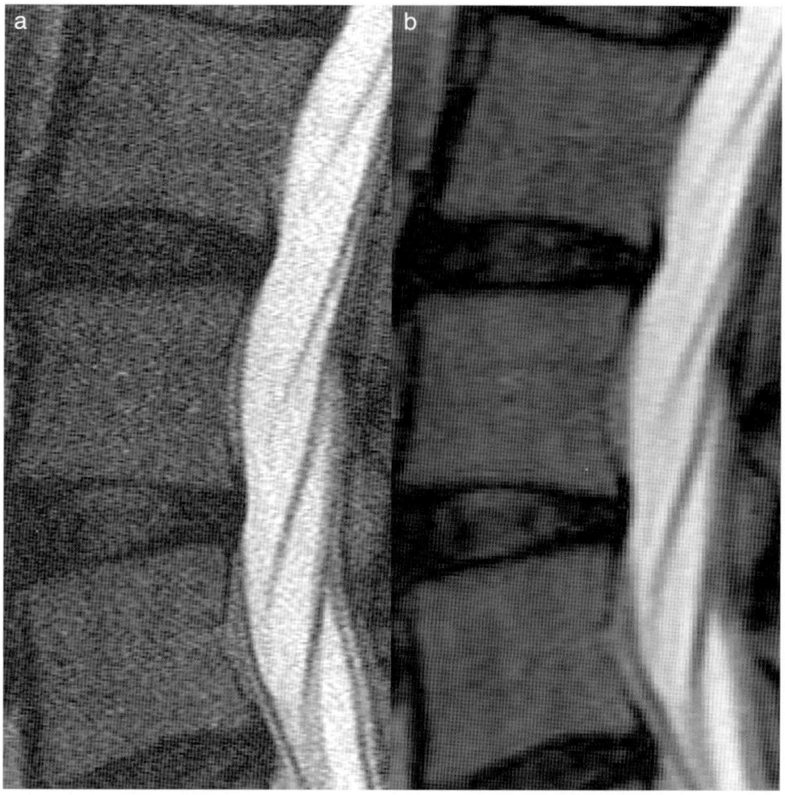

图 23.1

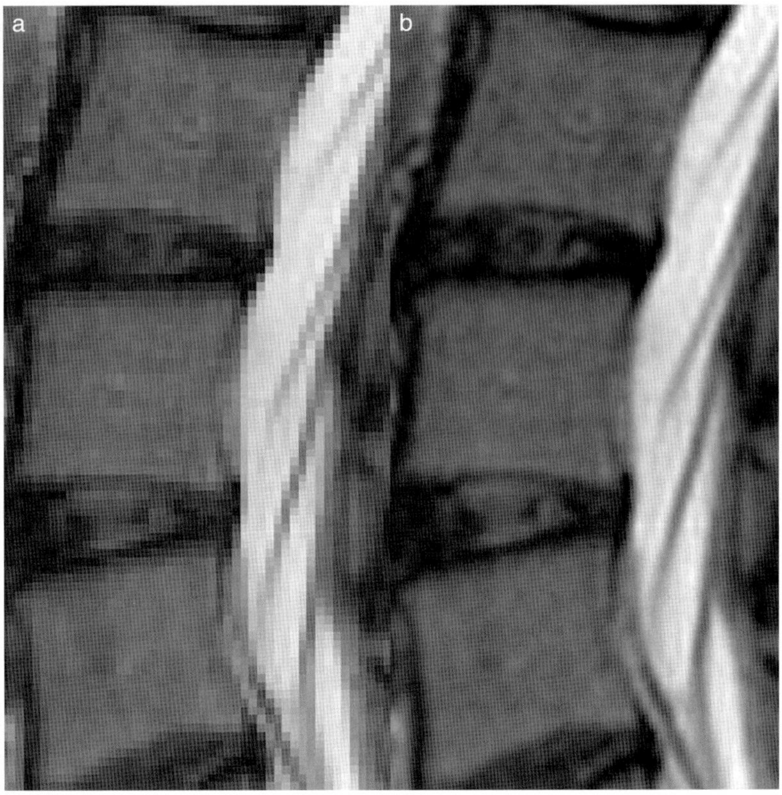

图 23.2

什么我们把读出梯度称作“频率编码”梯度。如果频率分辨率需要 512 像素，则该回波信号在读出期间需要被采样 512 次(图 23.1b)。将频率分辨率增加至 1024，则在读出期间需采样 1024 次(图 23.1a)。在大多数临床应用中，因为频率矩阵不影响扫描时间，所以频率采集矩阵等于或大于相位矩阵。

虽然增加读出方向的采集矩阵不影响扫描时间，但它确实影响图像的 SNR。由于像素的尺寸减小，MR 信号即降低，则噪声更加明显(导致图像中出现“颗粒”)。很明显，与图 23.1(b)(512×256)相比，图 23.1(a)(1024×256)的空间分辨率较高，但 SNR 较低。将读出矩阵进一步降到 256(图 23.2a，b)可增大 SNR，但会使空间分辨率更低。

通常 MR 图像会通过插值的方法来提高显示矩阵。插值方法仅仅使图像变得更平滑(图 23.2a 与图 23.2b 比较)。插值的程度及所采用的算法由 MR 设备生产商决定。值得注意的是，采集矩阵决定 MR 图像的空间分辨率，而不是重建矩阵或者显示矩阵。

(赵海涛 王骏 张治平 译 徐建 刘小艳 校)

第24章 矩阵大小：相位编码

图 24.1 是腰椎中段矢状位 T2W 图像，展示了轻度退行性腰椎间盘病变（椎间盘水损失，髓核未显示正常髓核的高信号）。图 24.2 是另一患者矢状位 T1W 图像，在脊髓圆锥水平即胸椎下段和腰椎上段的位置，显示 L1 前楔入型慢性压缩性骨折。

相位编码矩阵的选择决定沿着采集 FOV 的相位编码方向的像素数目，它决定采集过程中将被填充的 k 空间不同线的数目。因此，相位编码步数直接影响扫描时间。流动和（或）运动伪影也同样沿着相位编码方向播散。此外，假定显示及采集 FOV 都是相同的，若被激发组织 FOV 外有明显信号，则在显示的 FOV 内将会产生卷褶或发生折叠（见第 92 章）。这在频率编码方向和相位编码方向上均可发生，可以用过采样技术解决。当假定其他成像参数尤其是 NSA 保持不变时，在相位编码方向应用过采样技术将会增加扫描时间（除了单次激发技术）。

图 24.1（a）使用的读出矩阵和相位矩阵分别为 256、128。图 24.1（b）使用的读出矩阵与相位矩阵分别为 256、256。这两个例子的相位编码方向都是头尾方向，采用 100%过采样。图

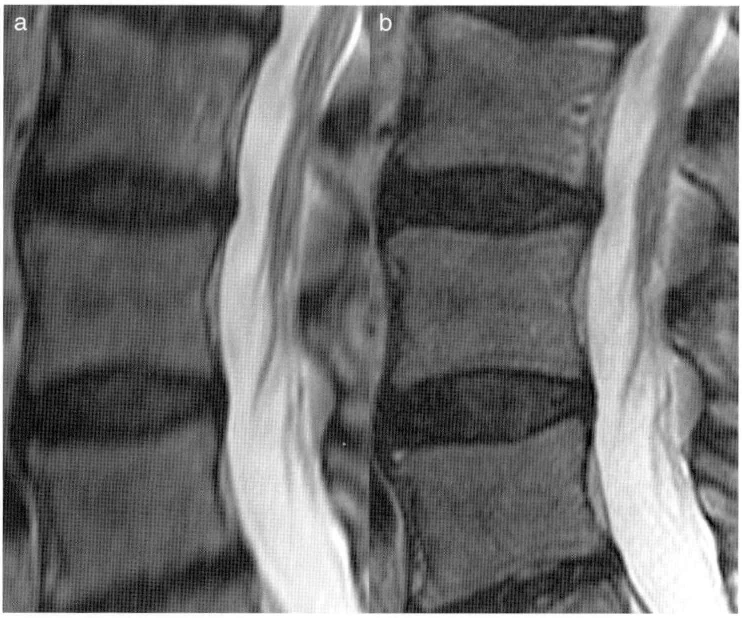

图 24.1

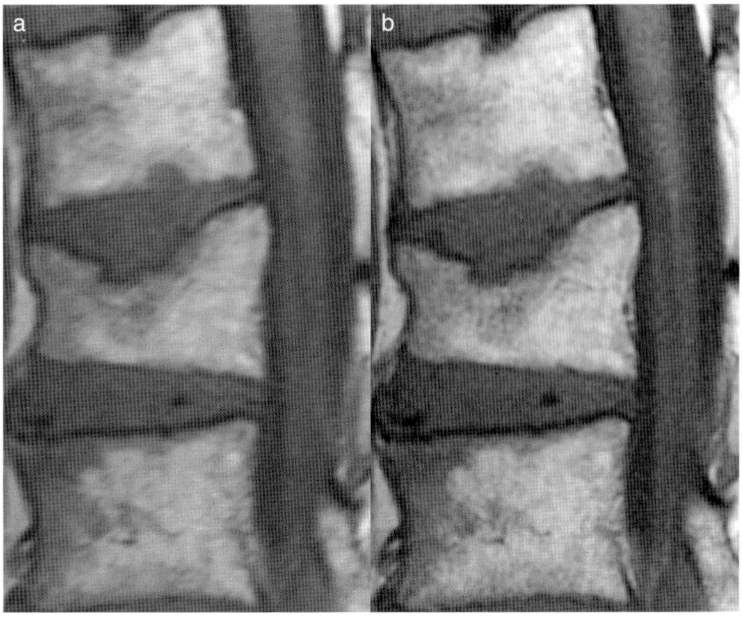

图 24.2

24.1(a)的扫描时间是 2min 8s，图 24.1(b)的扫描时间是 4min 8s。尽管图 24.1(b)的扫描时间是图 24.1(a)的 2 倍，采集 FOV 是 280mm，但图 24.1(a)在相位编码方向的像素大小是 2.2mm，而图 24.1(b)的像素大小是 1.1mm。因此，图 24.1(b)的空间分辨率更高。另外，值得注意的是，对于腰椎矢状位 T2W FSE 序列选择头尾方向可显著减少 CSF 搏动性伪影。

图 24.2(a)使用的读出矩阵与相位矩阵分别是 512、256。图 24.2(b)使用的读出矩阵与相位矩阵分别是 512、512。这两个例子的相位编码方向都是从前到后。图 24.2(a)与图 24.2(b)的扫描时间分别是 3min 38s 和 7min 15s。对于图 24.2(b)，由于矩阵更大，导致相位编码方向上的像素尺寸减小，空间分辨率增大(由此图像模糊更小)。图 24.2(b)相位(和读出)方向上的尺寸刚刚超过 0.5mm。我们也能注意到，像素尺寸减小，SNR 减少，结果导致整个图像的颗粒度增加。然而，当像素尺寸保持恒定，增加相位编码矩阵实际上可以增大图像 SNR ($\text{SNR} \propto \sqrt{\text{相位编码步数}}$)。

总之，增加相位编码步数可以提高空间分辨率，使沿相位方向 FOV 的像素尺寸更小。但是相位编码步数的增加使 k 空间采集行数增加，从而增加了扫描时间。假定其他扫描参数都保持不变，无论减少读出方向还是相位方向像素大小，都会使 SNR 降低。

(赵海涛 王骏 张治平 译　徐建 刘小艳 校)

第25章 特殊吸收率

SAR 是衡量 MR RF 脉冲在单位时间内在特定组织中的能量沉积。当人体暴露在外加磁场中时，体内的质子（氢原子核）存在两种不同能级。根据量子力学理论，质子自旋方向与磁场方向平行或反平行。为了得到 MR 信号，首先施加一个 RF 激发脉冲，其能量恰好等于与磁场平行和反平行排列质子的能级差。RF 脉冲结束后，自旋质子恢复到原始状态，释放的能量即是 MR 信号。RF 脉冲将会与水分子相互作用，使它们的转动加快。运动的增加等价于动能的增加，表现为温度的升高。这种相互作用的可能性与患者第 5 胸椎对应胸围的尺度有关，因此，SAR 对于肥胖患者更重要。必须注意的是，当 RF 激发方式相同时，主磁场强度增加 2 倍（从 1.5T 增加到 3.0T），则 SAR 值将增加 4 倍。考虑到与 SAR 值有关，因此，通过限制 RF 能量沉积和累积沉积来限制扫描性能，尤其对于高磁场而言（例如 3.0T）。这将导致每个 TR 时间内扫描层面减少，扫描时间延长，并且在采集数据之间的“降温”时间延长，如果不采取改善措施，将是 3.0T MR 临床成像的早期挑战。

在 MR 系统中，热量沉积的控制有国际标准，具体是 IEC 60601-2-33（2001 年 9 月）。作为常识，MR 成像中的热量/能量沉积率接近于人体的基础代谢率。在临床成像中建立了 2 个 SAR 阈值：常规模式和一级水平模式。SAR 值低于正常模式不会引起患者的生理反应。SAR 值在一级水平模式内时，需要对患者进行临床监测。尤其是在执行扫描序列时，MR 操作软件必须切换到一级水平模式，并且操作者必须知晓这些注意事项。而且只有当患者清醒且感到不舒服时能与操作者交流的情况下，才能改变 SAR 值。

常规模式：

- 整个身体暴露不超过 2W/kg；
- 身体部分暴露则为 2~10W/kg（取决于患者暴露区域与未暴露区域的质量比）；
- 头部暴露时不超过 3.2W/kg；
- 头部或躯干局部 SAR 值不超过 10W/kg；
- 四肢局部 SAR 值不超过 20W/kg；
- 身体核心温度增加幅度不能超过 0.5℃。

一级水平模式：

- 整个身体暴露不超过 4W/kg；

- 身体局部暴露时为 4~10W/kg(取决于患者暴露区域与未暴露区域的质量比);
- 头部暴露时不超过 3.2W/kg;
- 头部或躯干暴露时局部 SAR 值不超过 10W/kg;
- 四肢局部 SAR 值不超过 20W/kg;
- 身体核心温度增加幅度不能超过 1℃。

通常 SAR 值取 6min 时间段的平均值。对于 10s 这一段时间,平均 SAR 值将超出当前模式水平多达 3 倍。这些水平对于人体核心温度为 77°F(25℃)是有效的,常规模式下呈线性降低至零,且对于一级水平模式在人体核心温度为 91.4°F(33℃)时为 2W/kg。

任何商用 MR 设备的软件对于所选择的模式会计算并比较所有可能的限制值，通常会给出临界值。如果临界值超出了所选择模式的水平,则建议操作者改变扫描参数使其在指南的范围内。所有 MR 成像系统均不允许执行超出设备所在国家指南的扫描方案。

有些策略被用于限制 SAR 值,如减小 FSE 序列中重聚脉冲的翻转角,但这样会影响图像的对比度与 SNR。更新的方法如超回波技术允许减小翻转角,通过在采集 k 空间中心时逐渐增大翻转角,而在采集 k 空间边缘时用较小的翻转角的方式,这样对组织对比度的影响最小。尽管有限制,但减小重聚脉冲的翻转角是常规使用的方法。值得注意的是,SAR 值正比于翻转角的平方。FSE 序列成像的另一个方法是,用一个比最小 TR 长的 TR,这样散热时间增加,而扫描时间仅稍微延长。

并行成像是一个通过在给定扫描时间内(单位时间)减少相位编码步数来减少 RF 沉积率的重要方法。SNR 的权衡(并行采集因子为 2,SNR 减小 40%)可以通过用 3.0T 设备(SNR 更高)来平衡,并且还可以用多单元线圈技术进一步提高 SNR(见第 11 章)。

另一种管理 RF 沉积率的技术是交替使用 SAR 值密集的序列和低 RF 沉积率序列进行扫描,例如,脂肪抑制 FSE 扫描的长回波链后,在下一次 FSE 扫描前可以用 2D GRE 采集数据。对于目前大多数临床应用来说,这种技术的应用是有限的,但是有一定的价值,尤其是早期生产的 3.0T 设备上的体部成像中。

减小 SAR 值的革新技术(不损失图像质量)已经应用于临床。新的短孔径磁体(当设计得当)比早期生产的长孔径磁体系统产生的 SAR 值低,因为在短孔径磁体中暴露在短发射体线圈中患者的身体少。RF 链技术的革新(尤其是 RF 发射方面的设计)改善了能量沉积效率,大大减少了 SAR 值。脉冲序列设计的改进,如改变 RF 脉冲的波形和梯度波形[变化率选择激发 (VERSE)], 与常规技术相比可以减少 60%的 RF 峰值能量。革新成像技术如 SPACE(见第 56 章),由于广泛应用小翻转角重聚脉冲,在减小 SAR 值的情况下,不会损失 SNR。

(赵海涛 王骏 张治平 译 徐建 刘小艳 校)

第 3 部分

常用 MR 成像序列

第 26 章 T1、T2 及质子密度

MRI 是一种多参数成像，组织的固有对比度基于下列参数：T1/T2 弛豫时间、质子密度(PD)、磁化传递(见第 33 章)、磁敏感性(见第 57 章)、脂肪(肝脏脂肪量化，见第 60 章)、不相干运动(扩散，见第 76 章)、相干宏观运动(血流，见第 64 章)、血氧水平(见第 78 章)、质子波谱(见第 80 章)和温度等。

本章讨论组织对比机制包括 PD、T1 和 T2 弛豫时间。通常 MR 采集的图像对比度是其中某一参数的加权，这里的关键词是“加权”。图像中的组织对比来源于不同的固有对比机制，但主要是对其中某一参数的加权。本章中所指的“加权”仅指基于感兴趣参数(PD、T1 或 T2)的不同组织间差异对图像对比度的作用大小。这个加权是通过调整脉冲序列时间参数实现的(在采集信号之前)。对于 FSE 序列，参数主要是 TR 和 TE。

TR 主要控制 T1 加权的程度，而 TE 主要影响 T2 加权的程度。如要获得 T1W 图像(使用 SE 或 FSE 序列)，则需选择相对短的 TR。没有“最佳”TR 时间，仅存在一个 TR 时间范围可以产生 T1W 图像。这个范围取决于成像的组织和 MR 系统的磁场强度。T1 弛豫时间随着场强的增加而增加。对于 1.5T MR，要获取脑部的 T1W 图像，TR 通常为 400~500ms。适当增加 TR 不会使图像变为 T2W 图像，而是削弱了 T1W 的程度。

需要注意的是，如果不是采用 SE/FSE 序列产生 T1/T2W 图像，TR 和 TE 的选择则完全不同。例如，图 26.1(a)是在 3.0T MR 上用 GRE 序列采集的 T1W 图像，其 TR 仅为 250ms。在以下讨论中，如不特殊说明，均是采用 SE 和 FSE 序列技术。

如前所述，MR 成像中，TE 主要控制 T2 加权的程度。如要获得 T1W 图像，则选择相对短的 TE。通常会选择最短的 TE。对于 SE 序列，短 TE≤25ms；如要获得 T2W 图像，则要增加 TR（通常≥2500ms）来减少 T1W 程度，同时选择长 TE。对于 SE 序列，长 TE 通常为 80~120ms。图 26.1(b)所示为 SE 序列的 T2W 图像(长 TR/长 TE)。

要获得 PD 加权(PDW)图像(如图 26.1c)，需要增加 TR(通常≥2500ms)减少 T1 加权程度，同时减小 TE(≤25ms)减少 T2 加权程度。在临床实践中，脑部的 PDW 成像已经被 T2W FLAIR 序列(如图 26.1d)所取代。事实上，PDW 成像除了在骨关节系统有所应用，临床上已经很少使用了。

图 26.1 显示了所讨论的不同加权参数的实际应用。T1W 图像(图 26.1a)用于显示解剖

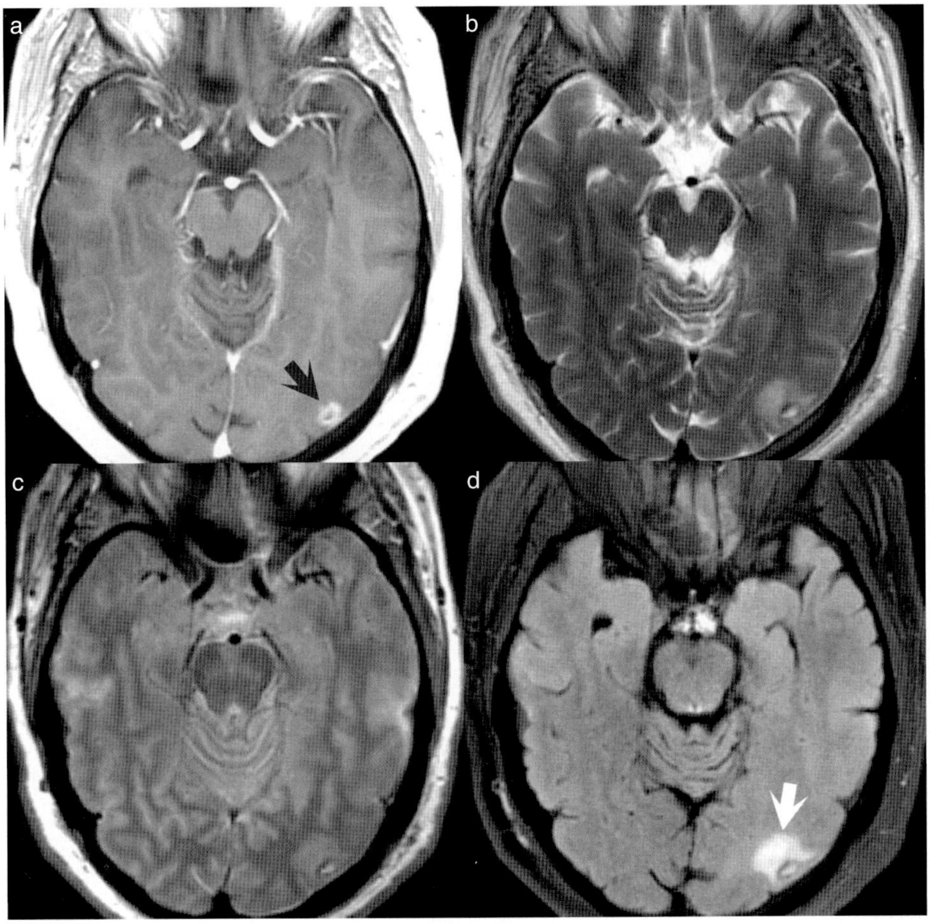

图 26.1

结构细节和显示对比增强，后者使用了一种钆螯合剂(最常用的静脉注射 MR 对比剂)。脂肪呈高信号，CSF 呈低信号，白质信号稍高于灰质。图 26.1(a)为增强后图像，清晰显示了肺癌脑转移灶(箭)。图 26.1(b)所示为重 T2W 图像，清晰地显示液体(如 CSF)和轻度水肿。解剖细节也可显示为高信号，取决于所使用的成像技术。CSF 呈高信号，与 T1W 图像相比，此时灰质与白质信号强度比发生逆转。图 26.1(c)所示为 PD 加权图像，由于组织对比度较差，在脑部中已不再使用。图 26.1(d)为 FLAIR 序列，脑部水肿显示异常清晰(箭示高信号)，是同时使用 CSF 抑制的特殊 T2W 图像。

(赵海涛 王骏 张治平 译 刘小艳 徐建 校)

第 27 章 T1 及 T2 弛豫时间的计算(计算图像)

根据信号强度的高低对病变进行分类受磁场强度和脉冲序列参数的影响。另一种方法是计算组织的弛豫时间(目前在临床上很少应用),可以对病变特性进行定量分析。反转恢复(IR)成像技术被认为是计算 T1 弛豫时间最准确的方法。计算 T1 弛豫时间的一个简单方法是利用不同反转时间获取两幅图像,TI 分别是 350ms 和 550ms(图 27.1)。通过测量纵向磁化矢量恢复曲线上这两个点所对应的信号强度,可以计算出 T1 值。计算出的图像如图 27.1 下面的图所示。在这幅图像中,每个像素信号强度相当于相应组织的 T1 值(定量测量),这不同于大多数 MR 图像中的信号强度(定性或相对测量)。

另一种方法是用 IR 成像获取不同的 T1W 自旋回波(SE)图像(这个例子中用不同的 TR,分别为 550ms 和 950ms)。根据这两次采集的图像信号强度的不同,可估算出组织的 T1 值。重要的是信号强度的变化(作为 TR 的函数)必须远远超过噪声水平,否则计算出的 T1 值图像噪声非常大(图 27.2)。

T2 弛豫时间可通过一个单次多回波的 SE 序列进行估算,TE 时间的选择依赖于组织 T2 弛豫时间内信号衰减程度。图 27.3 所示为一个单次多回波扫描获得不同 TE 的 3 幅图像。然后用信号强度变化(是 TE 的函数)来产生 T2 像素图,最终图像见图 27.3。

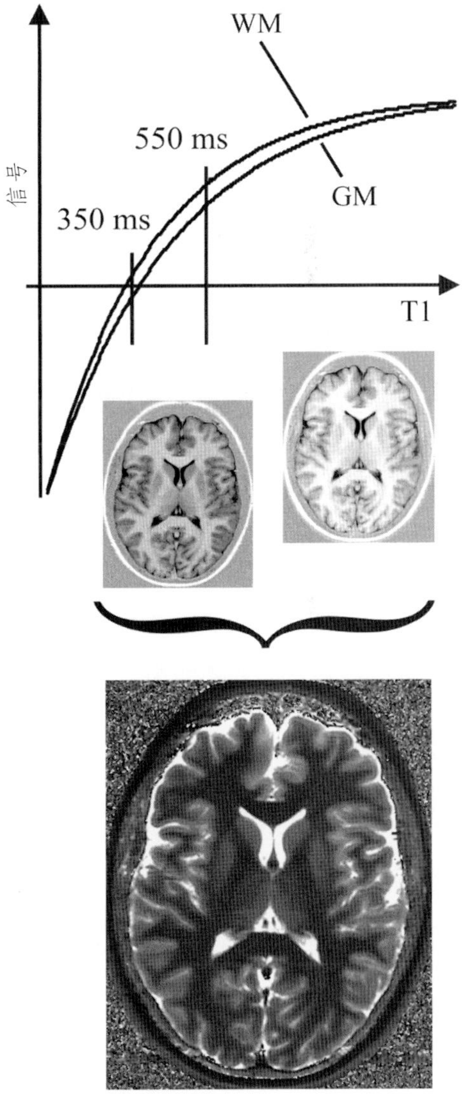

图 27.1

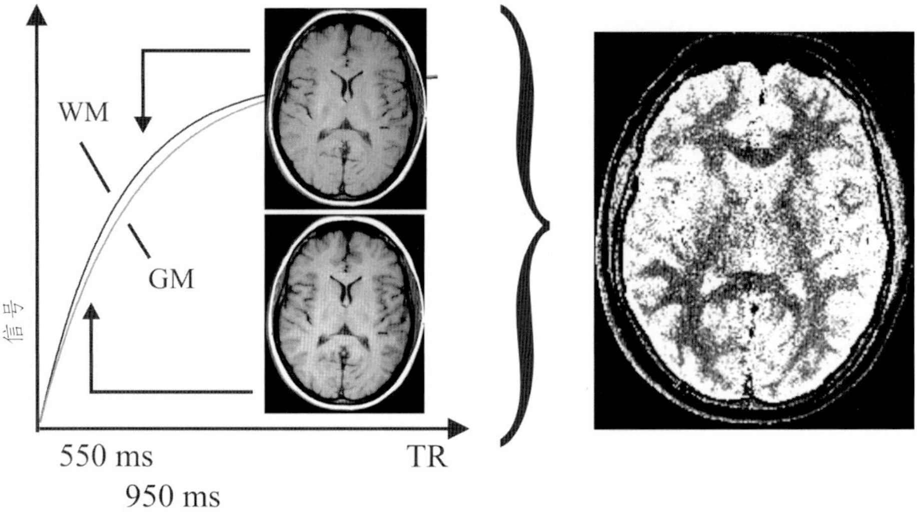

图 27.2

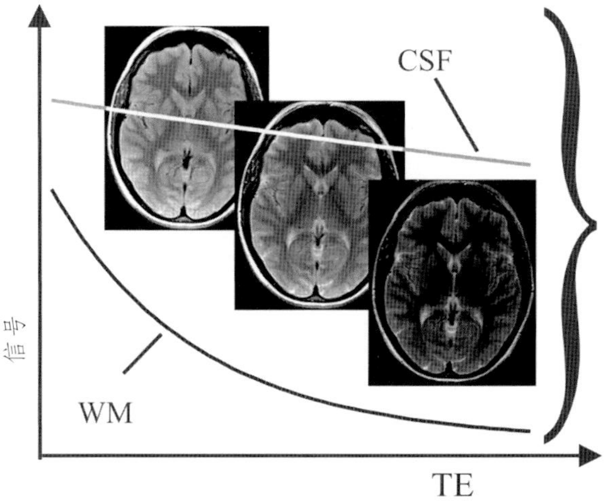

图 27.3

（赵海涛 王骏 张治平 译　刘小艳 徐建 校）

第 28 章 自旋回波成像

图 28.1 是利用 1.5T MR 获取的图像，其中图(a)和图(b)分别是矢状位和轴位 T1W SE 图像，图(c)是静脉注射钆螯合剂后的轴位图像。可见一个不均匀强化的下丘脑病变，立体定向活检证实为Ⅱ级星形细胞瘤。

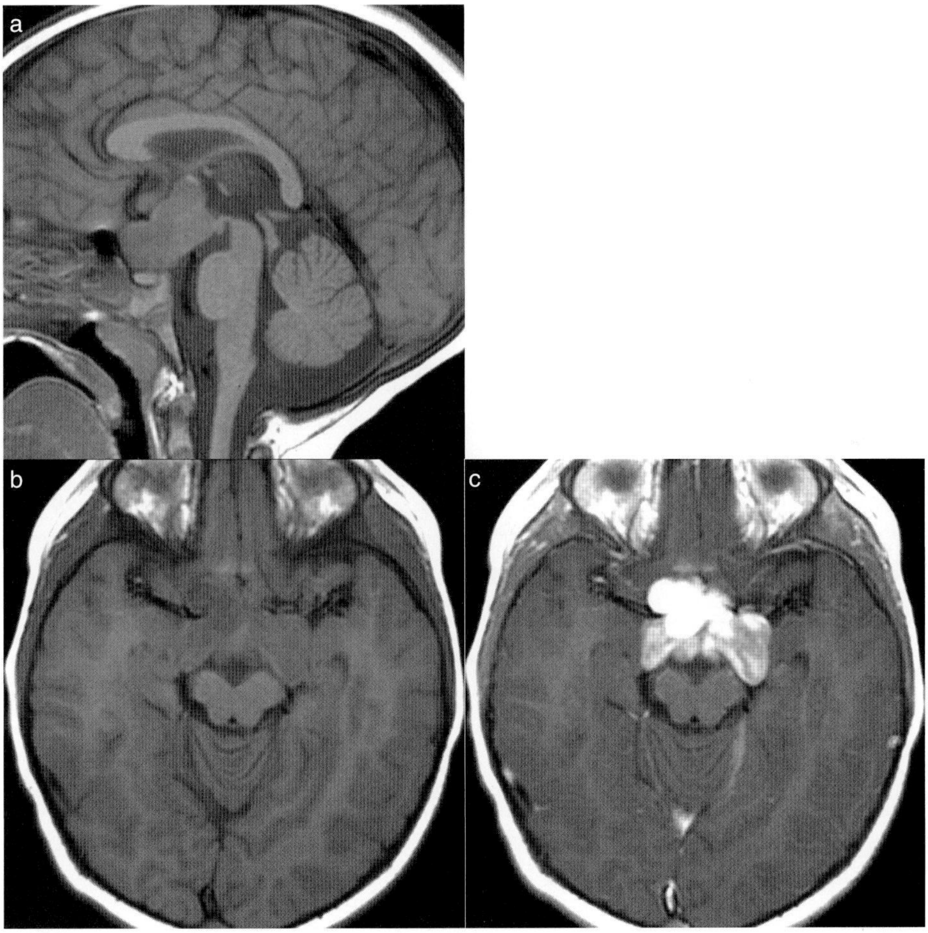

图 28.1

在 MR 脉冲序列中，需要施加一个梯度磁场或 RF 脉冲形成可见的信号（回波信号）。用梯度磁场重聚产生回波的序列称为“梯度回波”脉冲序列（见第 35 章）。如果用 RF 脉冲（通常为 180°脉冲）产生回波信号，则称为“自旋回波”序列。SE 技术在过去广泛使用，然而，现在由于 FSE 序列的出现，SE 序列的应用受到了限制，但 SE 技术在脑部 1.5T T1W 成像中仍然常规使用，如图 28.1 所示。

在 SE 脉冲序列中，第一个施加的 90° RF 脉冲产生横向磁化矢量（将净磁化矢量从平行主磁场方向翻转到水平面上）。在接收线圈中感应出自由感应衰减（FID）信号。然后再施加一个 180° RF 脉冲，在 TE（初始 90°脉冲至回波之间的时间）时刻产生回波。此外，180° RF 脉冲可以校正由于磁场及局部磁场不均匀性（$T2^*$ 效应）产生的失相位效应，同时也校正了在同一体素内同时含水与脂肪所发生的相位效应（导致信号丢失）。

在使用 SE 序列时，操作者可通过改变两个参数来控制图像对比度（图 28.2）。这些参数是 TR 及 TE。通常 TR 决定 T1 加权，而 TE 决定 T2 加权。正如第 26 章所讨论的，用相对短的 TR（≤500ms）和短 TE（≤25ms）产生图像的组织对比主要与 T1 弛豫时间差异有关。例如，在图 28.1 中，矢状位图像的 TR/TE=435ms/14ms，轴位图像的 TR/TE=500ms/12ms。T1 弛豫时间短的组织在 T1W 图像上呈高亮信号。以螯合剂形式用作静脉注射对比剂的钆是一种顺磁性金属。当其与水分子接近时，这种顺磁性效应可缩短水质子的 T1 值，导致在 T1W 图像上呈高信号（图 28.1c）。

在短 TE 的情况下，增加 TR 可得到 PD 加权图像，长 TR（≥2000ms）及长 TE（≥80ms）产生 T2W 图像。由于增加 TR 会延长扫描时间，因此，PD 加权及 T2 加权扫描目前均使用快速 SE 技术替代传统的 SE 技术（见第 29 章）。

SE 序列的 TR 时间远远大于 TE，SE 序列的扫描方式均采用多层面扫描形式。在产生回波后的时间内激发其他层面（图 28.2 所示为 2 个层面的时序图）。对于给定的脉冲序列，最大扫描层数主要取决于 TR/TE 的比值，减少 TR 或增加 TE 将会减少 SE 脉冲序列的扫描层数。

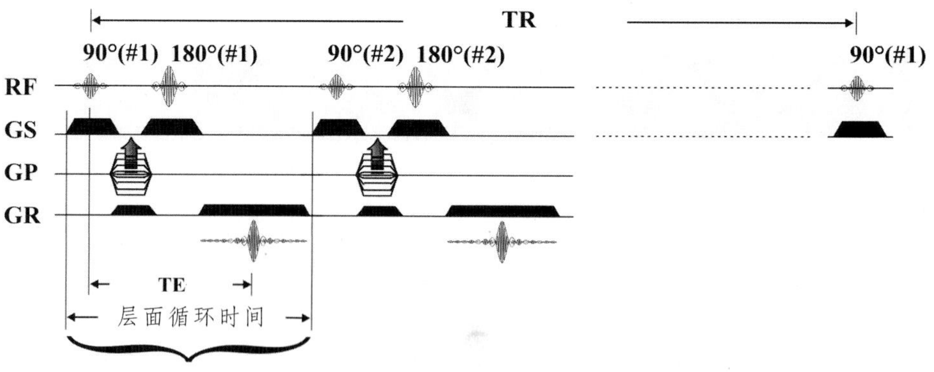

图 28.2

（赵海涛　王骏　张治平　译　刘小艳　徐建　校）

第 29 章 快速自旋回波成像

图 29.1 中,图(a)和图(b)分别是采用常规 SE 和 FSE 技术获得的图像。目前 FSE/TSE 技术广泛应用于 MRI。SE 序列使用典型的 180° RF 脉冲产生回波,其可校正轻微的磁场不均匀和化学位移所产生的失相位效应。在常规的 SE 序列中,读出梯度采集信号之前会施加一个确定强度的相位编码梯度。相位编码梯度的强度决定了该采集回波在 k 空间中的填充位置,且脉冲序列的每个 TR 周期只填充一条 k 空间线。在 FSE 序列中,如图 29.2 所示,在 1 个 TR 周期内,一系列 180° RF 脉冲产生一连串的回波,在一个 TR 周期内产生的回波数称为 ETL。在每个回波前施加不同幅度的相位编码梯度,每个回波在 k 空间中填充不同位置的 k 空间线。这样,在 1 个 TR 周期内可填充多条 k 空间线。1 个 TR 周期内填充 k 空间线的数目与 ETL 相对应。例如,当 ETL=16 时,1 个 TR 周期内将填充 16 条 k 空间线。如果相位编码矩

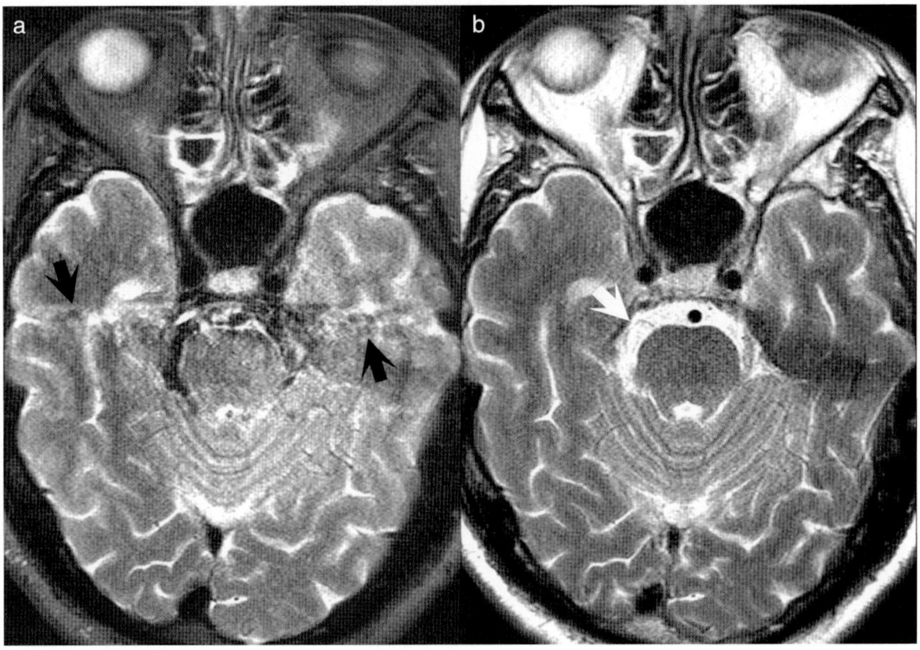

图 29.1

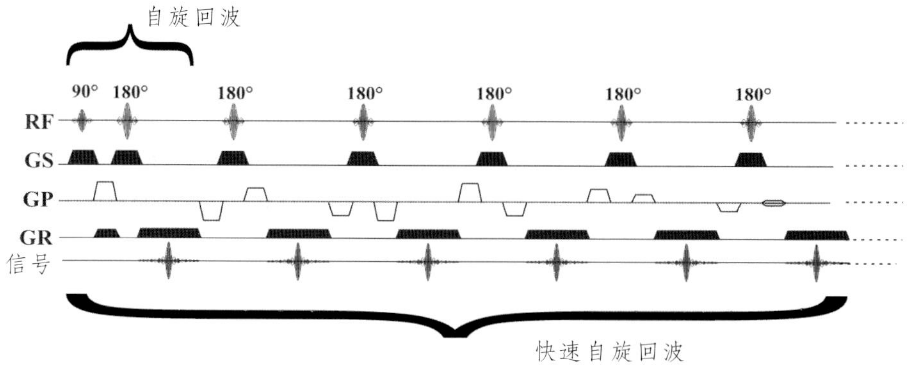

图 29.2

阵为 256，则脉冲序列只需重复 16 次(256/16=16)来填充所有 k 空间线，而不是 256 次(假设 NSA=1)。如果 ETL 增加到 32，则只需重复 8 次来填充 256 条 k 空间线。应用 FSE 序列不仅可以大大缩短扫描时间，而且可以通过延长 TR 提高组织对比度。

图 29.1(a)说明了 FSE 序列的效能，它采用常规 SE 技术获得的图像，TR/TE=3500ms/85ms，总的扫描时间是 10min 51s。图 29.1(b)是采用相同 TR 和 TE 的 FSE 技术获得的图像，ETL=19，由于 1 个 TR 间期可填充 19 条 k 空间线，扫描时间只有 35s(10min 51s/19)。多个 180°脉冲也可减轻搏动性伪影及流动伪影，因其减少了由短回波间隔引起的体素内失相位及相位位移。在 FSE 图像上，脑桥周围的 CSF 信号强度更高，更均匀(白箭)，基底动脉及颈内动脉的流空效应更加明显，同时减少了来自 CSF、血管及眼球的鬼影(黑箭)。

如前所述，增加 ETL 可缩短扫描时间，但也会带来不良后果。长 ETL 会减少每次扫描的采集层数，同时由于固有的 T2 衰减效应，如果选择短的有效 TE，则 ETL 越长，图像的边缘模糊效应越明显；如果选择长的有效 TE，则 ETL 越长，边缘增强效应越明显。通过使用更宽的接收带宽可降低图像的模糊和边缘增强效应，这将导致读出间期缩短和回波间隔减小。此外，多个 180° RF 脉冲会使脂肪在长 TE 的情况下保持高信号（由于激发回波的部分失相位）。在 SE 技术的 T2W 图像中，脂肪呈中低信号，而在对应的 FSE 技术的 T2W 图像上，脂肪信号则更高。这种现象在图 29.1 中表现得十分明显，在 FSE 图像上，头皮及眼眶周围的脂肪表现为很高的信号。因此，在体部 T2W FSE 成像时，通常使用脂肪抑制(见第 40 章)来评估软组织病变。

（赵海涛 王骏 张治平 译　刘小艳 徐建 校）

第 30 章 快速自旋回波：减小重聚角度

虽然 FSE 技术在减少检测时间方面取得了令人满意的效果，并且在当前临床影像中发挥着十分重要的作用，但是紧密间隔的多重聚脉冲的运用与大量的 RF 能量沉积有关。因此，FSE 序列能达到 SAR 可接受的限值，而这关乎患者的安危。解决此类与 SAR 有关问题的普遍方法就是应用小于 180°重聚翻转角（如 120°，图 30.1），可以显著降低 SAR（与翻转角的平方呈正比），但会损失 SNR。小于 180°的重聚脉冲被认为是横向磁化矢量的不充分翻转。感应出的 MR 信号之所以减少，是因为其与投射到横向平面的磁化矢量大小呈正比。而 180°脉冲能使全部磁化矢量回复至横向平面。运用小翻转角重聚脉冲反复翻转净磁化矢量可导致拟稳态的出现。目前降低 3.0T MR 功率沉积的技术不再受 FSE 成像中重聚翻转角减小的影响，如可变化的翻转角成像。

图 30.1 显示了同一例患者利用 3.0T MR 采集的 T2W FSE 序列图像，图(a)翻转角为 180°，图(b)翻转角为 120°，而该患者有着大范围左侧 MCA 梗死的病史。虽然运用小角度重聚脉冲使得脑白质的 SNR 下降 20%，但是对于普通放射科医师来说，肉眼很难发现。当使用其他相同的扫描参数时，用 180°脉冲替代 120°脉冲时，由于 SAR 的限制，只能采集一半层数。因此，通过 180°脉冲采集整个颅脑的图像在过去是不可能的，同时也说明了采用小幅度减少聚焦翻转角有着广泛的临床运用前景。

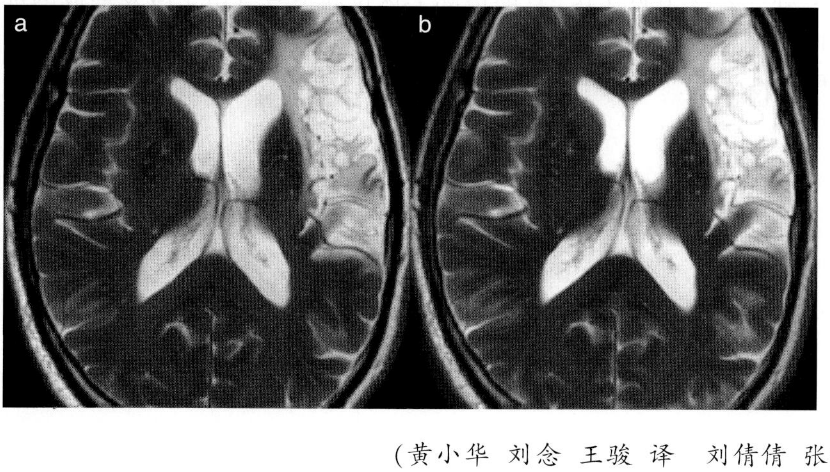

图 30.1

（黄小华 刘念 王骏 译　刘倩倩 张治平 陈峰 校）

第 31 章 驱动平衡傅里叶变换

驱动平衡傅里叶变换(DEFT)是 MRI 的一项技术,即在回波链的末端额外施加一个 RF 脉冲,驱动残留的横向磁化矢量恢复为纵向磁化矢量,而不是等待整个 T1 弛豫时间。在某些情况下这项技术是非常有用的,例如,对于给定序列的 TR,其设定就要比所要求的选择层数还高,以等待组织弛豫。

FSE 序列成像开始时施加 1 个 90°和 180° RF 脉冲形成回波。额外施加的 180° RF 的作用是在给定的 TR 内,产生与 k 空间中不同行相对应的回波。然而,增加的时间(增加的 TR)要求位于回波链的末端以使组织磁化率恢复,常需要较长的弛豫时间,如 CSF 和关节液,因此采集时间更长。例如,在腰椎成像中,如果 TR 减少至 2000ms 或更少,两次激发之间的时间是不足以完成 CSF 纵向磁化的恢复。这将产生部分饱和效应,CSF 整个信号强度相应降低。而 TR 增加至 4000ms 时,饱和效应减少,CSF 的 SNR 更高。然而,对于其他组织来说,SNR 几乎没有增加,尽管扫描时间加倍。

DEFT 序列额外施加 1 个 180°脉冲,使磁化矢量在横向平面重聚成 1 个相干矢量,然后施加 1 个 90°脉冲驱动整个磁化矢量恢复到纵轴。这样做的好处主要是不需要额外的时间(增加 TR)来等待 T1 组织弛豫,而且由于减少了 TR,扫描时间也缩短。

图 31.1 是腰椎矢状位 T2W FSE 序列图像,图(a)未额外施加 DEFT 脉冲,图(b)额外施加 DEFT 脉冲。在增加了 DEFT 脉冲的扫描中,CSF 的信号更高(箭)。这例患者第 4 与第 5 腰椎之间有 Ⅰ 度椎间盘突出,导致轻微的中央管狭窄。DEFT 技术也称 RESTORE、DRIVE 和 FR-FSE 序列,已经用于 2 维和 3 维 SE 和 FSE 序列,在临床上已用于神经系统、整形外科和腹部 MRI。不管怎样,其应用能够降低脊髓病灶的显著性,特别是多发性硬化。

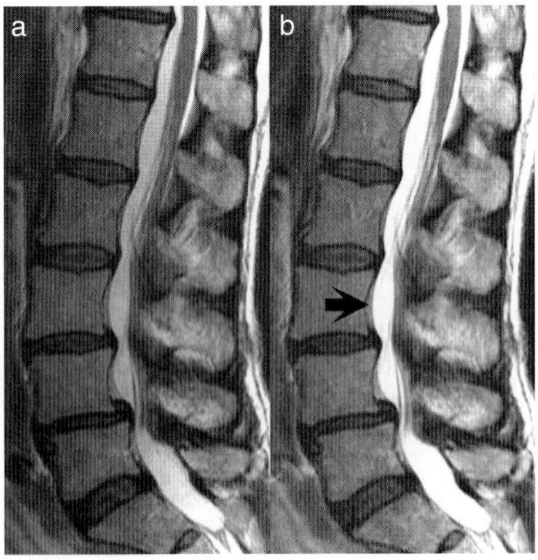

图 31.1

(黄小华 刘念 王骏 译 刘倩倩 张治平 陈峰 校)

第 32 章 重建：相位编码

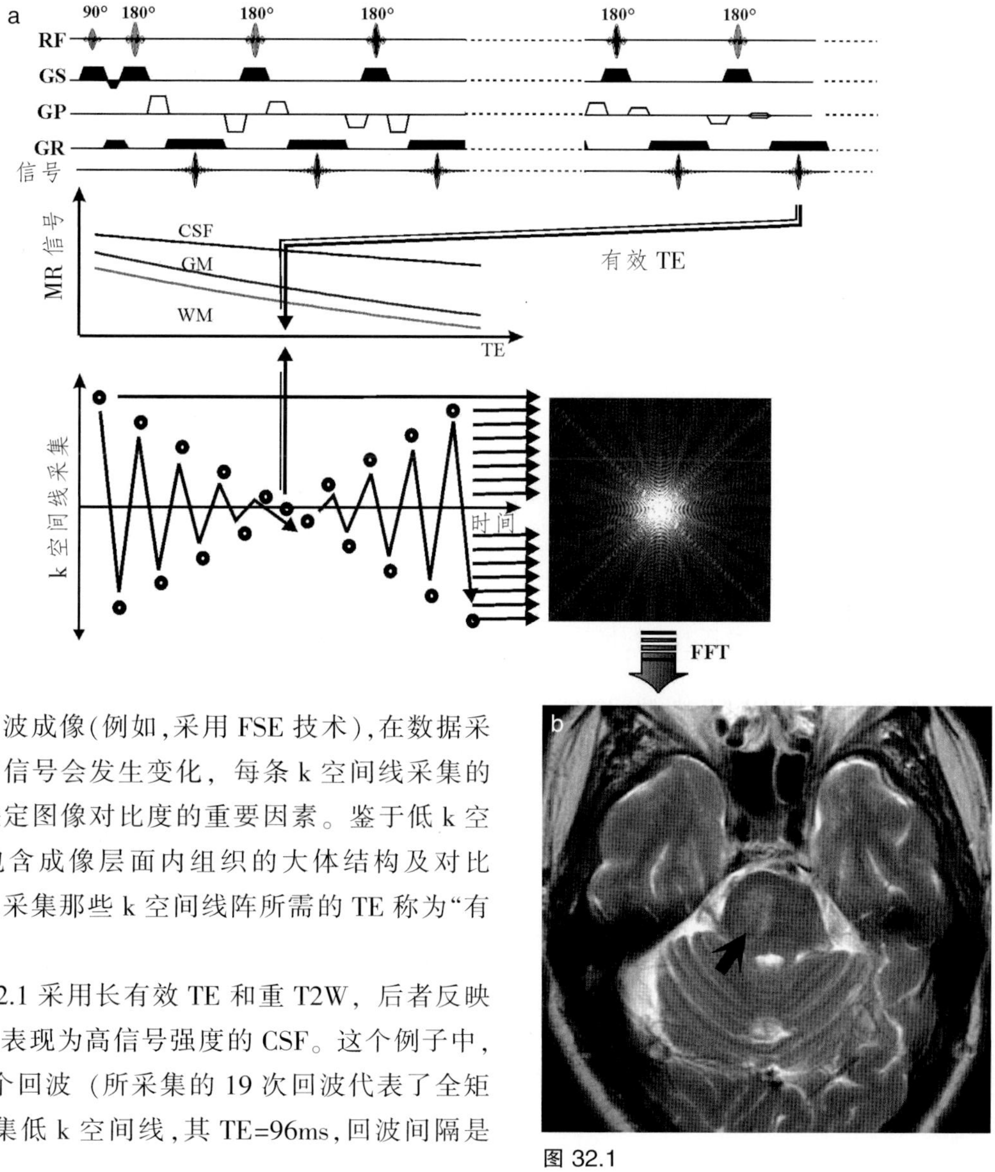

多回波成像(例如,采用 FSE 技术),在数据采集过程中信号会发生变化，每条 k 空间线采集的顺序是决定图像对比度的重要因素。鉴于低 k 空间线阵包含成像层面内组织的大体结构及对比度,因此,采集那些 k 空间线阵所需的 TE 称为“有效”TE。

图 32.1 采用长有效 TE 和重 T2W，后者反映在图像上表现为高信号强度的 CSF。这个例子中，在第 10 个回波（所采集的 19 次回波代表了全矩阵)时采集低 k 空间线，其 TE=96ms，回波间隔是

图 32.1

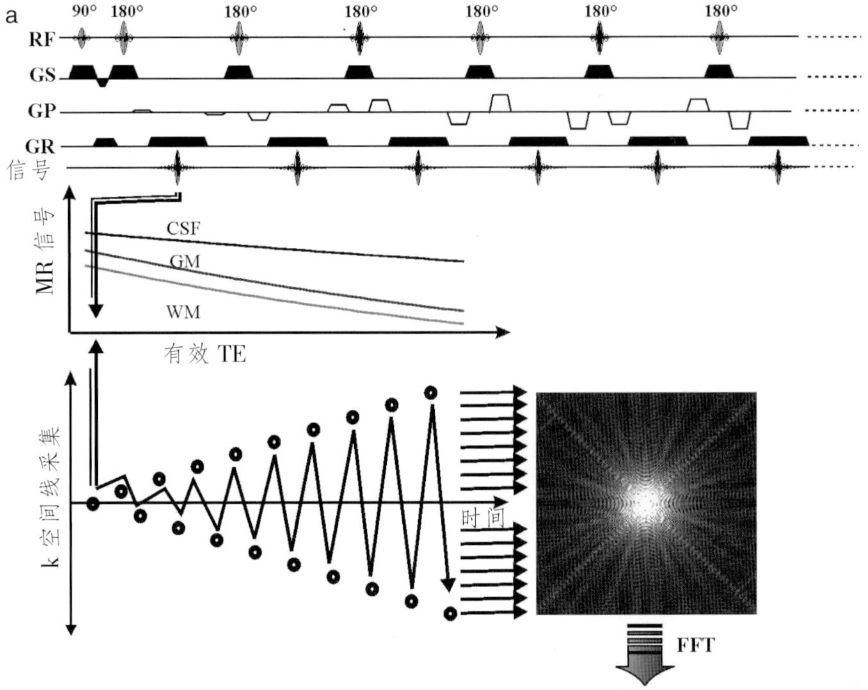

16ms。相应的，在回波信号刚出现时采集低 k 空间线，由此产生的图像为 PD 加权图像(图 32.2)。注意，CSF 的信号强度仅比脑部的信号强度稍微高一点。除了低 k 空间线是在第 1 个回波时采集的，图 32.2 使用的是相同的扫描序列，TE=16。

图 32.1 显示的是 1 个早期的亚急性单侧脑桥梗死病灶(黑箭)，由于采用重 T2W，所以显示得更清晰。为了确认该梗死灶的存在，又行 DWI(见第 76 章；图 32.3)，由于扩散受限，梗死灶表现出非常高的信号强度(白箭)。

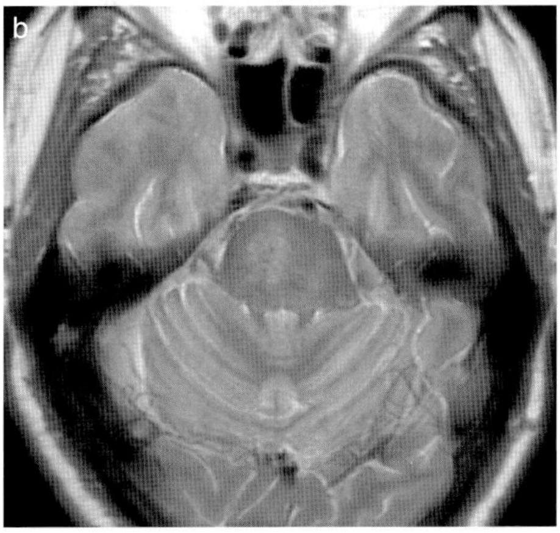

图 32.2

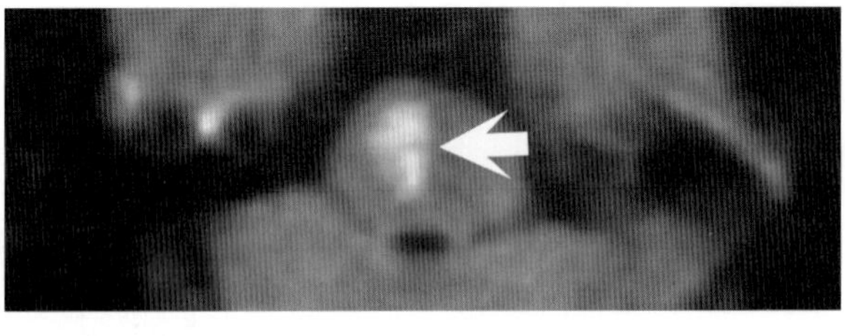

图 32.3

(黄小华 刘念 王骏 译 刘倩倩 张治平 陈峰 校)

第33章 磁化传递

如图33.1所示，若单个氢核的磁矩平行于磁场方向排列，其将自身固有磁场叠加在周围的氢核上。磁场强度取决于该处主磁场中水分子(含2个氢核)的方向，相应地会增强或减弱。因为可能的方向数量众多，同时也存在大范围不同的共振频率。后者导致全部磁化矢量(横向磁化矢量)迅速失相位。T2弛豫时间可短至10μs。由于T2极短，方向不变的水分子很难见到。冰茶中的小冰块因此表现为低信号(图33.1)。由于在自由水中(“可见”)水分子的快速运动，被叠加在邻近氢核上的磁场达到平衡。共振频率局限在较小范围内，从而延长了T2弛豫时间。不可见或结合水同样存在，因其中的氢核与复杂的大分子结合，因此活动受限。由于结合水的T2值极短，因此，MR不能对结合水直接成像。

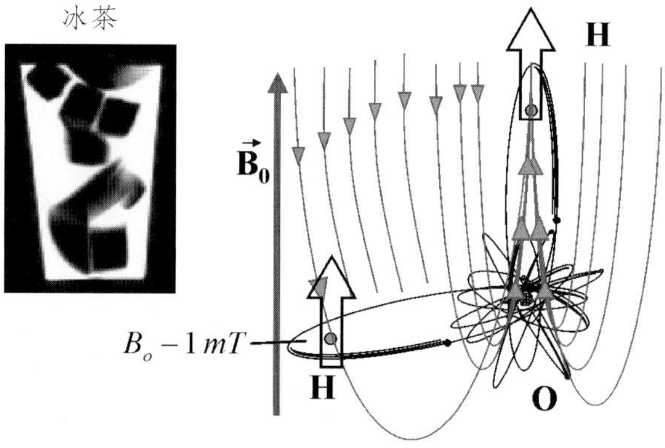

图 33.1

在低于自由水的共振频率处施加频率选择饱和脉冲(图33.2)，将导致一部分结合水被饱和。任何传递磁化取决于两种水的磁化状态。因结合水处于有效的刚性晶格状态，故T1弛豫时间短，而且T2弛豫时间很短。结合水短的T1弛豫时间间接影响所观察的自由水和可见水的T1弛豫时间。从结合水到自由水的磁化传递(MT)不仅导致磁化的衰减，也导致所观察的弛豫时间的缩短。因此，MT提供了附加的对比机制，影响着对比度之上和之下的组织的信号强度，以及不同组织之间自旋密度、T1和T2差异的对比。临床上，MT已用于MRA和增强后T1W成像。在3D TOF MRA中，由于背景组织抑制更强，因此MT使血管显示改善。在这个例子中，MT的应用也导致脂肪的信号较高(相对)，除非高信号密度经后处理被适当地排除，否则会影响显示。因周围脑组织的信号(相对)降低，对比增强后扫描采用MT可显著改善增强病灶的显示。图33.3为1例肺腺癌转移至脑部患者的轴位对比增强T1W图像，图(a)未应用MT，图(b)应用MT，可见1个较大的单发强化转移灶(黑箭)。MT的应用导致正常脑组织信号降低，相应地使对比增强更明显，而病灶信号强度受影响较小。注意，应用MT的图

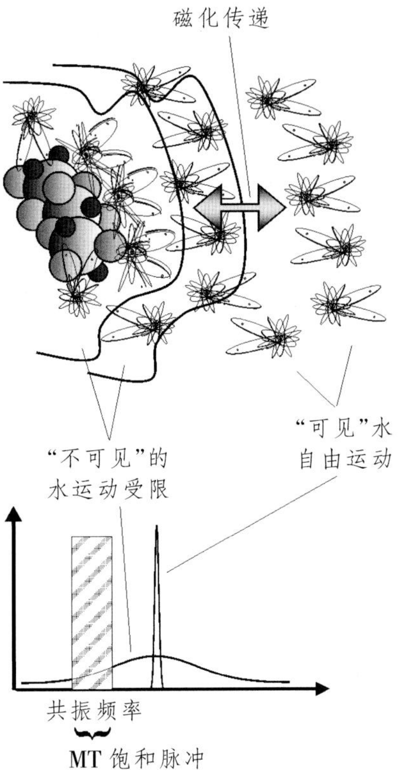

图 33.2

像上,灰白质对比度减少,而正常脑部血管的进一步明显强化(白箭)。由于上述原因,加之整体 SNR 较低,最近几年,脑部对比增强后 MT 应用逐渐减少。

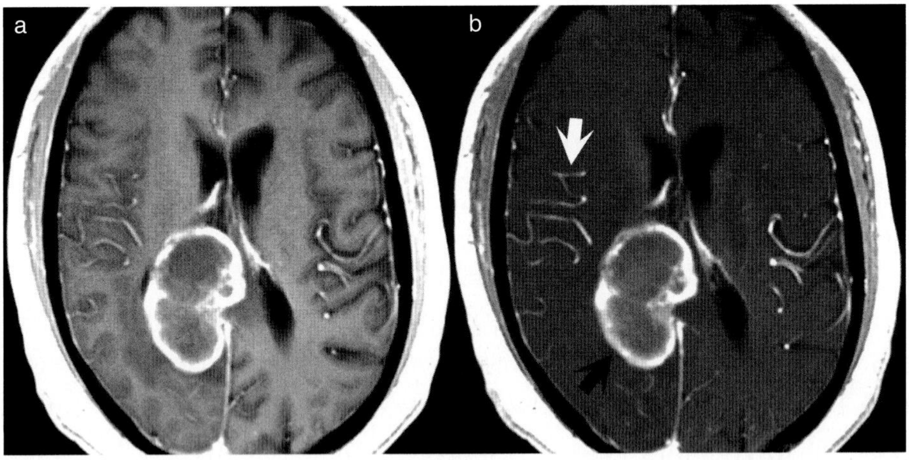

图 33.3

(黄小华　刘念　王骏　译　　刘倩倩　张治平　陈峰　校)

第34章 半傅里叶采集单次激发快速自旋回波

当代 MR 扫描仪中梯度技术和 RF 系统性能的改进，使扫描序列得以革新，减少了扫描时间，从而使患者运动的影响最小化。例如半傅里叶采集单次激发快速自旋回波(HASTE)序列，该序列将半傅里叶技术与 FSE 成像相结合。

使用 HASTE 序列，每层采集后在下一层采集开始之前就可以重建(单次激发，单层序列)。这是通过采集与一层所需要的相位编码步数相等的回波链而完成的。这与常规的 FSE 序列不同，常规的 FSE 序列同时采集多个层面的相位编码线（多次激发，多层面成像）。HASTE 序列中采用了半傅里叶技术，这种技术利用 k 空间中原始数据的固有共轭对称性，每层仅采用一半的相位编码步数。由于 k 空间一半的数据没有采集，SNR 相应降低，但空间分辨率仍维持。HASTE 序列采集每层图像常只需 2s 甚至更短时间，因此 HASTE 序列有利于减小与患者运动相关的图像质量问题。

图 34.1 为 3.0T MR 图像，图(a)采用屏息的 HASTE 序列扫描，图(b)采用脂肪抑制自由呼吸及基于导航回波运动校正的 FSE 技术。这例患者肝右叶有一个巨大的血管瘤。HASTE 扫描时间每层 2s，而 FSE 序列每 10 层扫描时间约 58s。在 3.0T 和 1.5T MR 中，HASTE 序列在肝脏成像中都起着重要的作用。

在 HASTE 图像质量中，采样带宽具有重要作用，因其影响采样回波的时间间隔。如果采样带宽设置太低，会导致高的回波间隔(意味着采集图像所使用的大约 128 个回波中，每两个相邻回波之间有更长的时间)，会导致图像模糊(图 34.2a)。选择高带宽、低回波间隔(图

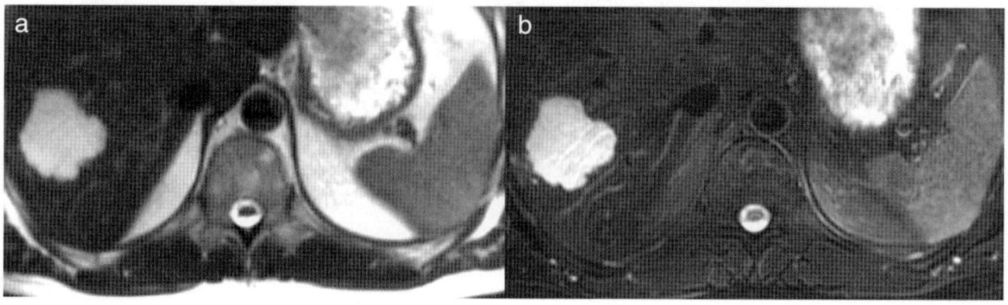

图 34.1

34.2b)产生的图像具有较低的 SNR(见第 100 章),除非进行补偿(将使平均数量加倍)。最终结果是图像模糊减少,图像诊断质量提高。在这个例子中,图像模糊的差异在鼻咽后部最明显(图 34.2a,白箭)。顶盖区的一个小肿块导致中脑水管阻塞(图 34.2b,黑箭)。这个例子中,尽管为了提高解剖部位的显示,采用 2mm 的层厚,但扫描时间仅为 7s 和 14s(3.0T MR 采集每层图像)。

图 34.3 也说明了 HASTE 序列的临床应用,用于不配合患者的快速脑部成像。HASTE(a)和 DWI(b)显示了大脑前动脉和 MCA 供血区域的早期亚急性脑梗死。此检查采用 1.5T MR,采用 HASTE 序列,每层扫描时间为 1.2s,22 层扫描时间共 26s。而传统的 FSE T2W 扫描需要 1.5min。对于 HASTE 序列扫描,运动的影响被限制在每层采集时间内(1.2s),而对于 FSE 扫描,在整个扫描时间(1min 30s)内的任何运动都将降低图像质量。

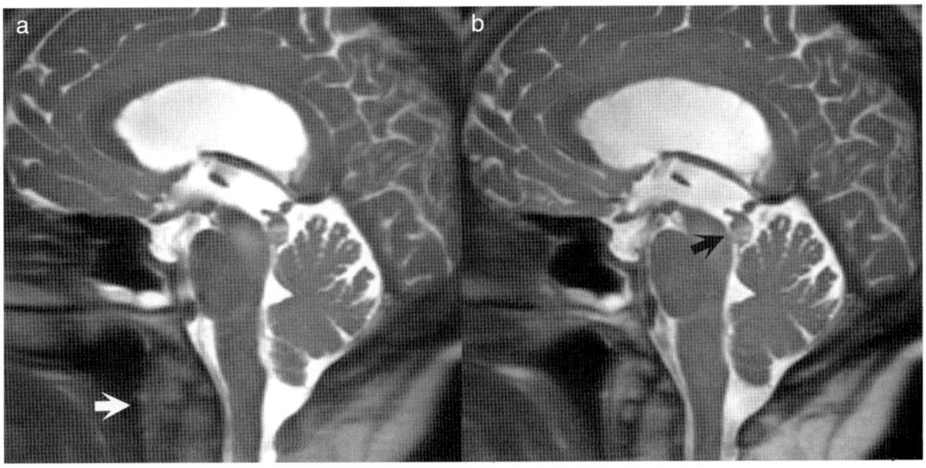

图 34.2

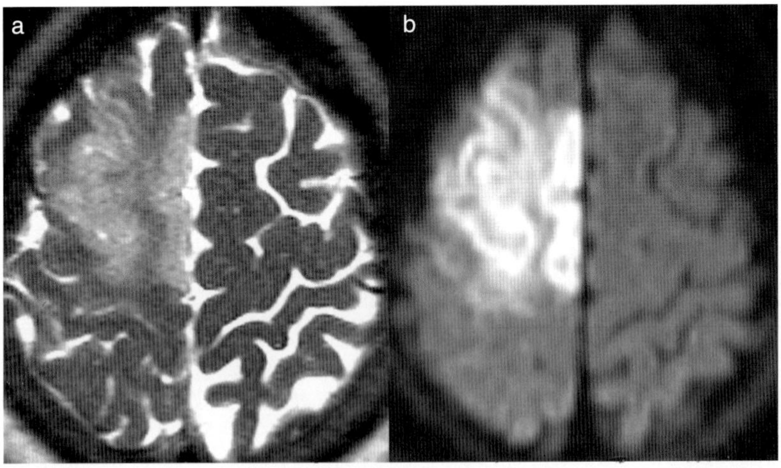

图 34.3

(黄小华 刘念 王骏 译 刘倩倩 张治平 陈峰 校)

第35章 扰相梯度回波

第35、36、49和50章分别讨论了临床常规应用的4种不同类型的GRE序列。在这些章节中还详细论述了技术的发展,从FID期间进行数据采样的基本GRE序列到兼有梯度回波和自旋回波特性的更加复杂的脉冲序列。图35.1显示的是利用FID序列进行图像采集的GRE序列,这是最简单的GRE序列。使用单个RF以及常规采用<90°的翻转角后,仅使部分纵向磁化矢量翻转到横向平面(图35.1中①),然后施加一对双极读出梯度脉冲采集梯度回波。与SE序列相比,GRE序列由于未采用180°重聚脉冲,因此,其对磁化率伪影和静磁场的不均匀性非常敏感。但其主要优点是有可能减少TR。然而,较短的TR带来的后果是纵向磁化矢量不能完全恢复。施加少量的初始激发脉冲后,在纵向磁化矢量与磁化恢复之间将达到一个平衡或稳定状态。从这个稳定状态开始,所有后续傅里叶线的信号都具有相同的幅度,然后开始进行数据采集。在达到稳定状态之前,组织磁化可能发生波动,并会导致信号强度的变化以及伪影的产生。在另一个能产生回波的正脉冲读出梯度使自旋质子复相位之前,通过一个负脉冲读出梯度使自旋质子失相位,从而实现在一个梯度回波中采集数据(图35.1中②)。

在TR较短的GRE成像中,横向磁化矢量可能达到相位相干。为了产生T1对比,应屏蔽这些相干,因为它们突出了长T2*W成分的信号。在完成数据采集后以及下一次脉冲激发之

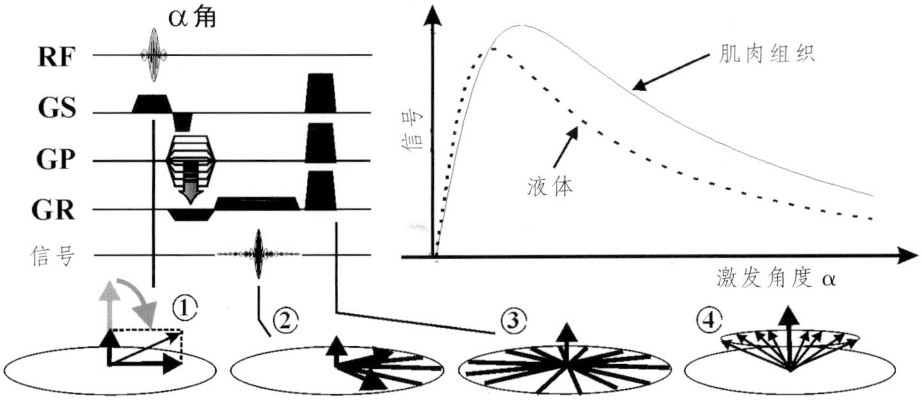

图 35.1

前，常用一个扰相梯度去破坏所有剩余的相干横向磁化（图 35.1 中③）。为了使其更有效，然后使用 RF 扰相方法，通过随机处理后续的 RF 相位，使残余的磁化矢量离散化。纵向磁化矢量将进一步恢复（图 35.1 中④），直至下一个小翻转角激发时。西门子公司将这一通用序列称为快速小角度激发脉冲序列（FLASH），GE 公司将其称为稳态扰相梯度回波（SPGR），而飞利浦公司则命名为 T1 FSE 序列（T1-FFE）。

图 35.1 同样显示信号强度随着激发角度的变化而变化。虽然最强信号出现在恩斯特角（Ernst），然而，对于翻转角来说，这并不是最好的选择。如图 35.2（a）所示，T1W（即短 TR 和 TE，其与翻转角的大小呈正比）与 $T2^*W$（即长 TR 和 TE，其与翻转角的大小呈反比）均可产生对比。对于 PD 加权图像，需要获取比 Ernst 角更小的翻转角。比 Ernst 角更大的翻转角和短 TE 能使 T1W 图像产生更好的组织对比度及更低的总体信号。然而，对于病灶的检测，CNR 比 SNR 更重要。

尽管梯度回波对磁场的不均匀性更加敏感，但是梯度回波有较低的 RF 能量沉积（SAR），并且可以进行 2 维和 3 维图像采集（后者部分由于采用短 TR）。如图 35.2（a）所示，这种技术可用于 3.0T MR，产生高质量的 T1W 脑部图像（2 维），如图 35.2 所示。扰相 GRE 技术的一种衍生技术用于容积式内插法屏气检查中（VIBE，见第 59 章）。图 35.2 是 1 名健康志愿者的轴位 T1W 扰相 GRE 扫描图像，图（a）采用 70°翻转角，而图（b）采用 20°翻转角，其他参数相同。图（a）由于应用更大的翻转角，脑部 T1 对比以及灰质与白质差异的显示得到显著改善。

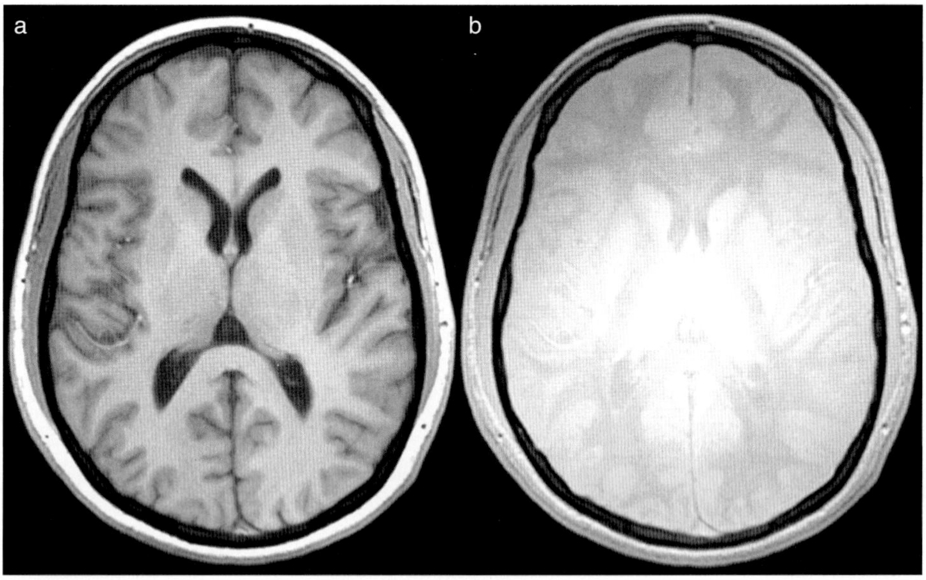

图 35.2

（黄小华 刘念 王骏 译 刘倩倩 张治平 陈峰 校）

第 36 章 重聚(稳态)梯度回波

图 36.1 展现了另一种使用 GRE 的技术。一个重聚、重绕或者相干梯度回波序列包含了 FID 序列和 SE 序列的特性。正如第 35 章所述，重聚 GRE 序列的激发脉冲、相位编码以及读出与扰相 GRE 序列是相同的。然而，并不是消除或者扰相横向磁化，使用这种技术的目的是为了使横向磁化矢量在 2 个脉冲 TR 间期仍维持横向及(部分)相干，从 2 个连续的 RF 中产生一个 SE，形成最终采集和编码的信号。为了实现这个目的，需要在信号读出后加上一个与第一个相位编码梯度反向的相位编码梯度(如图 36.1)。因为组织发出的大多数 SE 信号都是长 T2，其对比度与未产生 SE 信号的扰相梯度回波技术不同。因此，这个技术可以同时产生 T1W 和 T2W 对比，而扰相 GRE 技术产生的组织对比主要是 T1W。从扰相到重聚 GRE 的对比改善表明，只有在短 TR 和大翻转角的条件下才能确保产生合适的横向磁化矢量。西门子公司称这个技术为稳态进动快速成像(FISP)，GE 公司称之为稳态梯度回返采集序列(GRASS)，而飞利浦公司则称之为快速梯度回波(FFE)。如图 36.1 所示，信号响应是翻转角的函数，与扰相 GRE 序列相比，具有长 $T2^*$ 弛豫的组织(如滑液、CSF)相对于肌肉来说显示为增强的信号。

在快速成像中，相位重聚梯度序列能够在液体与固体结构之间产生高对比，因此，被用于脊髓造影和关节造影。这种序列对运动和流动很敏感，在 SE 与信号的 FID 部分之间产生

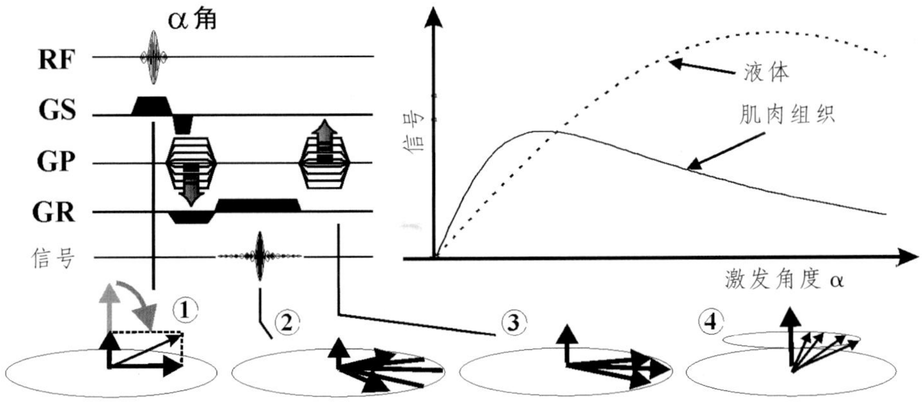

图 36.1

相移，与扰相 GRE 序列相比，导致伪影增多。虽然相位重聚梯度回波可以用于 TOF MRA，但是扰相 GRE 序列在这项应用中更有优势。相位重聚梯度序列使超急性、晚期的亚急性血肿，尤其是伴有长 T2 的液体显示为高信号，因此，可能与流动的液体信号混淆。虽然扰相 GRE 序列中高铁血红蛋白也显示为高信号，但是在短 T1 的基础上显示为高信号。

图 36.2 是轴位相位重聚梯度回波序列图像，该患者与第 35 章中图 35.2 为同一患者。图(a)TR 为 10ms，翻转角为 80°，而图(b)TR 为 20ms，翻转角为 60°。注意，图(a)中 CSF 为高信号，而图(b)中 CSF 为低信号。仅仅是 TR 和翻转角的轻微改变，就会使这种序列成像的组织对比产生显著不同。重聚 GRE 序列对运动的敏感性也被显示。在图 36.2(a)中，箭示左侧脑室前角信号强度的人为丢失，是由于 CSF 从室间孔喷入到脑室所致。

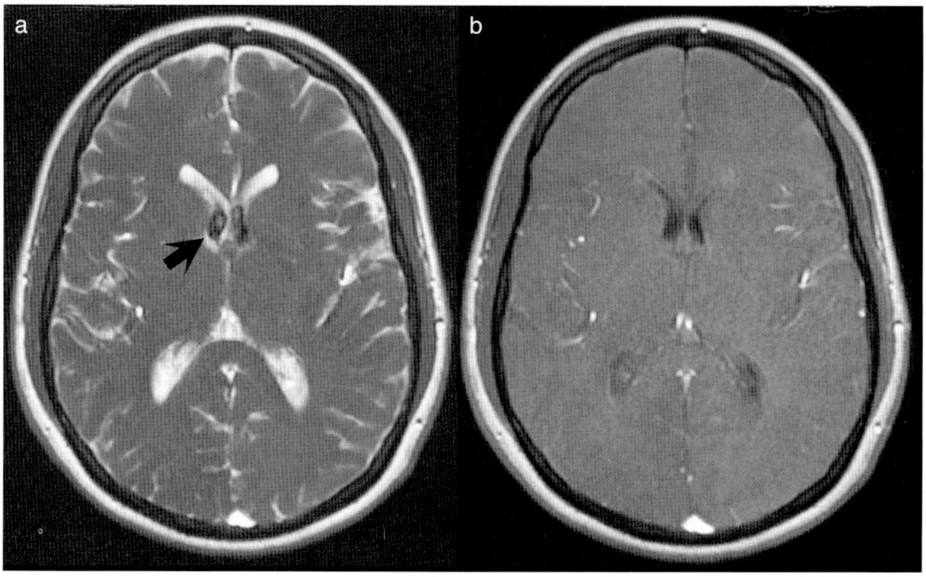

图 36.2

（黄小华 刘念 王骏 译　刘倩倩 张治平 陈峰 校）

第 37 章 反转恢复:第 1 部分

脂肪组织有很短的 T1 弛豫时间(1.5T 约 260ms),这个事实被用在短时反转恢复(STIR 序列,也被称为短 T1 反转恢复序列)成像中,以消除脂肪信号。如图 37.1 所示,此序列以一个反转脉冲开始。这个相对短的反转时间(TI)(被称为短 tau)在本例中为 150ms,是选择了这样一个 90°脉冲施加在脂肪组织的纵向磁化矢量为 0,因此不产生横向磁化矢量。图 37.1 呈现的曲线,显示了反转脉冲序列之后纵向磁化矢量的变化。图中的虚线证实纵向磁化理论上

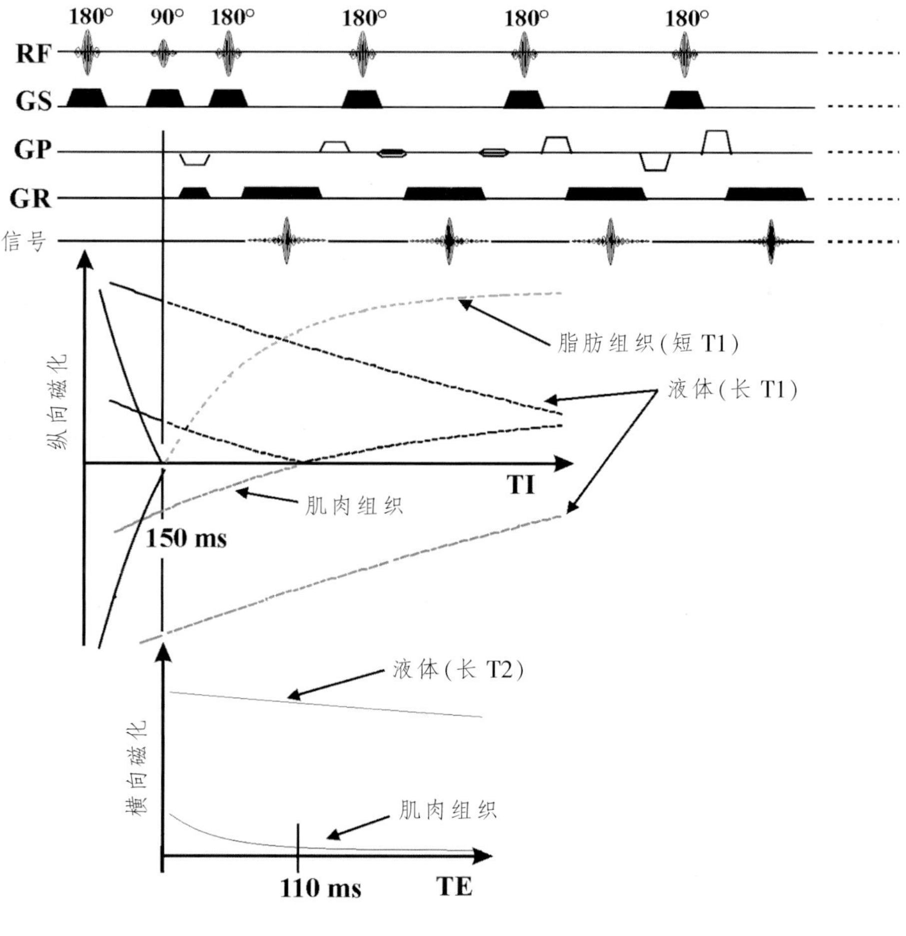

图 37.1

的变化。相位敏感和量化重建进展如图所示。前者图像信号强度变化范围从负到正,后者如 *x* 轴所示为负值,其值变化是从零到正。

如图 37.1 所示,在磁场强度为 1.5T,TI 为 150ms 时,脂肪组织的信号强度为零。另外,利用相位敏感图像重建技术时,所有具有较短弛豫时间的组织(如肌肉)图像显示较黑。如图 37.1 中间图所示,一些充满液体囊腔的组织,由于这些组织本身具有长的 T2 弛豫时间,在选择一个相对较长的 TE 时,其对比度可以明显增加。有关成像参数具体选择,利用自旋回波时间成像技术抑制组织弛豫时间在 250~260ms 的组织(脂肪)时,其 TI 为 170~180ms。FSE 成像时,选择一个较短的 TI(~150ms)。

如图 37.2 所示,为 1 例年轻的女性患者,患有盆腔皮样囊肿,部分 MR 检查图:图(a)为轴位 T1W SE 图像,图(b,c)为轴位和冠状位 STIR 图像。关于后两种成像,采用的是 FSE 脉冲序列,TE 为 70ms,并在 90°脉冲前施加反转脉冲和 TI 降低脂肪信号。STIR 图像富含水的区域表现为显著的高信号,脂肪表现为明显低信号,相对于 T1W 图像,这种(脂水)对比较明显。注意,囊肿内的液平(箭),实性结节突出于内侧壁,STIR 序列囊内含脂的液体信号被抑制。与脂肪抑制 T2W 快速回波扫描相比,随着更新的、那些在磁体末端极短磁体限制脂肪抑制均匀波谱的 1.5T 开放式系统被引进,STIR 的应用将更加广泛。

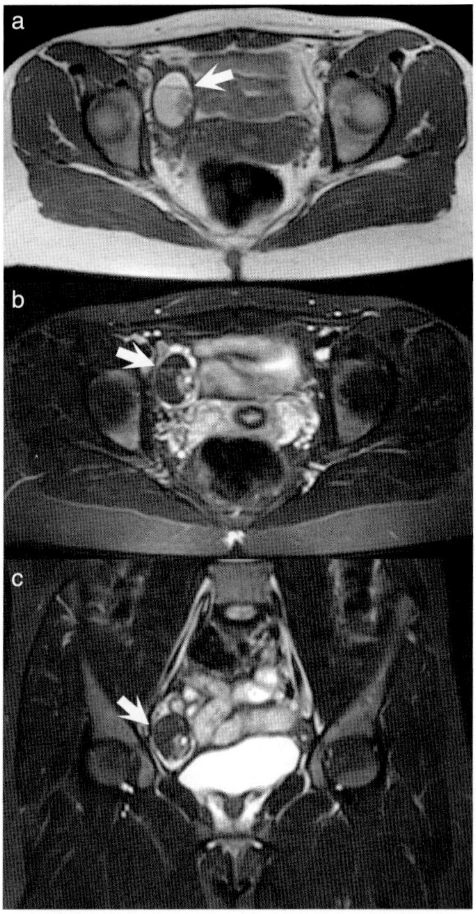

图 37.2

(黄小华 刘念 王骏 译 刘倩倩 张治平 陈峰 校)

第38章 反转恢复：第2部分

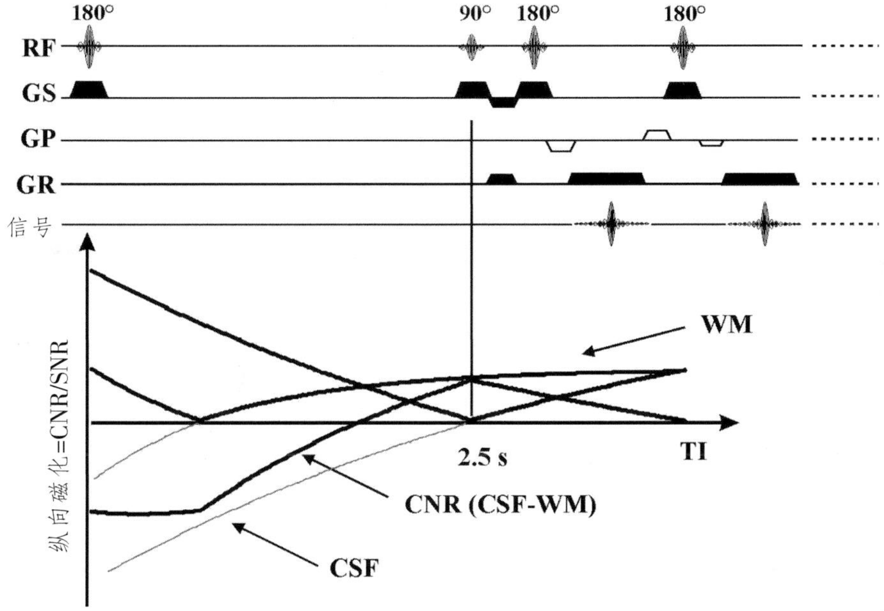

图 38.1

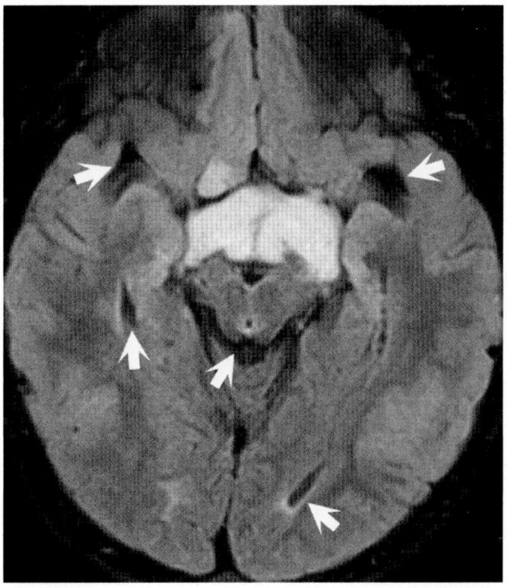

图 38.2

随着FSE成像和节省扫描时间的运用，利用约2.5s(TI TR约10s)的TI抑制CSF信号是可能的。如图所示，一般情况下这种方法需采取量化重建。图像采集于CSF纵向磁化矢量为零时(图38.1)。在合成图像上(图38.1)，CSF信号很低或无信号，表现为黑色(图38.2)。图38.2所示脑干前部明显的高信号病灶为Ⅱ级星形细胞瘤。FLAIR序列，实际上就是使用具有较长TI TR/TI/TE =8440ms/2500ms/136ms)的FSE反转恢复采集(技术)，并进行量化重建。

“真正的”反转恢复采集需要考虑纵向磁化矢量的“信号”(图38.3)。与量化重建不同，这就是被文献

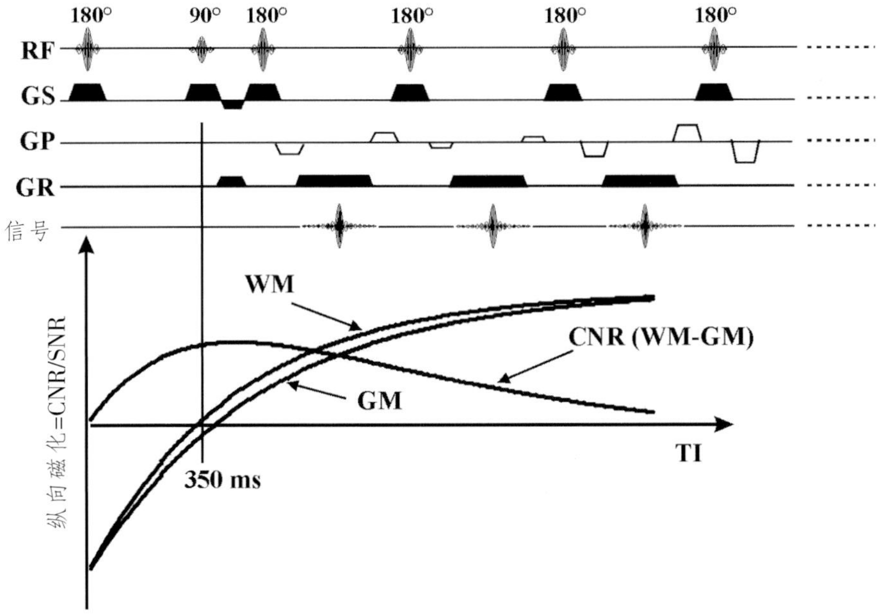

图 38.3

称为相位敏感重建的反转恢复。在这种图像中，灰色表示“0”，低信号代表“负值”，高信号代表“正值”。这种技术由于对灰白质的高对比度，故尤其对研究发育成熟的大脑很有价值。大多数脑肿瘤，如图所示具有长 T1、长 T2 信号，在“真正的”反转恢复扫描中，尤其是相位敏感重建技术(此例中 TR/TI/TE=4770ms/400ms/63ms)中表现为低信号(图 38.4，黑箭，图 38.2 为相同患者同一层面图像)。相位敏感重建的信号强度范围从负到正(如-4096~+4096)。然而现在绝大多数临床 MR 扫描和量化重建反转恢复图像，所需要的信号强度范围为 0 以上。

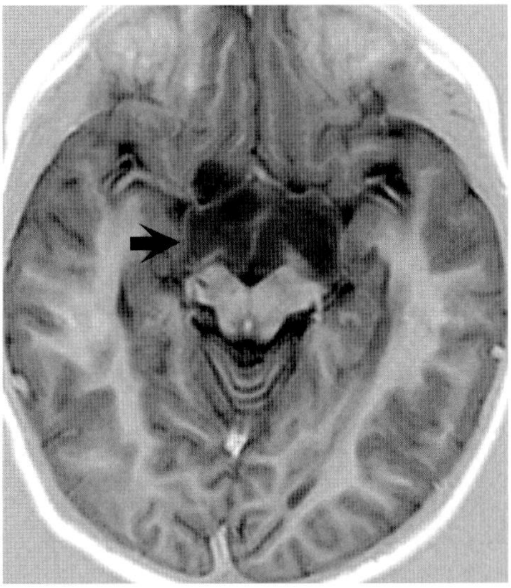

图 38.4

(黄小华 刘念 王骏 译　刘倩倩 张治平 陈峰 校)

第 39 章 脂肪抑制液体衰减反转恢复脉冲序列

FLARI FS 序列的优势是对纯液体(如 CSF)采用特殊长弛豫时间,并对脂肪组织共振频率移位,从而同时抑制两者的信号。FLAIR FS 扫描技术的脉冲图解呈现在图 39.1 顶部。图 39.1 的下图描述了在 RF 脉冲和梯度脉冲的过程中,脂肪组织、脑组织和 CSF 的纵向磁化随时间的变化过程。依据 90°激发脉冲的位置选择 TI,所以在纯液体中并无纵向磁化转变成横向磁化。此为 FLAIR 的基本操作原理,导致 CSF 呈极低信号,甚至无信号。前面 RF 激发,频率选择饱和脉冲用于抑制任何脂肪组织内的磁化矢量。脂肪组织的共振频率比自由水慢

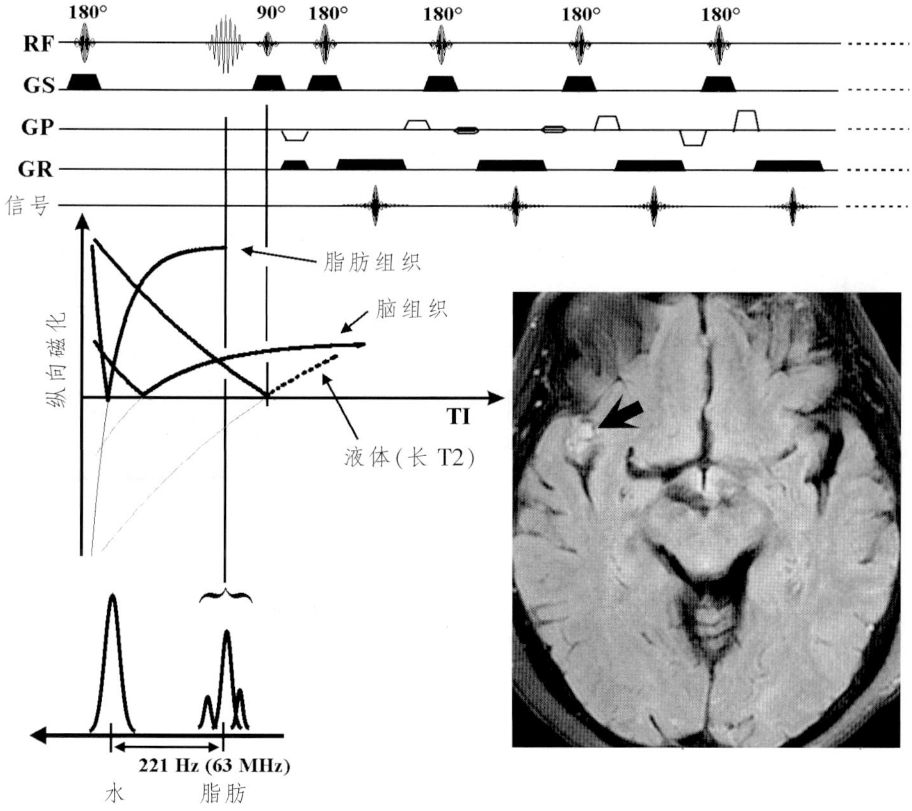

图 39.1

3.5ppm，在 1.5T MR 上约为 221Hz。图 39.1 中最底部的图展示了碳结合氢(脂肪)和氧结合氢(水)的频率范围，从而说明了频率选择抑制序列的作用。图 39.1 同时展示了轴位 FLAIR FS 图像，描绘了右侧(箭)外侧裂池内蛛网膜下隙出血。FLAIR 是常规脑部成像最重要的扫描序列之一，其对于脑部和邻近 CSF 内的异常均高度敏感。

图 39.2 为 1 例 MS 患者的 FLAIR 图像。轴位图像(a，b)侧脑室周围的多发高信号病灶，MS 特征性的表现为(c，d)矢状位 FLAIR 展示了侧脑室周围(黑箭)和胼胝体部(白箭)的特异的卵圆形病灶。抑制了 CSF 的 FLAIR 序列明显提高邻近 CSF 病灶的显著性，在这个病例中为脑室系统周围。还需注意，由于脂肪饱和作用，头皮脂肪呈低信号。

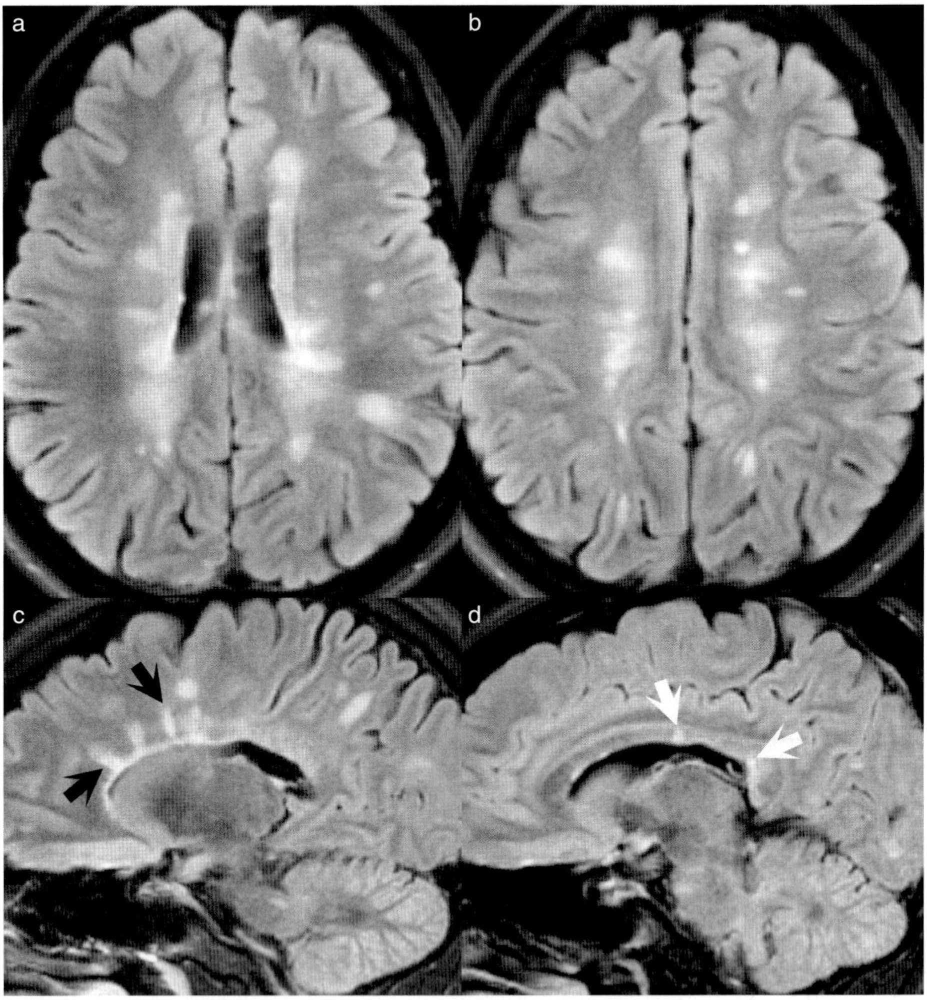

图 39.2

(黄小华 刘念 王骏 译 刘倩倩 陈峰 刘小艳 校)

第 40 章 脂肪抑制：频谱饱和技术

在 MR 成像中，脂肪组织的信号抑制对病灶检出的提高、显示病灶的形态及结构特征都非常具有优势。其中，最重要的技术是频谱脂肪饱和技术（也称为“脂肪饱和”）。1.5T 腰椎轴位 T1W 增强图像不加频谱脂肪饱和技术（图 40.1a）以及加频谱脂肪饱和技术（图 40.1b）。图示原发骨肿瘤（骨母细胞瘤）累及 L5 椎体后缘，通过脂肪信号的抑制，病灶的异常强化延伸至椎旁后方软组织，显示更加明显。脂肪饱和技术常用于头、颈部、脊柱、腹部及盆腔软组织的对比增强成像。增强扫描前应用脂肪饱和技术也很普遍，可用于乳腺和脊柱 T2W 成像（后者用于椎体病变及椎间盘显示），而 T1W 成像用于胰腺的显示。

在活体中，水和脂肪中的质子在磁场中共振频率稍有不同。这个频率的分离随着磁场强度的增加而增加。在 1.5T MR 上，两者之间的频率差是 220Hz，如图 40.1c（底图）。在一个特定的脂肪共振频率范围内，在预激发脉冲之前，先使用一个特定的 RF（图 40.1c，顶图），能够饱和在此频率范围内脂肪的信号。在激发脉冲的过程中，扫描野内的脂肪组织信号被饱和，因此不能产生回波信号及形成图像。使用频谱脂肪饱和技术不足之处在于，即使解剖区域内

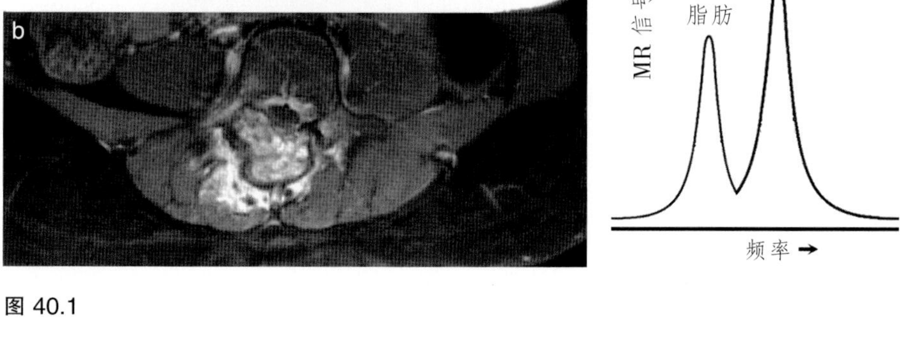

图 40.1

没有任何的脂肪,SNR 可能轻度下降。这取决于水峰和脂峰的接近程度,以及如何真正在脂肪饱和脉冲序列中限制频率。在给定的 TR 范围内,施加一个脂肪饱和脉冲序列可以减少最大层数。

铁磁性物体的形态,不同组织间的磁化率不同,且组织外形的多样性(如颈部以及胸部),对于频谱脂肪饱和技术很难达到要求的磁场均匀性的程度。每一个因素都能导致局部脂肪特定共振频率发生改变。先进的 MR 系统配备特定的硬件,称之为电子匀场,这个能在空间磁场中产生很小改变,以优化 FOV 的均匀性。结果就是磁场更佳均匀以减少不完全或不一致的脂肪饱和的变化。尽管如此,专业技术人员将更加努力,确保在检查前去除所有金属物体,包括纽扣以及首饰,以提高最终的频谱脂肪饱和。

空间脂肪饱和技术也应用于病变中脂肪的表现。对区别细胞外正铁血红蛋白与脂肪十分有用(两者在 T1W 图像上都显示为高信号),例如,在颅内或者椎管内的脂肪瘤。图 40.2 示 3.0T MR 上邻近侧脑室上方轴位 T1W 图像。图 40.2(a)未施加频谱脂肪饱和,图 40.2(b)施加频谱脂肪饱和。脂肪抑制后,位于侧脑室内的 2 个小的圆形病灶的信号被抑制,可以确定其含脂肪成分。这有助于诊断破裂的表皮囊肿(表现为在 CSF 中小脂肪球或“液滴”)。

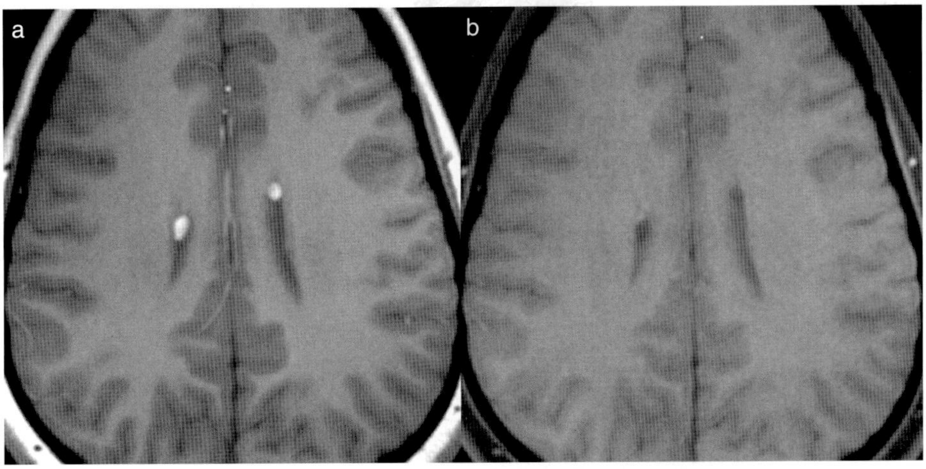

图 40.2

(黄小华 刘念 王骏 译 刘倩倩 陈峰 刘小艳 校)

第 41 章 水激发和脂肪激发

如前所述，在不同环境中，与水、脂肪结合的氢原子(质子)，它们各自的磁矩进动有略微不同的共振频率。尤其，脂肪组织中的氢核的共振频率比含水组织中氢核的共振频率低3.5ppm(相当于1.5T MR中频率为220Hz，3.0T MR中频率为440Hz)。因此，频率选择性饱和脉冲可以用于抑制脂肪组织信号。饱和度的质量与成像体素中总体磁场均匀性呈函数关系。此外，脂肪饱和RF脉冲与水的共振频率非常接近，导致整体SNR在低场强中降低(低场中这种差异较小)，如1.0T MR。

作为取代脂肪饱和技术的一个方法，单独激发水或脂肪在理论上是可行的。在实践中，这种方法容易产生伪影，因为这要求在感兴趣区内需要很好的磁场均匀性。水激发的基本优势在于(较频谱脂肪饱和抑制技术)脂肪抑制的有效性，基本不受RF脉冲(B_1)空间不均匀性的影响。这点在3.0T MR中非常重要，因为在3.0T MR中有时RF脉冲不均匀性相当严重。

水分子(或脂肪)激发是采用二进制脉冲(1-1，1-2-1或1-3-3-1)完成的一个典型例子。图41.1列举了所选层面采用1-2-1二进制脉冲在激发水分子中的应用。为实现给水分子施加90°的脉冲激发，首先应有一个22.5°的激发脉冲。在此期间，脂肪组织会出现缓慢旋转的横向磁化矢量，从而形成相位差，例如，180°指水的横向磁化矢量的相位位置。然后给水分子施加一个45°倾斜磁化的激发脉冲，使其与纵轴成67.5°，然而，脂肪组织在同样方向上磁化翻转成22.5°。在第二个脉冲期间，再给予一个22.5°激发脉冲，这样水分子便完成了90°的脉冲激发，同时，脂肪组织

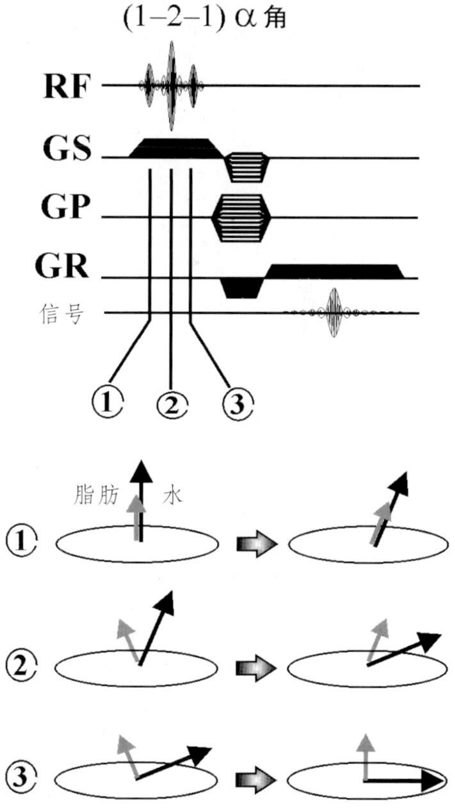

图 41.1

恢复纵向磁化矢量,因此,不会产生 MR 信号。最终结果就只有"水激发"的 RF 脉冲。应用相同的方法,但应用的是(RF 脉冲的)相位转移,也可以根据需要创建一个"脂肪激发"脉冲。通过激发选择脂肪或者水分子,在最终的 MR 图像上只有被激发组织产生 MR 信号。非选择性 RF 脉冲可用于器官足够小,或者发射线圈只激发一个很小的区域,在允许的测量时间内(3D 采集)完成正交方向上的相位编码。基于层面选择的二进制脉冲称为频谱空间脉冲。

图 41.2 显示的是 3.0T 的膝关节冠状位图,这位患有轻度退行性疾病的患者的内侧软骨轻度变薄。图 41.2(a)是采用 T2W FSE 序列和频谱脂肪饱和脉冲技术获得的。图 41.2(b)也采用相同的脉冲序列(并且扫描时间也相同),但采用的是激发水分子的合成脉冲,而不是频谱脂肪饱和技术。用激发水分子得到的图像改善了脂肪抑制的均一性,归咎于该技术对 RF 非均匀的不敏感性。注意,在头尾位方向应用频谱脂肪饱和技术扫描,脂肪饱和不均匀,腓肠肌到大腿皮下脂肪的信号未抑制。注意,图像中脂肪与空气交界处(箭)出现磁化率伪影。我们还发现,水激发特别有利于 3.0T MR T1 和 T2W FSE 序列中脂肪信号强度抑制的一致性。

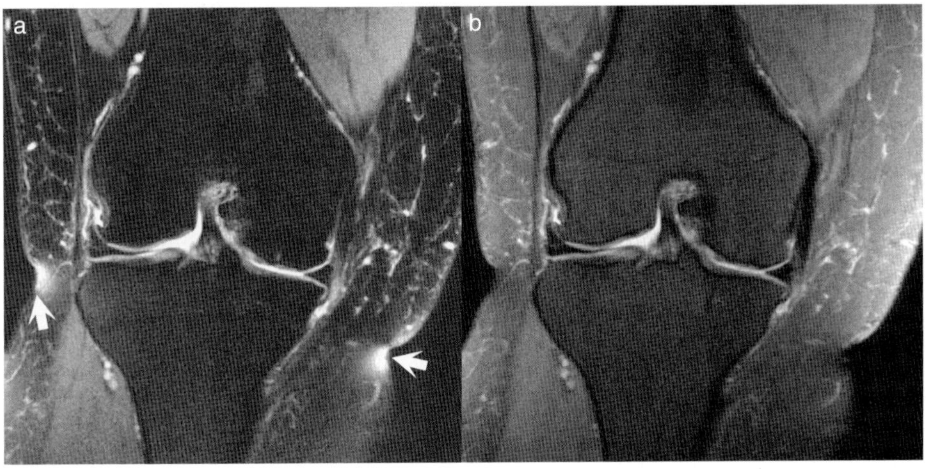

图 41.2

(黄小华 刘念 王骏 译　刘倩倩 陈峰 刘小艳 校)

第 42 章 脂肪抑制：短时反转恢复序列

在 IR 序列成像中，脂肪组织信号的抑制可以通过脂肪短 T1 弛豫时间来实现(见第 37 章)。IR 序列始于 180°脉冲，使纵向磁化矢量与主磁场方向反向平行。紧随此反转后，纵向磁化矢量开始发生弛豫，逐渐恢复至均衡方向，最后平行于主磁场。反转脉冲中心与成像序列激发脉冲中心之间的时间间隔称为 TI。脂肪的纵向磁化矢量在 180°脉冲后逐渐恢复，越过 0，从负到正。如果成像的激发脉冲序列施加在该点上[如短时反转恢复(STIR)]，那么很少有横向磁化产生，甚至没有。与此同时，也只有很少的脂肪信号可以被检测到(如图 42.1)。

STIR 成像常与 FSE 序列共同完成，利用 FSE 成像可能采集时间更短为其优势。与常规自

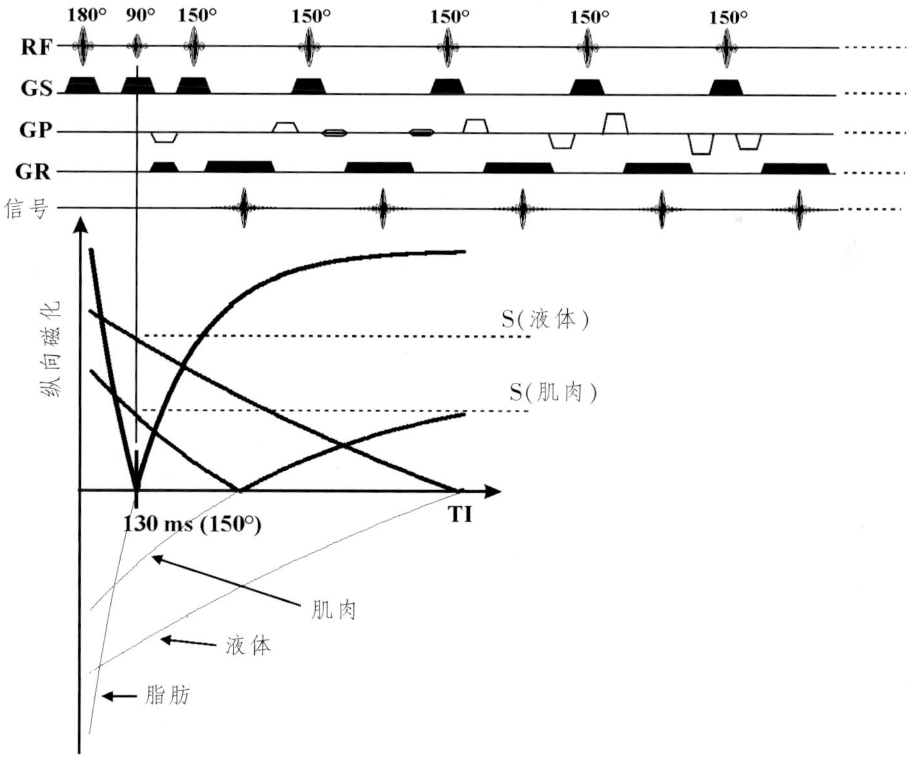

图 42.1

旋回波序列相比，STIR 在 TR 较长、矩阵更大时具有更好的对比分辨率和空间分辨率。它是一种能产生幅度图像的 IR 技术，而不能提供纵向磁化方向的信息。因而，弛豫时间较短的组织会更亮，弛豫时间较长的组织则会较暗。正如图 42.1 所示，液体的信号强度与可用的纵向磁化方向呈正比，且明显高于肌肉信号。如果 TI 和反转脉冲的振幅经过适当地调节，脂肪组织就不会有信号。STIR 图像具有固有的低 SNR，因为大部分纵向磁化矢量仍取向反平行于主磁场，并且还远未发生弛豫。与 T2W FSE 图像相比，它们更容易出现运动伪影。

当使用缩短 T1 的对比剂（如钆螯合物）时，应谨慎使用 STIR 技术。在病灶对比剂摄取处，STIR 图像的信号可能会较低，而不是预想中的较高。因为组织信号强度依赖于 T1 和 T2 两者，因而，STIR 图像的临床判读更应谨慎。

STIR 对液体不论是在软组织或骨骼、关节周围，还是在沿腱鞘周围（包括某一软组织和骨髓水肿）都非常敏感。图 42.2 中，STIR 清晰显示这例老年女性患者 L1、L3、L5 椎体内水肿（箭）和多个椎体急性压缩性骨折（b），然而，这在非脂肪抑制的 T2W FSE 序列图像上（a）是无法诊断的。STIR 的脂肪抑制不依赖于局部磁场的均匀性，因而，它可作为扫描非均匀体（如眼眶）时频谱脂肪饱和抑制技术的一种替代方案，应用于均匀的主磁场的边缘。

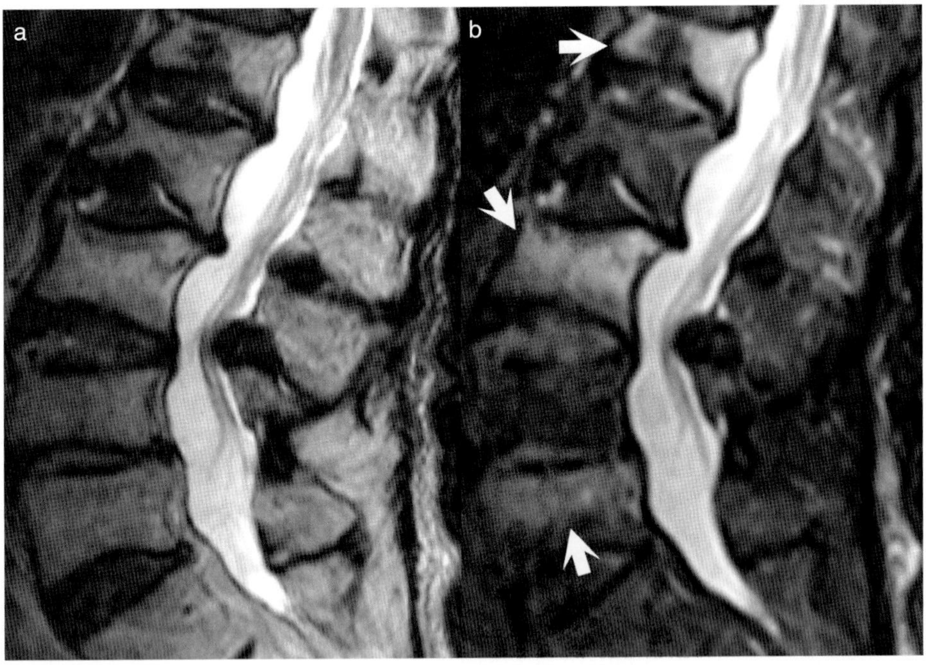

图 42.2

（黄小华 刘念 王骏 译　刘倩倩 陈峰 刘小艳 校）

第 43 章 脂肪抑制：相位循环

在脂肪和含有水的组织中，运用于 MR 的基于氢的两个纵向磁化强度有其自己的起源。由于不同的脂肪组织电子环境，磁化强度的共振频率比水的共振频率低 3.5ppm（如前所述，水在 1.5T 系统上约为-220Hz）。随着时间的推移，在最初的激发后（图 43.1），脂肪组织内的横向磁化强度低于水的横向磁化强度。特别当观察到 MR 信号时，可以选择梯度回波的时间，从而使得水或脂肪的横向磁化要么反相位，要么同相位。这种技术也可以运用于不受磁场非均匀性影响的脂肪抑制图像和水抑制图像（Dixon 方法）。

脉冲序列的采集窗口持续时间与序列带宽成反比。如果带宽足够宽（因而采集窗口很短），那么就能用双重梯度回波序列同时获得反相位与同相位图像（图 43.1）。这种方法通常采用 TE、TR 翻转角，以提供 T1W。因而，含脂肪的体素就表现为高信号，而含水的体素则表现为低信号。然而，在反相位图像上，因为水和脂肪的横向磁化相位相反，那些既含水又含脂肪的体素将会丢失信号。这也会导致含脂肪含水结构界面的信号丢失（正如图 43.1 所描述，在邻近腹腔脂肪的肝脾界面）。需要指出的是，只有在体素既含水又含脂肪时，才会出现脂肪本身并不会被抑制这种情况（图 43.1 显示，皮下及腹腔内的脂肪仍呈高信号）。

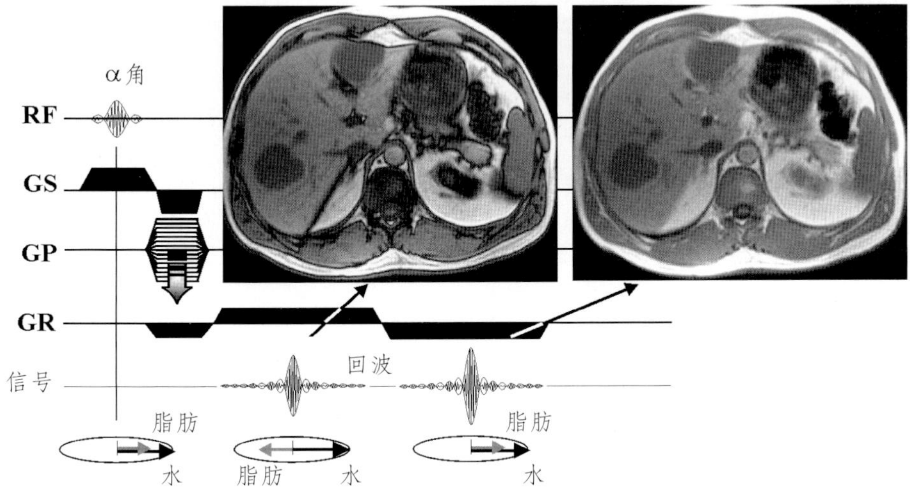

图 43.1

图 43.2 所示为肾上腺非高功能腺瘤，图(a)为同相位图像，图(b)为反相位图像。左侧肾上腺见圆形、边界锐利的均一病灶(箭)。在同相位图像上，病灶与正常肝实质信号相等，而在反相位图像上，病灶信号强度明显降低。这显示了反相位图像一个较主要的临床应用。80% 的肾上腺腺瘤包含丰富的脂肪，其在反相位图像上信号明显降低，而若需要考虑肾上腺疾病的鉴别诊断(转移、嗜铬细胞瘤、肾上腺癌)时，这种情况则不会出现。

肝细胞脂肪累积发生在很多疾病之中。检测肝脏局灶性或弥漫性脂肪浸润的一个简单有效的 MR 方法，就是对梯度回波的反相位、同相位图像进行比较。脂肪肝的表现为肝实质反相位图像上信号明显比同相位图像信号低(脾脏作为内部参考标准)。肝脏弥漫性脂肪浸润在图 43.3 的同相位(a)和反相位(b)比较中显示很好，而在反相位图像中肝脏信号明显减低。在临床实践中，肝脏脂肪的量化在如今易于操作(见第 60 章)，它比那些定性方法有着显著的进步。

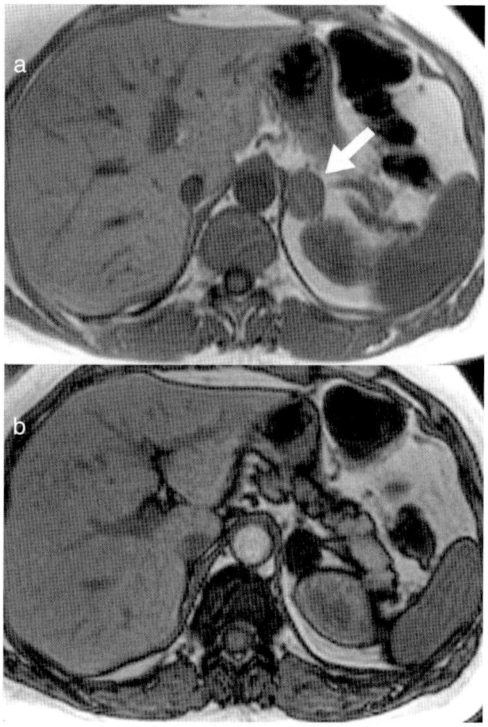

图 43.2

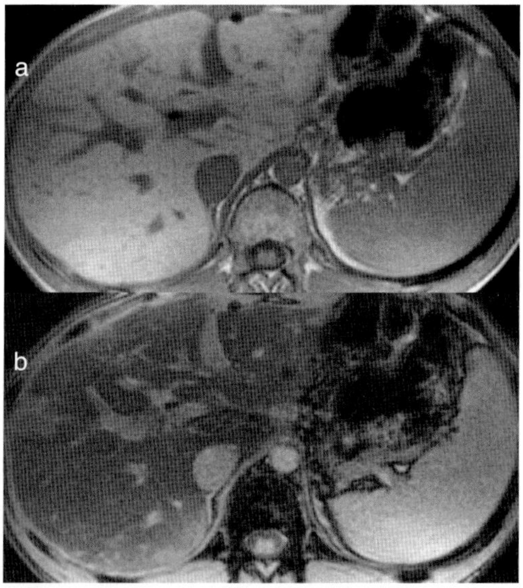

图 43.3

(黄小华 刘念 王骏 译 刘倩倩 陈峰 刘小艳 校)

第 44 章 回波平面成像

回波平面成像(EPI)是 MRI 数据采集最快的技术之一。这种方法能识别梯度极性的判读和振幅的迅速改变,以使单个自旋激发信号重聚,提供所有图像所需要的回波。一层的采集时间就是一个 TR 周期,其持续时间可缩短至 40ms,这个采集过程在所需要的层数内可一直重复。

EPI 技术由所使用的自旋质子预备方法来定义。梯度回波平面成像(GRE-EPI)由单一的 RF 脉冲激发组成,以产生基于 FID 序列的图像。双重 RF 脉冲序列产生 RF 脉冲回波,这是自旋回波平面(SE-EPI)图像的基础。反转脉冲(IR-EPI)可以用来获得水抑制反转恢复(FLAIR)脉冲序列,正如回波平面图像一样。图 44.1 是 1 例早期亚急性 MCA 供血区域梗死(箭)患者的水抑制反转恢复脉冲序列(a)和 DWI 序列(b)图像,两图均由 EPI 技术采集。

为了使每一层在一个采样周期内获得足够多的信息, 那么就必须要求 MR 硬件能在极短时间(后者被定义为上升时间)内达到梯度磁场振幅的峰值。峰值幅度除以上升时间是衡量梯度磁场性能的一个参数,称为切换率。较高的切换率可以在较短时间间隔内获得 EPI 信息,减少由回波间隔增加所致的图像失真,从而获得更高质量的图像。

频谱脂肪饱和法被用来减少由 EPI 扫描边界区域敏感度导致的化学位移伪影。此外,参考扫描及其他技术可被用来减少伪影的危险性,而这些伪影是由序列读出时产生的奇偶回波间的系统误差所致。这种伪影常被称为 N/2 或者尼奎斯特(Nyquist)鬼影,此外,它还模糊了水成像的概念。

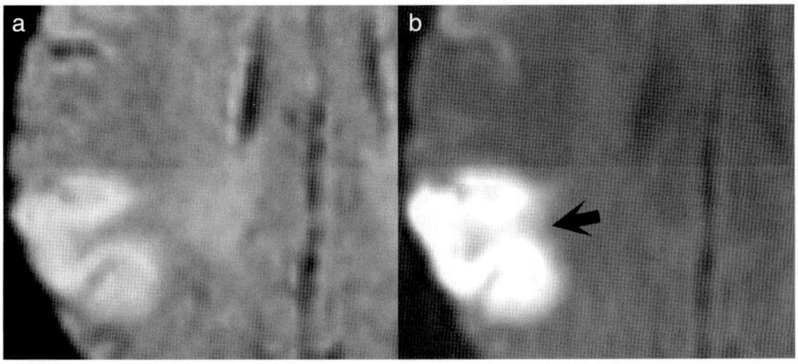

图 44.1

图 44.2 为轴位图像，显示了间变性星形细胞瘤患者的 1.5T 常规图像与 EPI 图像的对比。肿瘤大小及瘤周水肿使得脑干上方有很强的占位效应。在 FSE T2(a)、水抑制反转恢复脉冲序列(c)以及自旋回波 T1W 增强图像(e)中,我们将这些图像与同一层面、相似权重的 EPI 获得的图像(b,d,f)进行比较,发现在每种情形下,EPI 实例扫描时间均减少 50%甚至更多,并且同时能够保证图像的整体对比度。另一个主要不同点在于,自旋回波扫描是多层扫描技术(扫描采集时,任何时间的移动将影响所有层面的图像),而 EPI 是单层面成像,因而对于患者的移动表现出非常稳定的特征。在图(e)中,增强的 T1W 自旋回波图像伪影(箭)是由患者不经意移动所致,然而这种伪影在 EPI 扫描(f)时却不存在。EPI 在扩散、灌注和功能神经影像方面具备临床可行性，同时还可以利用其单层面获得技术来减少患者移动所致的伪影。

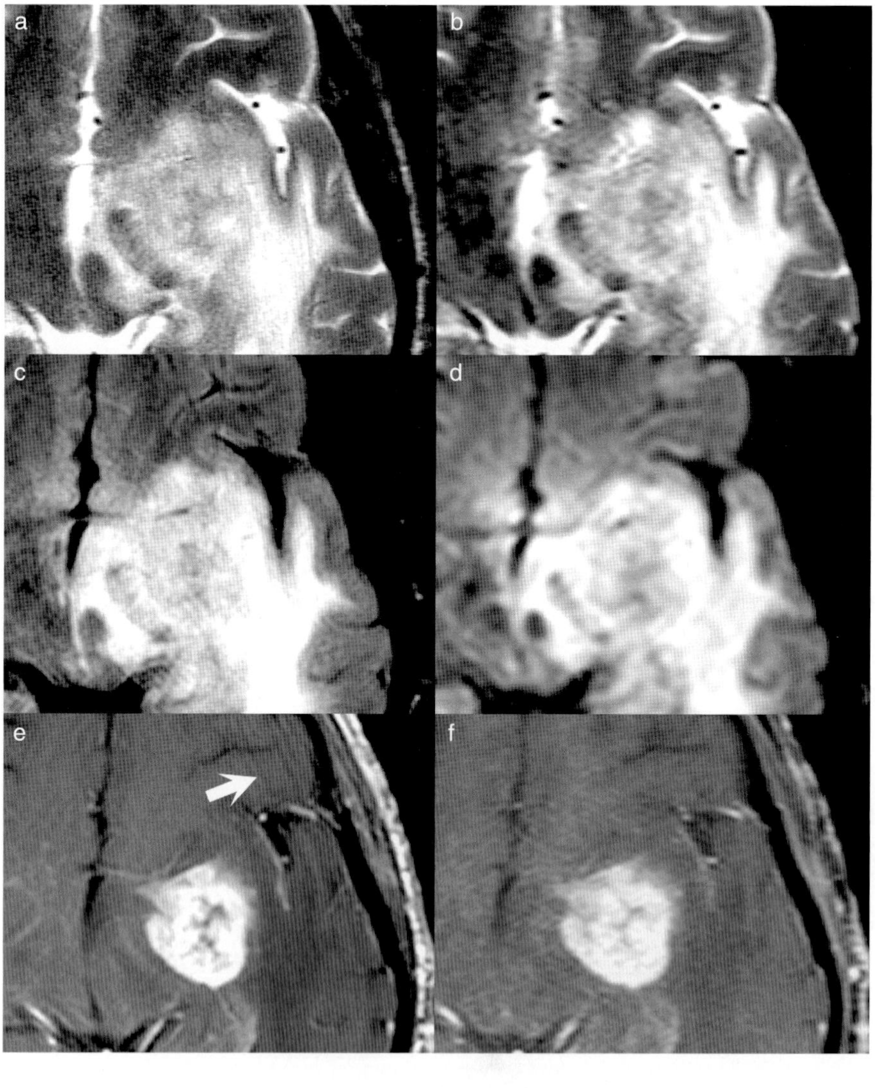

图 44.2

(黄小华 刘念 王骏 译 刘倩倩 陈峰 刘小艳 校)

第 45 章 3D 成像：基本原理

在 3.0T 的 2D 矢状位梯度回波 T1W 扫描时，其采集时间为 1min 52s，层厚为 4mm，箭示侧脑室内小的高信号异常影(图 45.1a)。这个病灶是一个确定诊断的征象，符合一个分散在脑室系统和蛛网膜下隙的含有小脂肪球的皮样囊肿的破裂诊断。在 4min 21s，1mm 层厚的 3D 矢状位图像上(图 45.1b)，这个小的脂肪球显示得非常清楚。

有两种获得 MR 图像的方法，即 2D 和 3D。在 2D 采集中，选择性激发 1 个层面(层厚选择梯度)采用梯度磁场，然后编码成两个几何尺寸(相位编码梯度和读出梯度)。以图 45.1a 为例，在 3D 图像的采集中，被激发的是容积或厚层而不是单层。从厚层中产生薄层，附加相位编码方向是沿着薄层方向产生。图 45.1b 是以 3D 方式采集的，在 3.0T 时，采用低 SAR FSE 序列，即 SPACE(见第 56 章)。与 2D 一样，3D 扫描可以获得任何参数加权，如 T1、T2 或 PD 加权。

在 3D 采集中，层数或分区决定沿块的层面方向所需相位编码步数。例如，如果想获得 20 层，然后沿着 20 层的方向执行相位编码。如果厚层的总厚度为 100mm，然后这些层面编码产生 20 层，且每层厚度为 5mm。如果所需层面的数量增加到 40，且总厚度保持不变，其结果将产生 40 层，每层厚度为 2.5mm。在常规(稳态，而不是磁化准备)3D 序列中，层面编码应用的数量直接影响扫描时间。在前面的示例中，40 层数据集需要层面编码的数量是 20 层数

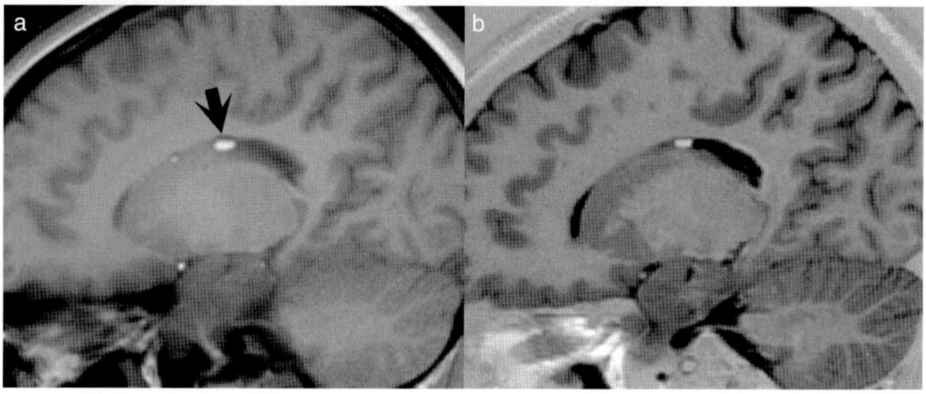

图 45.1

据集编码的 2 倍。因此,40 层数据集的扫描时间是 20 层数据集扫描时间的 2 倍。

3D 采集有许多优点。扫描层之间没有间隙或间距则产生薄层。因为薄层进行编码,薄层之间没有相互干扰,而不是像 2D 采集那样激发,可见于 2D 采集(导致 SNR 的损失和 2D 图像对比度的变化)。3D 采集本身有较高的 SNR,因为额外的数据采样归咎于第三维的相位编码。最后,如果要通过各向同性体素(即在所有三维立体像素尺寸相等)获得数据集或者通过小体素在 3 个轴上近似相等的像素大小获得数据,那么,高分辨率的数据集可以在任何平面上重组。这些特性在图 45.2 中显示,比较 2D 轴位 FLAIR 扫描(a)与从单个 3D 空间扫描重组所有轴位、矢状位、冠状位(b~d)高分辨率图像。在这个实例中,2D 采集处理脂肪饱和,因而脂肪球在(b~d)空间图像中能很好描述(箭),而在图(a)却不能很好显示。2D 和 3D 扫描时间分别是 4min 32s 和 6min 32s,且 2D 扫描的层厚是 4mm,而 3D 扫描的立体像素尺寸是 1mm×1mm×0.9mm。基于对体积小,且接近各向同性体素的需要,所有对比增强 MR 血管造影检查都会采用 3D 技术获得。3D 采集(更适用于 3D MR 成像,而不是 MRA)的潜在缺陷在于其扫描时间(通常比临床 2D 扫描时间更长)和运动伪影。由于需要对两个相位方向进行编码,因而,3D 扫描时间较长,且沿两个轴蔓延(相反,2D 扫描只有一个轴)。

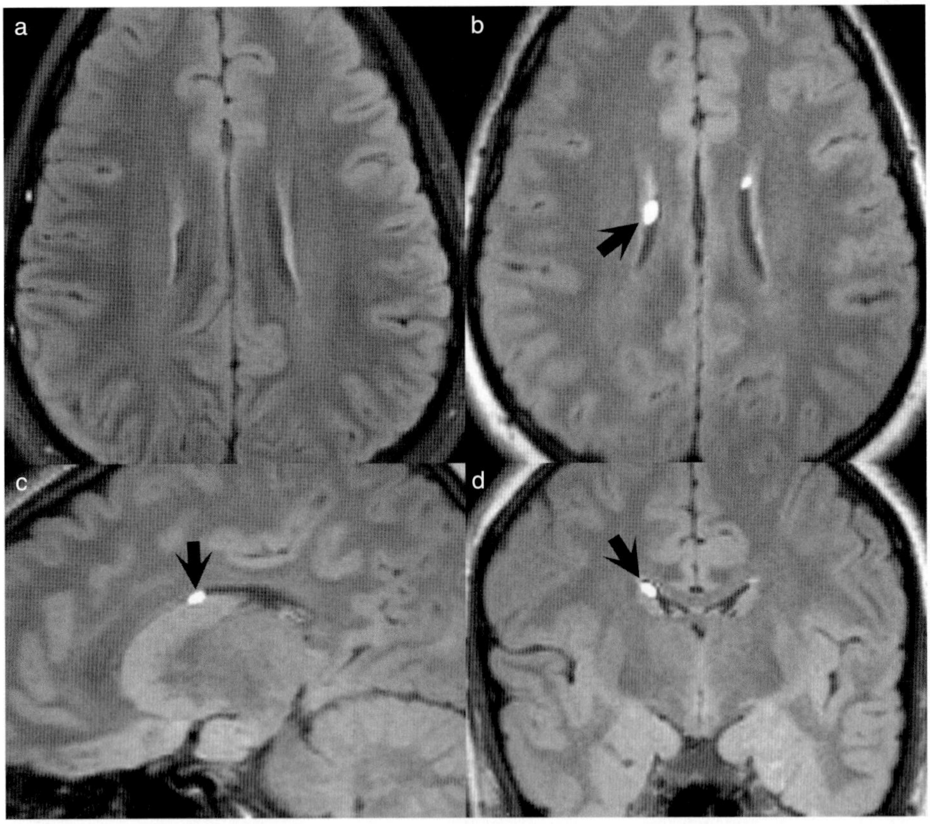

图 45.2

(黄小华 刘念 王骏 译 刘倩倩 陈峰 刘小艳 校)

第46章 对比剂:钆螯合物细胞外分布

钆(Gd)螯合物对比剂在MR对比剂中占主要地位。其为清澈无色液体,且无抑菌添加剂,通过静脉注射。其标准剂量(不包括在MRA中的应用)是0.1mmol/kg体质量,相当于75kg患者使用15mL的剂量(除其中一个配方外,其余浓度均为0.5mol)。对比剂分布于细胞外空间。

病变发生增强有两种机制:一种是穿过血脑屏障(轴位内脑部病变),另一种是血管性病变。钆离子具有强烈的顺磁性,可导致T1和T2减弱,在T1W图像上可见信号增强。图46.1为内听道层面薄层T1W图像,显示右侧软组织肿块(前庭神经鞘瘤)造影前图像(a),增强后信号明显增强(b,白箭)。正常血管结构的增强包括鼻甲(b,黑箭)和脉络丛,增强扫描后很容易区别。临床上,对比增强既可以提高病灶的检出,又可以改善病灶的特征显示。常规注射对比剂应用相当广泛,常用于肿瘤疾病、感染、炎症和血管异常。近年来,对比增强MRA发展迅速,已经成为另一个主要应用钆螯合物的领域。

"螯合物"这个词来源于希腊语根*chelos*,意思是"爪"。钆螯合物的安全性在于螯合物具

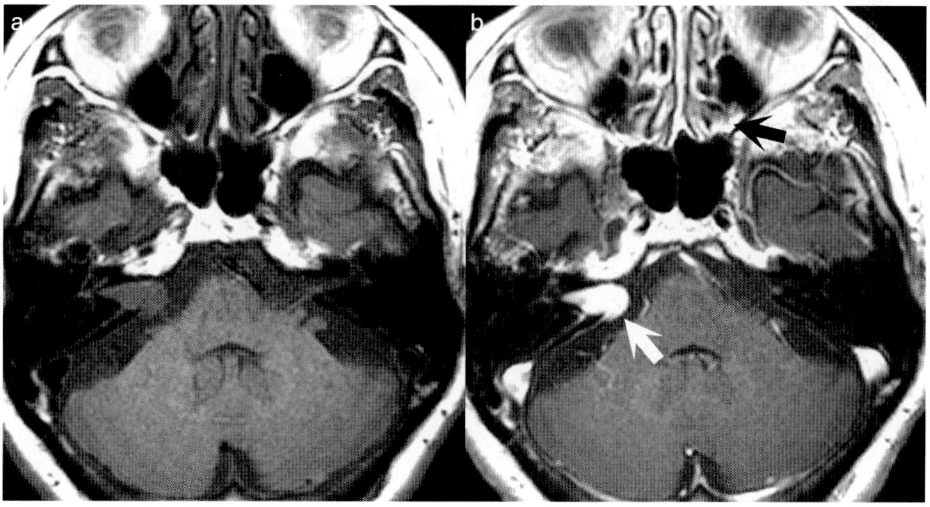

图46.1

有与钆离子高度紧密结合的能力，并且几乎能够完全排出体外。钆是重金属，过渡元素（原子序数 64），钆离子（Gd^{3+}）有剧毒。除了 MultiHance 和 Eovist 两种药剂需要经肾和肝胆联合排泄之外，其他钆螯合物能完全经肾排出。

目前临床上使用的钆螯合物可以根据带电性（离子或非离子）、结构（线性或环状）和稳定性（图 46.2 和图 46.3）来区分。因为钆离子带有+3 价电荷，如果其配位体，如 HP-DO3A（如钆特醇，带有−3 价电荷），那么金属螯合物本身净电荷为零，因而是非离子。考虑到只有钆螯合物才能经肾完全排出，因而，在美国市场中出现了 4 种非离子型药剂（钆布醇、钆特醇、钆双胺和钆弗塞胺）和 2 种离子型药剂（钆喷酸葡胺和钆特酸葡甲胺）。螯合物的结构可以是线性的或大环状（环形），而具有循环体的螯合物显示出更高的稳定性，这样可提高安全系数。钆布醇（非离子型）、钆特醇（非离子型）和钆特酸葡甲胺（离子型）都是大环螯合物，在美国和国际上均可使用。

1997 年发现的肾源性系统性纤维化（NSF）及后来对其病因的认识，使人们对 MRI 中钆螯合物的使用进行了重新评估。NSF 是一种罕见但严重的获得性系统性疾病，其会严重影响患者的肾功能，现在知道这是由于钆螯合物注射所致。其特征表现是肢体挛缩伴随疼痛，少数病例有死亡风险。这种疾病的发展是由于钆螯合物的解离、自由金属离子的沉积所致，因而，其与螯合物的稳定性、剂量与累积剂量（终身）有关。虽然有记录显示大量病例注射了钆弗塞胺或钆喷酸葡胺之后发病，但绝大多数病例是在注射钆双胺之后发病。早在 2007 年，欧洲当局宣布钆双胺（接着是钆弗塞胺和钆喷酸葡胺）被禁止用于肾小球滤过率（GFR）<30mL/（min·1.73m^2）的患者，随后，FDA 采取了类似的政策。具有高热动力和动力稳定性的大环类药剂可以谨慎用于 CKD4（CKD，慢性肾病）和 CKD5[GFR<30mL/（min·1.73m^2）和<15mL/（min·1.73m^2）]的患者。据报道，CKD5（透析）患者使用钆双胺后，其发病率高达 18%。

相对经常使用的营销/销售方法，在常见的主要反应上钆螯合物没有什么区别。其安全方面的相关报道结果一致，其中恶心症状占 1.5%，荨麻疹占 0.5%。医务人员应意识到，潜在的（虽然很少）较为严重的过敏性反应与碘对比剂反应治疗相同。如果患者有哮喘、过敏易感体质，或对已知的药物过敏（包括对碘对比剂过敏），则其发生严重的过敏性反应的风险增大。

以钆为基础的对比剂临床特性

简称	Gd-DTPA	Gd-DOTA	Gd-HP-DO3A	Gd-DTPA-BMA	Gd-DO3A-Butrol	Gd-DTPA-BMEA	Dd-BOPTA	Gd-EOB-DTPA	MS-325
商品名	马根维显	多它灵	ProHance	欧乃影	加乐显	OptiMARK	莫迪司	普美显/Eovist	Vasovist
通用名	钆喷葡胺	钆特酸葡胺	钆特醇	钆双胺	钆布醇	钆弗塞胺	钆贝葡胺	钆塞酸二钠	钆磷维塞酸三钠
公司	Bayer	Guerbet	Bracco	GE-Healthcare	Bayer	Covidien	Bracco	Bayer	Lantheus
首次批准*	1986, EU	1989, EU	1992, USA	1993, USA	1998, EU	1999, USA	1997, EU	2004, EU	2005, EU
剂量(mmol/kg)#	0.1	0.1~0.2	0.1~0.3	0.1	0.1	0.1	0.05~0.1	0.025	0.03
浓度(M)	0.5	0.5	0.5	0.5	1.0	0.5	0.5	0.25	0.25
过量螯合物(mg/mL)	0.4	0	0.2	12	0.5	28.4	0	1.0	
结构	线性	大环状	大环状	线性	大环状	线性	线性	线性	线性
电离性	离子	离子	非离子	非离子	非离子	非离子	离子	离子	离子
渗透压(mOsm/kgH_2O, 37℃)	1960	1350	630	789	1603	1110	1970	688	825
黏度(mPa·s, 37℃)	2.9	2.0	1.3	1.4	5.0	2.0	5.3	1.2	2.1
Log K_{therm} §	22.1	25.6	23.8	16.9	21.8	16.6	22.6	23.5	22.1
Log K_{cond} △	17.7	19.3	17.1	14.9	14.7	15.0	18.4	18.7	18.9
$T_{1/2}$▲	<5s	338h	3.9h	<5s	43h	<5s	<5s	<5s	<5s
弛豫率(r1/r2, 1.5T)**	3.9~4.1/4.6~5.3	3.6/4.3	4.1/5.0	4.3/5.2	4.7~5.2/6.1~7.5	4.7/5.2	6.3~7.9/8.7~18.9	6.9/8.7	19.0/34.0
弛豫率(r1/r2, 3T)**	3.7~3.9/5.2	3.5/4.9	3.7/5.7	4.0/5.6	4.5~5.0/6.3~7.1	4.5/5.9	5.5~5.9/11.0~17.5	6.2/11.0	9.9/60.0
清除途径	经肾	经肾	经肾	经肾	经肾	经肾	96%经肾 4%经肝	50%经肾 50%经肝	79%~94%(平均84%)经肾 约5%经肝

图 46.2

* 各国之间各不相同

\# 依据于各国的最高剂量

§ K_{therm}=热动态常数

△ K_{cond}=条件常数

$T_{1/2}$▲，在 25℃ pH 值=1.0 时，电离一半的时间

** 单位：L/(mmol·s)(等离子，37℃)

EU，欧盟

USA，美国

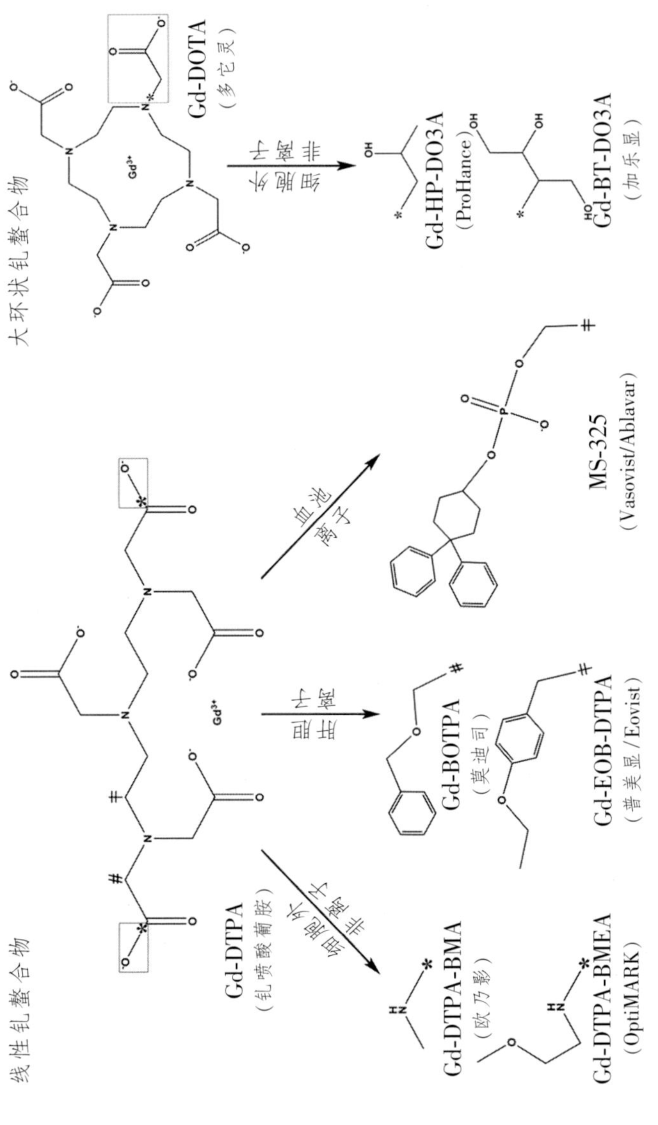

图 46.3

（黄小华 刘念 王骏 译　刘倩倩 陈峰 刘小艳 校）

第 47 章 对比剂：钆螯合物与蛋白质结合

通过对结构的细微改变与对这一领域的深入研究，对比剂的弛豫率和分布得到了发展。钆布醇(美国地区之外)比其他细胞外的对比剂具有更高的弛豫率。莫迪司与蛋白质短暂结合会产生较高的弛豫率(1.5T 时为 40%，相当于 2 倍剂量，同类药品中最高效的)，同时其与另外的苯基相结合也会部分经肝胆排泄。图 47.1 显示，与常规 Gd^{3+}螯合物(a)相比，使用莫迪司后，1.5T MR 延迟图像上脑转移瘤增强更加明显(b)。图 47.2 显示采用肝胆钆螯合物时，图(a)为肝转移瘤应用之前，图(b)为注射对比剂之后，图(c)为注射后肝胆期。肝胆摄取和排泄对比剂在正常肝脏中持续强化，在延迟期图像上，胆囊略高于肝脏转移瘤(箭)的强化。在肝胆期相中，在所有 3 个正交平面高质量屏气成像成为可能，用以改善肝脏转移瘤的检出，比

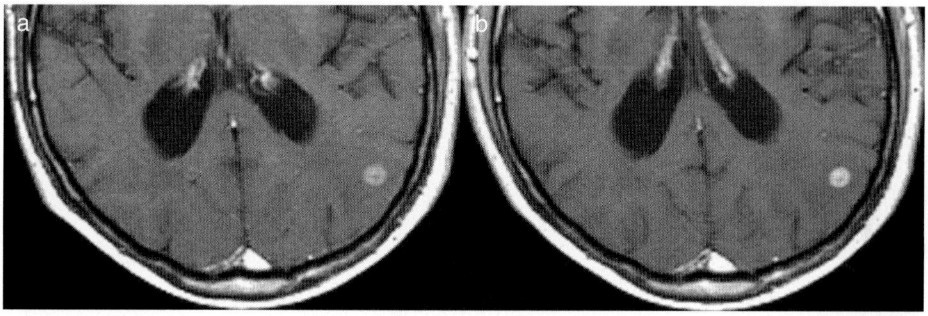

图 47.1

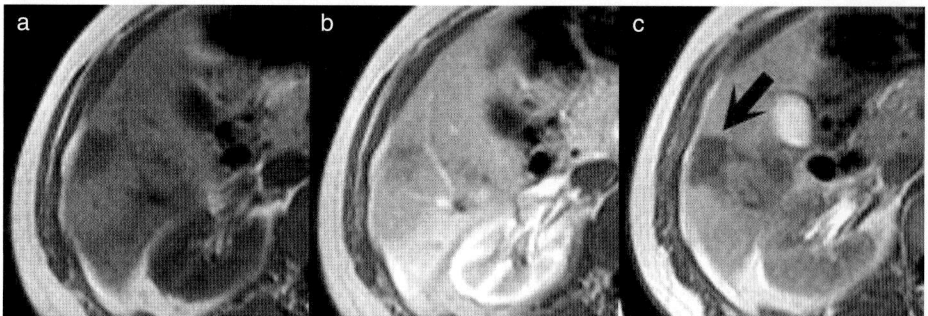

图 47.2 (待续)

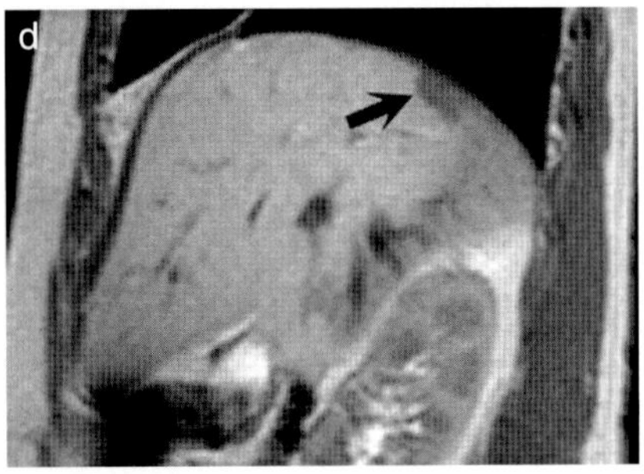

图 47.2(续)

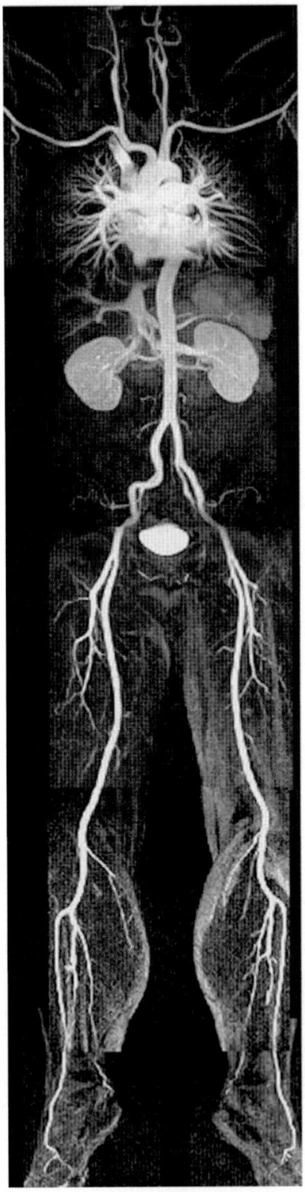

图 47.3 Courtesy of Mathias Goyen.

如,膈顶下立即可见(图 47.2d,箭)。十分高的肝胆排出对比剂(即 Eovist,钆塞酸二钠或普美显),相对于 4%~6%的莫迪司约为 50%,血液中停留时间更长[即 Ablavar(钆磷维塞三钠),平均半衰期 16h)],归咎于与白蛋白结合,它现在被批准用于美国,尤其是 Eovist(卜迈维斯,用于美国之外)广泛用于世界各地。

最新的一些钆螯合物在对比增强 MRA 中也有好的进展。例如,与传统对比剂相比,应用钆布醇和莫迪司后血管信号强度显著改善,前者原则上归咎于其较高浓度(1mol),后者归咎于短暂的蛋白质结合。这种进步与设备技术的进展共同使高分辨率全身 3D 对比增强 MRA(图 47.3)成为可能,注射静脉对比剂后可立即成功采集略重叠的 5 个 3D 数据集。图 47.4 显示患者的定位和 3 个这样的图像采集。

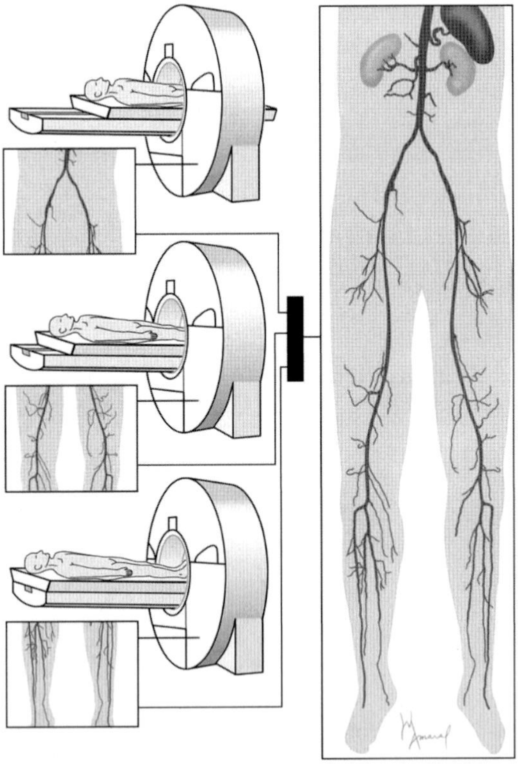

图 47.4

(黄小华 刘念 王骏 译 刘倩倩 刘小艳 陈峰 校)

第 48 章 对比剂:其他对比剂(非钆类)

其他不以钆为基础的对比剂也已经应用于 MRI,但目前仍未广泛运用。静脉注射后,超磁性铁粒子主要是在肝脏内被库普弗细胞(Kupffer)选择性吸收。有两种这样的铁氧化物对比剂在过去被应用:一种是菲立磁(Endorem,在美国称为 Feridex,曾在全世界使用),其粒子大小为 50~180nm;另一种是铁羧葡胺(Resovist,以前运用于欧洲),其粒子大小约 60nm。这些大颗粒的主要弛豫效应在 T2 图像上反映出来(由于磁化率的影响,注射对比剂导致信号强度降低),注射后延迟扫描,允许肝脏有时间摄取对比剂。铁羧葡胺可以团注(动态成像)与 T1W 扫描一起应用,为阳性对比增强。由于大量的不良反应,菲立磁的安全性无法与钆螯合物的安全性相比拟。铁羧葡胺的安全性优于菲立磁。

在图 48.1 中,用 Resovist 成像显示了一个小的富血管性病变。图 48.1(a)为动态扫描;图 48.1(b)为延迟扫描(箭),病灶摄入大量铁,同时显示一个腺瘤。图 48.2 为造影前同相位 T1W 图像(图 48.2a),显示一个肝硬化结节。图 48.2(b)为造影后延迟扫描(采用 Resovist),显示 1 个被膜下的肝细胞癌(白箭)和多个低信号强度再生肝结节(黑箭)。图 48.3 为造影后延迟扫描(采用 Resovist),很容易发现肿瘤疾病扩散到肝脏(原发于胰腺,箭)。肿瘤与正常肝脏之间

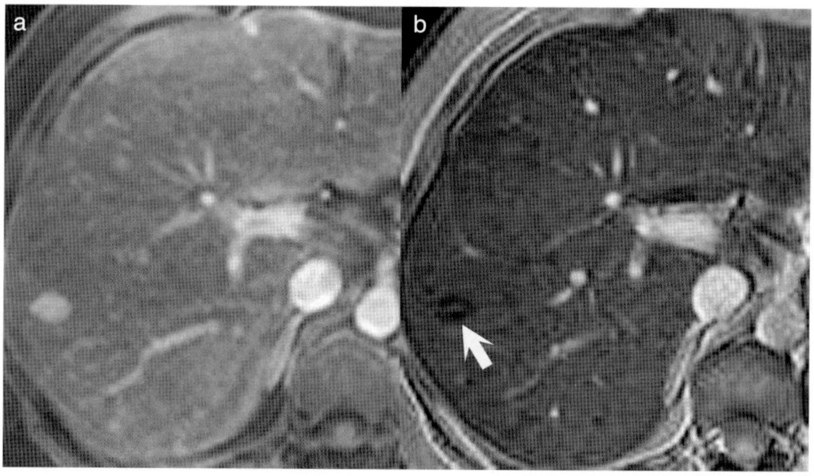

图 48.1

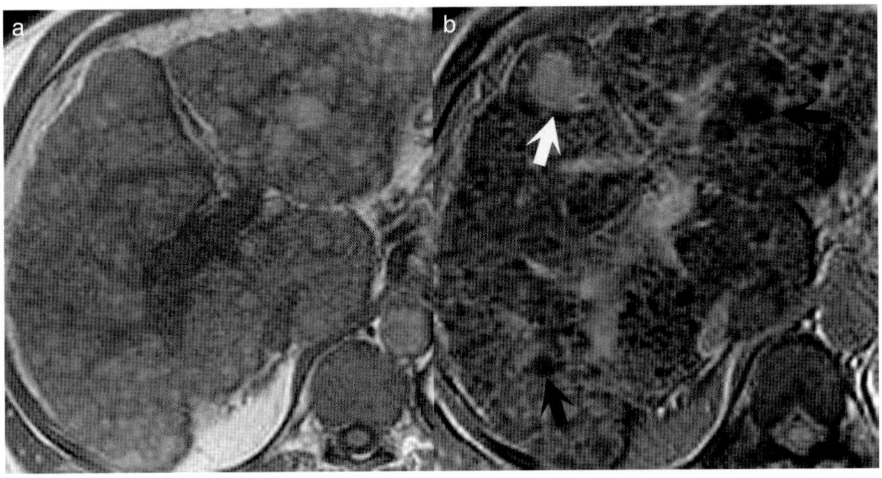

图 48.2

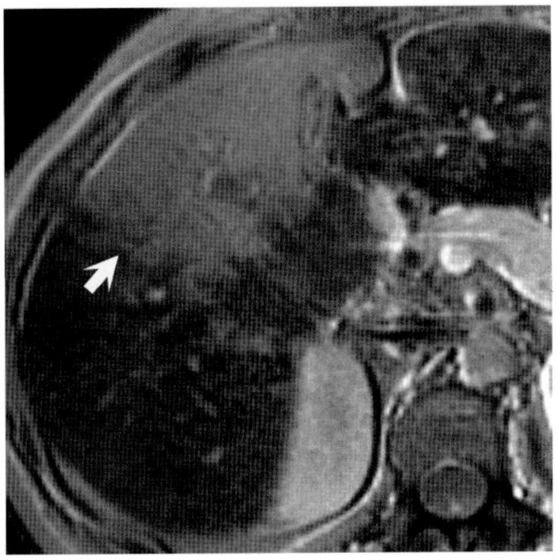

图 48.3

有良好的组织对比，后者摄取含铁对比剂(因此 T2W 扫描为低信号强度)。在这个实例中,采用钆螯合物的动态增强 T1W 图像上,肿瘤与正常肝脏的区别不佳(图像未显示)。

Teslascan 是以锰为基础的对比剂,在 20 世纪 90 年代末被应用于肝脏的延迟扫描。与钆螯合物不同,静脉注射后这种对比剂可以自由扩散,成为游离态 Mn。出于对游离态锰的安全性考虑,导致最终停止使用这种对比剂。与钆螯合物相比,与菲立磁类似的对比剂不良事件的发生率更高。对比增强后进行 T1W 成像(锰类似钆具有顺磁特性,但其量级较低)。

口服 MR 对比剂根据观察到的信号强度(SI)进行分类:阳性(“明亮”的),阴性(“黑暗”的),或是两相的。有些对比剂在一些国家是市售商品,但利用率较低。阳性对比剂最初包括稀释的钆螯合物,专门用于口服(不再销售),铁或锰稀释液。一些自然食品,如牛奶、植物油、绿茶或蓝莓汁,与一些人工生产食品,如冰淇淋,含有高脂肪或含锰离子能充当阳性口服对比剂。含有锰离子的对比剂具备两相的特性,在 T1W 图像上呈高信号,在 T2W 图像上呈低信号。阴性对比剂在 T1W 和 T2W 图像上都呈低信号,包括不同铁微粒对比剂。水可以作为口服对比剂,但其使用会受肠道吸收的影响而被限制。硫酸钡也可作为一些空腔脏器的对比剂(T1W 图像为低信号,T2W 图像由低信号到高信号),这主要取决于浓度和稀释倍数。

(黄小华 刘倩倩 王骏 译　刘念 刘小艳 陈峰 校)

第 4 部分

新的 MR 成像序列

第 49 章 双回波稳态

稳态梯度回波技术的进一步修改包括每一个 TR 内采集两个不同的回波。第一个回波为扰相梯度回波序列中的 FID 序列梯度回波(见第 35 章),第二个为 PSIF 序列中的 RF 脉冲回波(SE)(见第 52 章)。这两个回波的间隔和采集将在图 49.1 中描述。如前所述,激发脉冲之后的信号衰减称为 FID,并可以用任何梯度回波技术进行采集。任何 RF 激发脉冲均具有重聚的功能。任何用重聚焦 RF 脉冲形成的回波称自旋回波。使用双回波稳态(DESS)技术,在稳态中每一个 RF 脉冲可以产生一个 FID 和一个 SE 信号。图 49.1 显示的脉冲图,第一个回波采用梯度场使 FID 聚相位,并使 SE 信号毁损;第二个回波却是相反的,梯度场使 FID 毁损并使 SE 聚相位。

DESS 序列以一个层面选择的小角度激发脉冲开始(图 49.1 中①),同时进行 FID 采集(图 49.1 中②),每一个 GRE 如前所述。残余的横向磁化矢量为了进行空间编码,由相位编码梯度导致失相位,然后在横向平面重聚焦。在层面选择方向上准备横向磁化,以在下一个激发脉冲的中心重聚焦,从而形成自旋回波(图 49.1 中 3)。层面选择梯度的去相位机制就是这一关键原因。对于每一回波周期,频率编码梯度并非完全平衡,以避免黑带伪影,否则为平衡

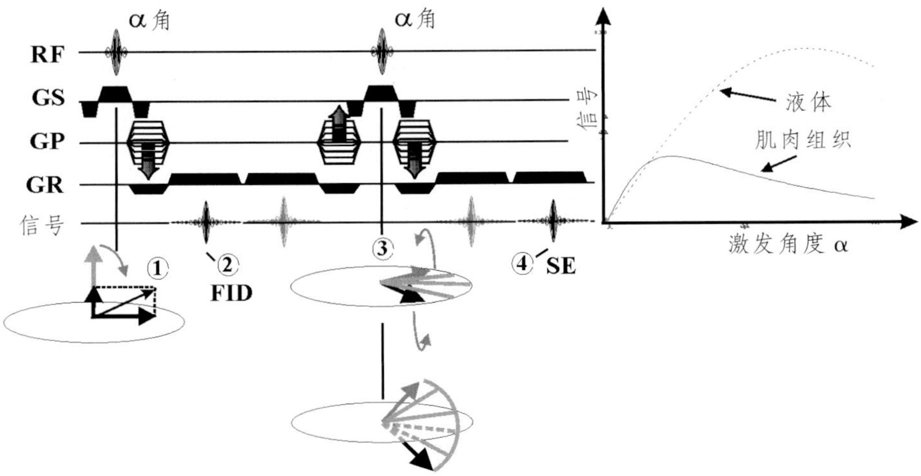

图 49.1

式稳态序列。需要注意的是,对于自旋回波其有效 TE 实际上长于 TR。FID 和 SE 在邻近的时间窗采样,并在图像重建之前进行融合。

这种方法的优势包括改善 SNR 及对比度(归咎于更多的 T1W 扰相 GRE 回波及 T2W RF 回波的采集组合)。采集时间可以与重聚稳态 GRE 技术的时间相比拟。必须注意的是,DESS 实际上与重聚焦 GRE 序列(FISP)有很大的差别,但由于 2 个回波采集,其具有较好的 SNR。DESS 和 FISP 具有 T1W 和 T2W 成分(权重),归咎于复相位自旋回波信号的作用。对于 DESS 的应用,涉及关节的高分辨率 3D 成像可得到高质量的多平面重组,对于液体具有高信号强度,软骨与骨具有很好的显示。因此,在矫形外科学成像及 MR 关节成像方面具有应用。必须注意,由于结合 T1 及 T2 对比,这些技术的使用在扩散分布图的病理检测方面受到限制,如骨水肿或浸润物。

图 49.2 为 3.0T 设备使用 8 通道线圈采集的 3D DESS 序列图像的多平面重建。DESS 序列采集获得膝关节高分辨率数据,其体素大小为 0.5mm×0.5mm×0.5mm。小体积各向同性体素支持高质量的任何多平面重建,可较好地显示细微解剖结构。图 49.2 显示层厚为 2mm 的重组图像:矢状位(a),冠状位(b),轴位(c)以及为了显示前交叉韧带的斜面图像(d)。

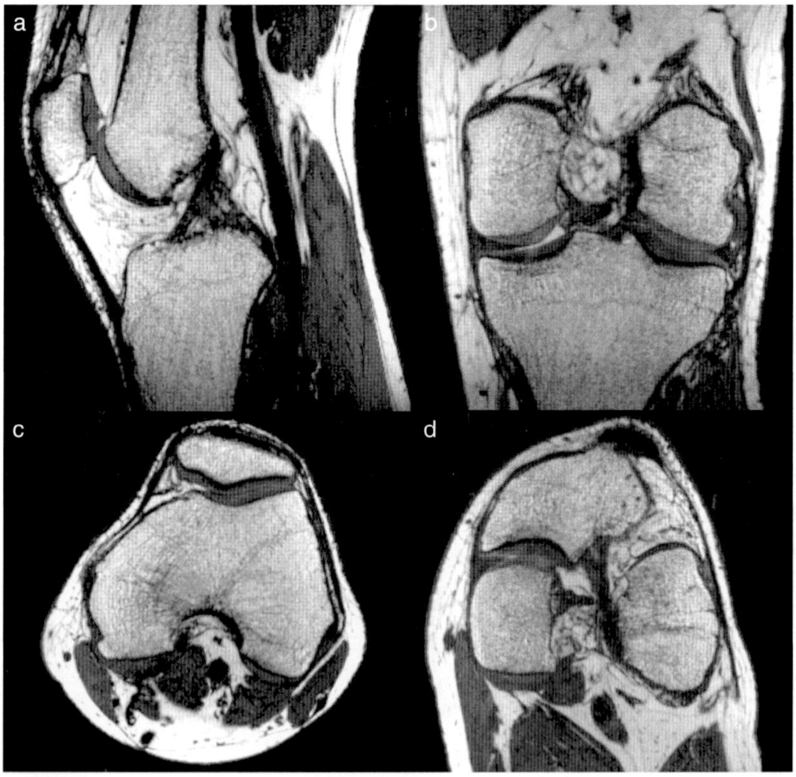

图 49.2

(黄小华 刘倩倩 王骏 译 刘念 刘小艳 陈峰 校)

第 50 章 平衡梯度回波：第 1 部分

梯度回波技术的进一步细化涉及调整 FID 信号的组成与自旋回波组成同时进行。平衡梯度回波序列(众所周知,是由 TrueFISP、FILSTA 和 bFFE 首字母组成)由小于 90°的 RF 脉冲开始,然后在稳态下进行数据采集。产生的横向磁化矢量感应生成 FID 信号(图 50.1 中①)。下一个脉冲(其后的每一个脉冲)不仅能产生基于该纵向磁化矢量的横向磁化矢量,而且能用前傅里叶测量的残余横向磁化矢量进行 RF 重聚脉冲(图 50.1 中②)。在稳态下产生激发脉冲链,产生 RF 回波,然后叠加在梯度回波上。读出梯度设置在 FID 和自旋回波同时采样时(图 50.1 中③)。然后,在下一个脉冲应用之前,层面选择梯度场、相位梯度场和频率编码方向处于平衡,因此,它们的净值为零。现在,自旋核准备接受下一个 RF 脉冲,并与相应的信号变成为新的横向磁化矢量的一部分。如果平衡梯度回波保留了纵向及横向磁化矢量,结果就会出现 T1、T2 的对比图像。脂肪和水,例如胆汁、血液或 CSF 呈高信号,使用脂肪抑制能鉴别脂肪组织中的血流。

因为该序列极易受磁场均匀性的影响，适当的匀场是获得良好图像质量必不可少的前提。运动伪影很少、SNR 高而且采集时间短。平衡梯度回波技术对超快速采集具有价值,常被

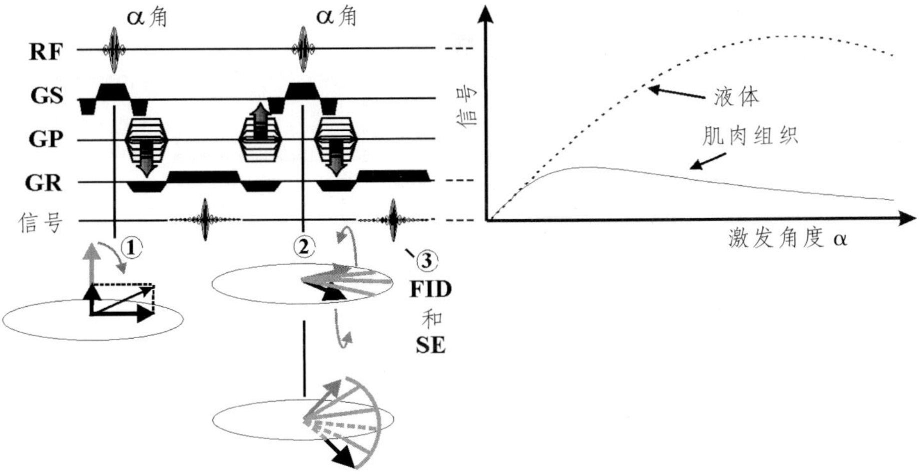

图 50.1

用作定位相。平衡 GRE 在心脏及大血管适时成像中也得到了广泛的普及。其对于心脏成像是非常适合的序列，因为它对运动伪影不敏感(归咎于其扫描采集速度，TR≤3ms)，同时，也可见心室腔内心肌和血液的高对比度。它也可用于屏气腹部扫描。平衡梯度回波技术在心脏成像方面广泛应用的主要原因是因为血液呈极高信号。扫描技术的组织对比基于 T1/T2 的比率。比值越接近于 1，信号越高。因此，尽管它们的 T1、T2 不同，CSF 和新鲜(未激发)血液常呈最高信号。因为高信号的血液，心室腔清晰可见，然后就能进行精确的心功能评估。然而，由于对比并不是真正的 T1W、T2W，平衡梯度回波并不能应用于除心脏以外作为常规临床工作中的标准脉冲序列。

图 50.2 显示，对具有收缩障碍的心脏，应用 ECG 门控平衡梯度回波序列扫描进行回顾性研究发现，其在短轴方向上显示的左心室下方层面变薄的区域，与心肌梗死后瘢痕一致。平衡梯度回波序列与 ECG 及脉冲门控相结合，可以提供血液及心肌良好的对比，除此之外，还能提供室壁功能和壁收缩的相关信息。

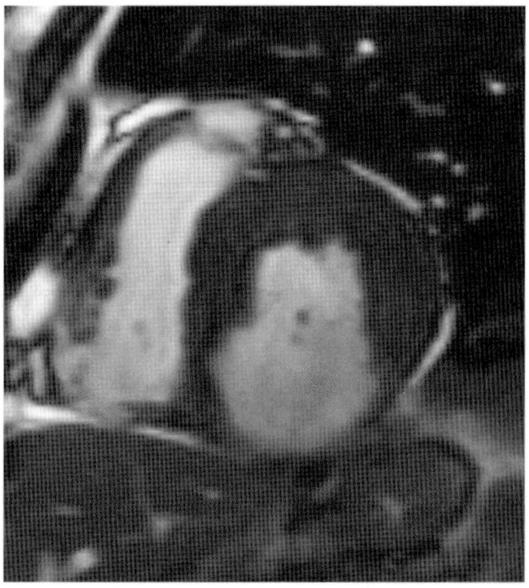

图 50.2 Courtesy of Günther Schneider.

图 50.3(a)为上腹部轴位 T1W 扰相梯度回波扫描图像，肝右叶内见一异常低信号影。图 50.3(b)显示，平衡梯度回波扫描的血管由于血液的流动呈高信号。需要注意的是，肿块的一部分也显示为高信号(箭)。该病灶对应于慢性血肿继发的动静脉畸形(AVM)，其内有持续性的快速血流。在腹部成像中，如图所示，平衡梯度回波序列能够提供血管内血流的重要信息或者是否存在病灶。

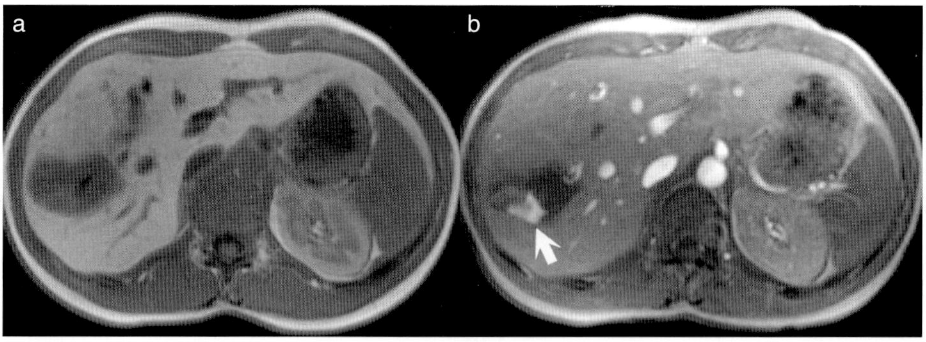

图 50.3 Courtesy of Günther Schneider.

(黄小华 刘倩倩 王骏 译 刘念 刘小艳 陈峰 校)

第 51 章

平衡梯度回波：第 2 部分

平衡稳态自由进动(b-SSFP)是平衡梯度回波的另一种说法。在各种 MR 应用中，该序列是以梯度回波技术为基础的成像序列的一部分。b-FFSP 技术是指一定梯度被一相反极性梯度所补偿，导致失相位采集而分开设置，从而产生独特的 T2/T1 比值。尽管该对比或许不能提供基于自旋回波序列的 T1W、T2W 图像同样的诊断信息，但因这种技术具有高 SNR 和极佳的组织对比，非常适用于腹部、血管和心脏结构成像。例如图 51.1 所示，脂肪不抑制(a)和脂肪抑制(b)的上腹部冠状位 b-SSFP(TrueFISP)成像。在这些 1s 采集的图像中，显示出了腹部血管的轮廓。图 51.2 显示了左心室 b-SSFP 技术较标准射频扰相梯度技术(a)优越的组织差异(b)，心肌血池分化对心室结构及功能的评估(见第 82 章和第 83 章)非常重要。

平衡组织磁化梯度的变化需要一个非常均匀的 B_0 磁场，以减少相关磁化率伪影。如图 51.3(a)所示，这些伪影在图像中反复出现低信号线影，其长度与 B_0 和 TR 值呈反比。改进的匀场技术提供更好的磁场均匀性，控制了这些低信号线影的存在。然而，在某些情况下，通过设置常规 MR 的共振频率在 50~250Hz 的量级时，伪影可被移除在兴趣区之外。这种方法通过一种频率而获得一种特殊的序列，其常被用于显示不同频率设置的一系列图像(图51.4)。通过图像频率设置能减少在被选定的兴趣区内的伪影，然后通过使用 b-SSFP 采集以提高图像质量，如图 51.3(b)所示。为了进一步减少对 b-SSFP 技术磁化率变化的影响，TR、TE 尽可能保持在最小值。

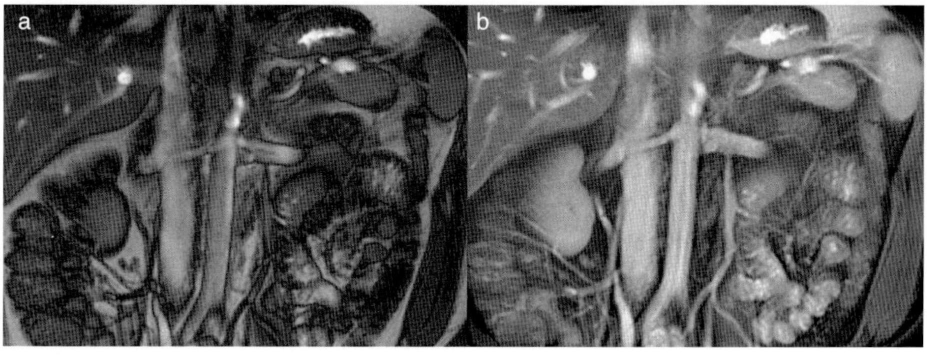

图 51.1

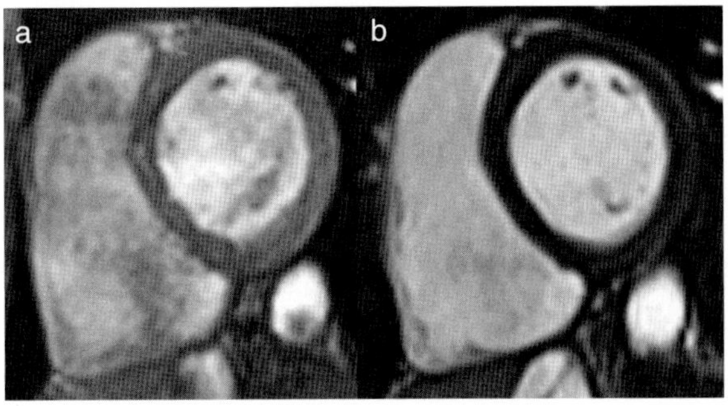

图 51.2

不同厂家对 b-SSFP 技术的命名不同，包括 TrueFISP（西门子）、FIESTA（GE）和平衡 FFE（飞利浦）。尽管实现方式各不相同，但当使用这些技术时，脉冲设计的关键是所有含铁异物（如耳环）必须摘除，以使该序列在更均匀的磁场中进行临床应用。

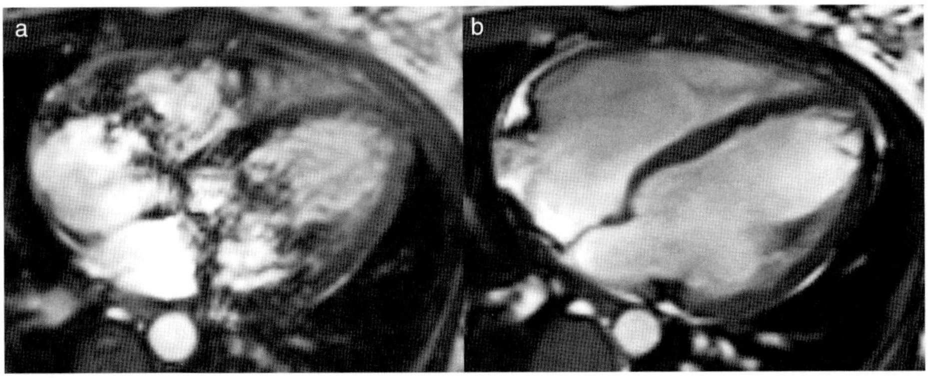

图 51.3

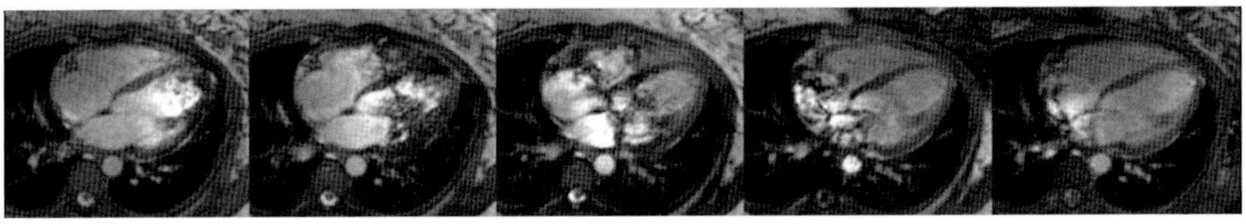

图 51.4

（黄小华 刘倩倩 王骏 译　刘念 刘小艳 陈峰 校）

第 52 章 时间反转稳态快速梯度回波：反转 FISP

仅仅收集如前所述平衡梯度回波中的自旋回波是可能的。有趣的是，FISP 的逆向运行刚好产生这种自旋回波。基本序列环如图 52.1 所示，用两条互相垂直的虚线表示。激发脉冲在给定的采集周期内产生横向磁化矢量，其失相位继于梯度序列之后，由 RF 激发脉冲进行重聚，判读自旋回波信号。因为扫描时间与 FISP 逆向运行一致，FISP 反转为时间反转稳态快速梯度回波(PSIF)，该序列已被采用。

从第一次激发脉冲开始，因为相位编码和频率编码的应用，横向磁化矢量在短暂的 TR 间隔中失相位。数据采集窗期间没有信号返回。在第 2 个周期中，RF 激发脉冲重聚失相位磁化量。对于 1 个 PSIF 序列来讲，TE 长于 TR。PSIF 序列尽管是 FISP 的逆向运行产生，实际上它也是一种自旋回波序列。PSIF 分离出了平衡梯度回波序列，如 TrueFISP(或等效 FLESTA 或 bFFE)。PSIF 是一种 SSFP 技术类型，虽然 SSFP 常等同于真实的 FISP，但它是稳态自由进动最令人信服的类型。

图 52.2 显示了同一平面内耳道的图像，用以鉴别 PSIF 和稳态相长干涉(CISS，见第 53 章)。CISS 是一种循环相位，平衡梯度自旋回波技术对流体非常不敏感。PSIF 信号代表上述

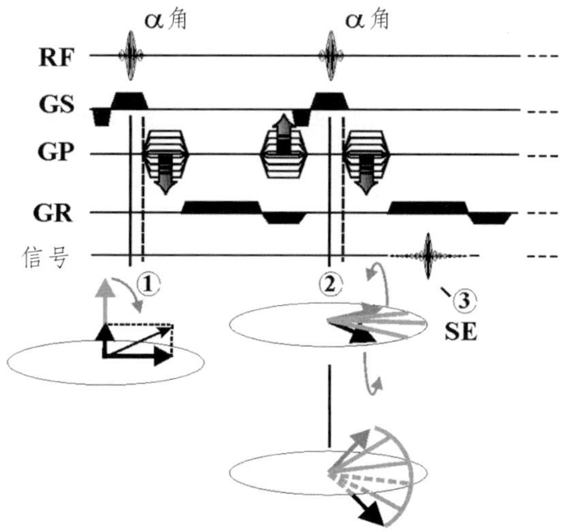

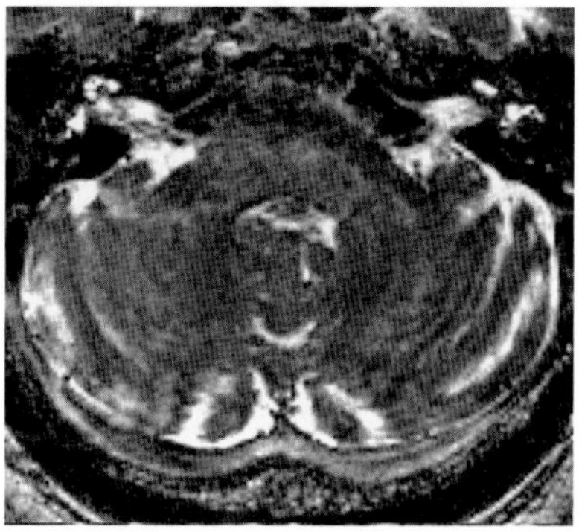

图 52.1

序列分离的自旋回波,对流体十分敏感。PSIF 的流体敏感性在图 52.2 中显示明显,尤其是桥前池内 CSF 运动的区域信号降低。因此,PSIF 在显示被 CSF 包绕的脑神经是不能选择的,但是在诊断与无信号的 CSF 流动区域相关的疾病方面非常有帮助。

近些年来,在临床上 PSIF 已被用于脊柱 DWI。图 52.3 显示了 1 例患有第 4 腰椎椎体压缩性骨折和肺癌的老年患者的 T1W 自旋回波图像、STIR 序列图像、PSIF 扩散加权腰椎矢状位图像。第 4 腰椎椎体在 T1W 图像上呈异常低信号,在 STIR 图像上呈异常高信号。然而,这种表现并不能对急性良性压缩性骨折与转移瘤相鉴别。相对于正常骨髓而言,转移瘤在 DWI 图像上常呈高信号。因此,在这个例子中(腰 4 椎体,白箭,在 DWI 上呈低信号)就是急性良性压缩性骨折的诊断。值得一提的是,硬化性转移,如前列腺癌在 PSIF 扩散加权扫描时或许并不呈高信号。

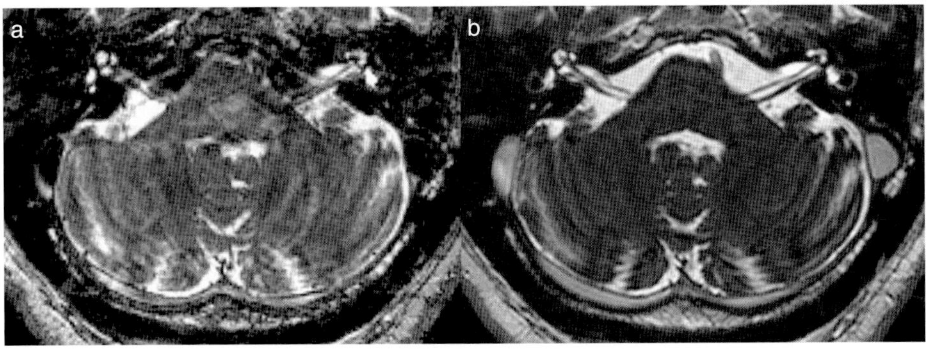

图 52.2

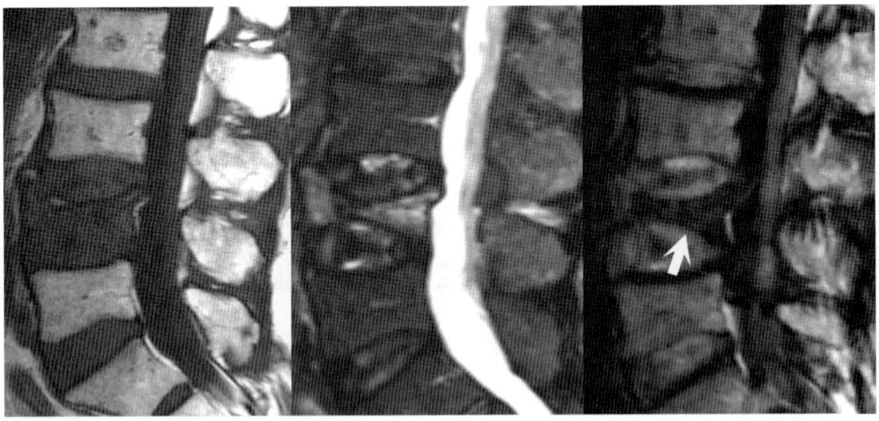

图 52.3 Courtesy of Andrea Baur-Melnyk.

(黄小华 刘倩倩 王骏 译 刘念 刘小艳 陈峰 校)

第 53 章 稳态相长干涉序列

当 b-SSFP 序列的某个回波路径在数据采集时失相位，可以相消干涉图像。结果在这些区域如空气-组织界面将会发生信号缺失，而在这些界面中组织磁化率显示较大的差异。这些差异降低了局部磁场的均匀性，接着形成了一种快速编码回波失相位。内耳是一个非常复杂的组织，由空气、骨、神经和血管组成，磁化率非常接近但又各不相同。为了使高分辨率 b-SSFP 技术在复杂多变的磁化率区域具有临床使用价值，稳态相长干涉（CISS）技术被开发出来。

CISS 技术是连续测得 2 个 3D b-SSFP 所得。通过细微改变激发脉冲(a)，相长干涉将会在空间上彼此错开而形成图像（信号缺失）。一种复杂的算法与以上两种采集相加。信号的缺失是由第一次采集干扰所得数据填充到第 2 次采集的数据中，因此，SNR 会提高 $\sqrt{2}$ 倍。

如图 53.1 所示：一例左侧内前庭段有一个非常小的神经鞘瘤的患者。轴位 FSE T2W (a)、自旋回波 T1W 对比增强 (b)、CISS 序列 (c) 都被用于扫描内耳道。用 3mm 层厚的 FSE T2W 图像病灶很难发现。然而，CISS 序列能显示神经的局灶性增大（箭），这样就能确保这个小肿瘤的检出。事实上，该病灶在 CISS 扫描的 2 个相邻层面上可见，因为该序列可以采集 1mm 层厚的连续层面。该病灶在对比增强 T1W 扫描中也可很好地显示。

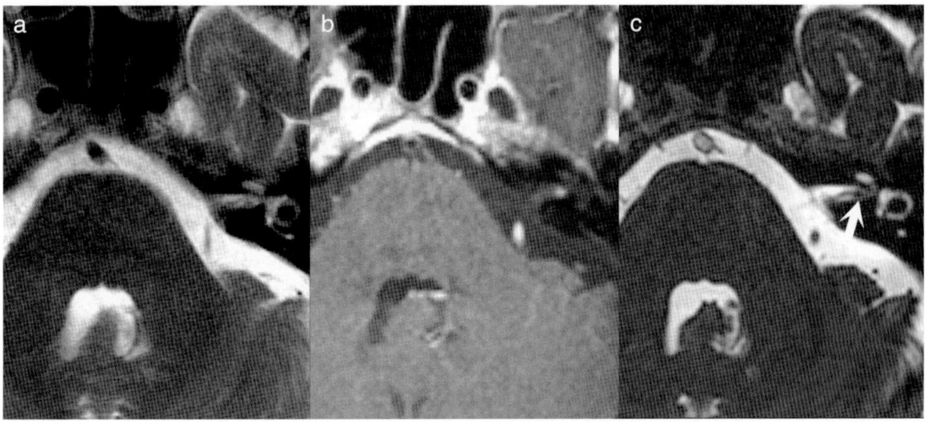

图 53.1

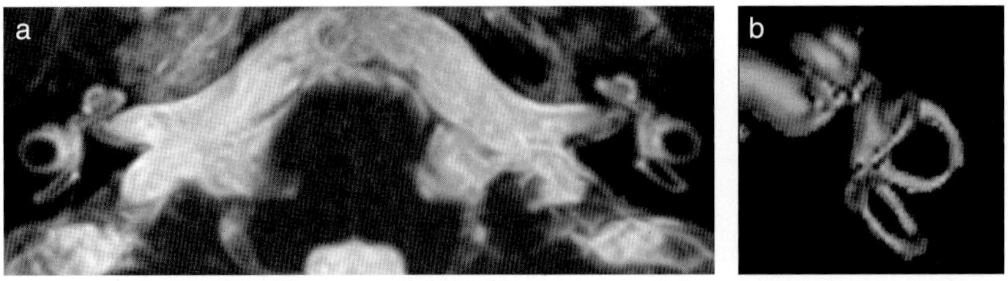

图 53.2

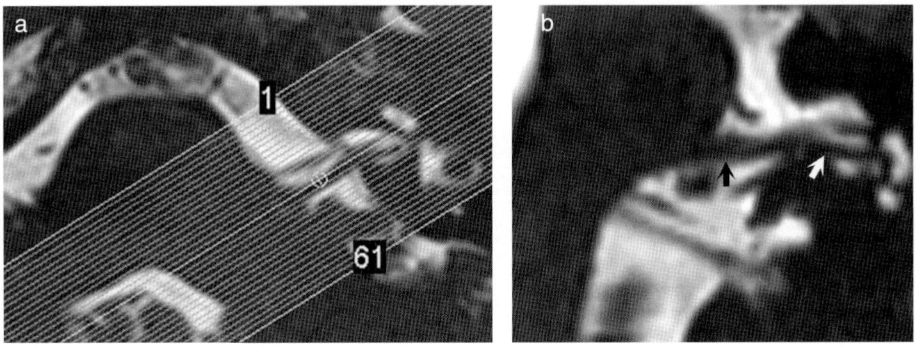

图 53.3

3D CISS 序列重 T2W 成像常通过高空间分辨率和亚毫米级采集显示内耳及小脑角的细微结构(图 53.2a)。3D CISS 扫描可通过最大密度和表面再现算法处理,用各向同性体素采集,结果形成耳蜗、前庭、半规管的一种高质量的 3D 重建图像(图 53.2b)。各向同性体素采集的另一个好处就是,在内耳区域可以在任意方位重建图像,以更好地检查第 7、第 8 对脑神经。图 53.3(a)显示在平行的范围内常用于重建图像 53.3(b),显示了脑池内前庭神经(第 8 脑神经的一部分,箭)的全长。

改善上述序列磁场均匀性则可以进行局部检查,例如脊柱。图 53.4 是 1.5T MR 颈椎 CISS 轴位层面图像。CSF 与软组织的极佳对比改善了 CSF 内背侧和腹侧颈神经的显示。CISS 技术仅是许多不同 3D 成像技术中的一种,但其作为一种新硬件和软件的广泛普及,促进了 MRI 从 2D 平面到 3D 容积成像的转变,这与 CT 过渡到多排探测器扫描的改变类似。

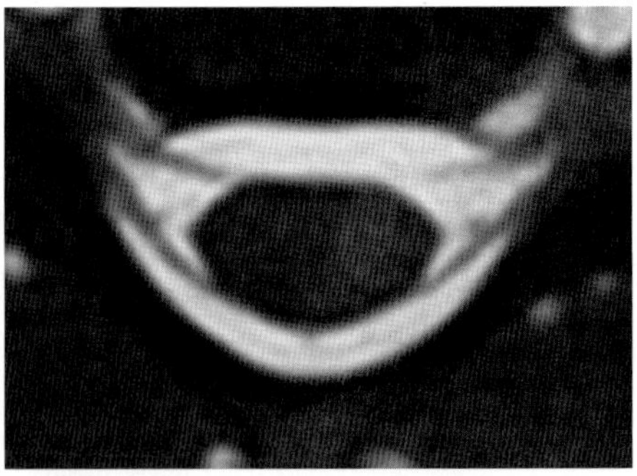

图 53.4

(黄小华 刘倩倩 王骏 译　刘念 刘小艳 陈峰 校)

第 54 章 TurboFLASH、FSPGR、TFE

TurboFLASH 是一种特殊的具有十分短的 TR、TE 和小翻转角的超快速扰相梯度回波技术(注意,该病例最后有关 TR 的定义)。短 TR 和小翻转角的一个主要结果就是这种类型的序列原则上具有较低的 SNR 并缺乏 T1 对比。然而,图像质量可以采用磁化准备脉冲得到明显改善,通常采集开始就施加一个 180°反转脉冲(取代先前每次采集的每条傅里叶线,这将意味着具有很长的测量时间), 如图 54.1 所示。一种不同的磁化准备方法是使用“恢复饱和”(SR)脉冲,特别是 90° RF 脉冲, 在成像序列开始之前饱和所有组织。准备脉冲和短序列参数允许将随后的超快速梯度回波数据采集集中在反转时间 TI 内,从选定的组织中选择为空信号。

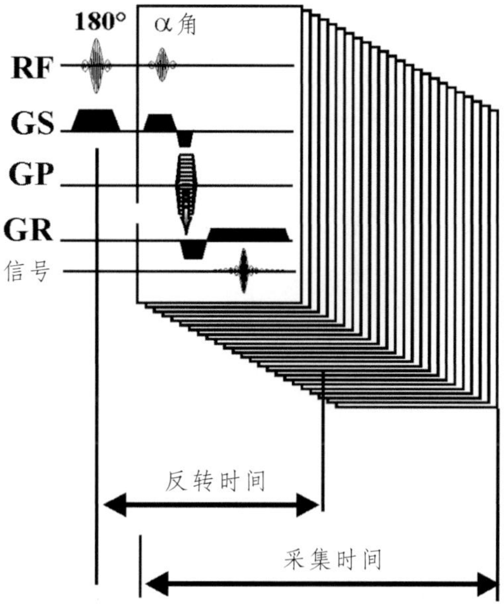

图 54.1

这种技术的一种应用就是心脏灌注可视化。TurboFLASH 技术提供了对比剂首次通过心腔的精彩显示,随后在正常心肌内对比剂摄取。以同样的方式,灌注研究可以在肝脏和肾脏进行。用于灌注研究,TurboFLASH 技术常常以单个短的方式应用(如图 54.1 所示)。采用分段 k 空间数据采样方法,TurboFLASH 技术在屏气过程中可用于腹部成像(联合 T1W)、同相位和反相位成像或对比增强 MRA。TurboFLASH 同样可以用于脑部 T1W 成像,2D 应用使得 BLADE 技术的实施成为可能(见第 96 章),3D 应用(MPRAGE,见第 55 章)提供具有高固有组织对比和图像质量的高分辨率数据集。

图 54.2 显示了采用 TurboFLASH 序列获得对比剂团首次通过左心室期间的图像 (每次心跳采集 1 幅图像,每隔 3 幅图像显示说明)。该患者有心尖部心肌梗死既往史,图像显示一个无增强的肿块(相当于血栓)与邻近变薄心尖的心肌。图 54.3 显示在广泛增强脑膜瘤(黑

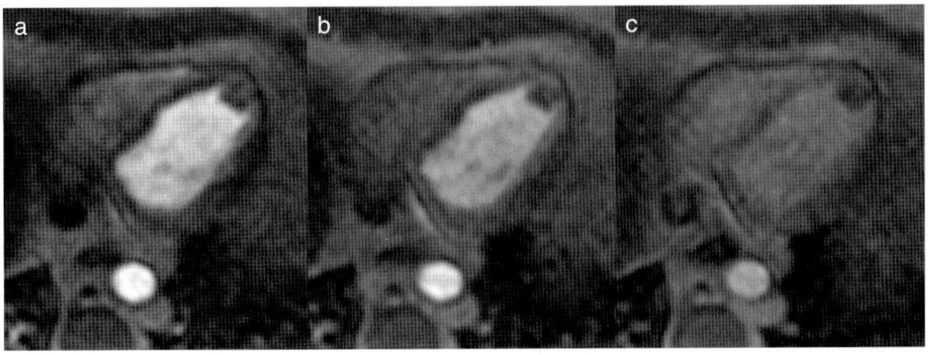

图 54.2

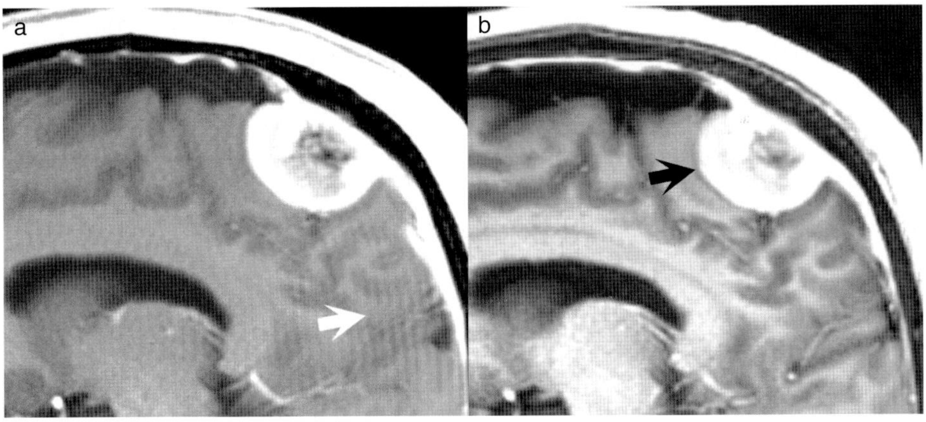

图 54.3

箭)的患者中,在 3.0T 上采用短 TE FLASH(a)和 BLADE TurboFLASH 技术(b)获取的 T1W 对比增强矢状位图像的对比。注意,TurboFLASH 扫描中由于使用 BLADE 技术,灰白质的对比改善,同时鬼影也消失(a,白箭)。

有可能混淆的一点是 TurboFLASH 中 TR 的定义。实际上,这类方法中有两种 TR。一种是对于快速梯度回波读出的 TR,通常为 6~12ms。另一种是磁化准备的重复率,为 3000ms 或更长时间。因为组织对比取决于磁化准备,人们已普遍接受"真实"TR 是定义磁化准备的重复率。真正的 TR 其实是这个值,如果扫描是采用 k 空间分段采集,或 3D 模式,或采用刀锋技术,或采用多个平均值,或采用灌注技术。

(黄小华 刘倩倩 王骏 译　刘念 张治平 刘小艳 校)

第55章 3D成像：MP-RAGE

TurboFLASH(FSPGR、TFE)从2D信号采集扩展到3D信号采集的挑战是由于这样一个事实的影响：一个反转脉冲最初提供的信号采集会在采集期间损失掉。这是因为大量的激发脉冲和3D信号采集相关的测量时间相对长。采取一种名为磁化准备快速梯度回波(MP-RAGE)的方法，在测量过程中重复反转脉冲可能克服这一点。3D图像采集需要在成像平面内对于每个相位编码步在块(分区)方向上重复所有相位编码步。因此，大多数情况下反转脉冲置于分区编码循环之前。在分区编码循环内，信号变化是由于纵向磁化矢量的恢复。

T1W成像采用MP-RAGE有几个优势。与多层2D成像不同，3D信号采集使用分区编码，比如在MP-RAGE，在一个合理的测量时间内(3.0T中最少5min)允许连续薄层扫描。反向磁化允许更好地控制T1W，与SE和2D梯度回波成像相比，允许更大的T1对比。图55.1显示3.0T增强后轴位T1W 2D GRE(a)和MP-RAGE(b)图像，该患者为28岁女性，严重残疾，有7年复发/缓解MS病史。有大量的MS蚀斑(多融合)，异常低信号强度，凸显在室周和更外围的白质中。注意，采用MP-RAGE具有更高的T1对比(b)，较好反映灰白质差异(小黑箭)，并改善MS蚀斑显示(白箭，后者相对于正常的邻近白质)。扫描时间分别是1min 52s(2D GRE)和3min 52s(MP-RAGE)。2D信号采集层厚为4mm，平面分辨率为0.86mm×0.86mm。3D扫描信号采用体素大小为1mm×1mm×1mm。轴位扫描重组采用1.5mm层厚。与2D扫描相比，轴位MP-RAGE图像似乎稍模糊，主要是由于平面分辨率稍差。这种类型的各向同性信号采集的主要优势是，能够重组其他平面的高分辨率图像，如图(b)和(c)所示，为1.5mm冠状位及矢状位图像重组。因此，高分辨率图像在所有平面内都可以从单个3min 52s信号采集获得，而信号采集时间约一半的2D GRE扫描只能获得轴位图像。注意，活跃的MS蚀斑(大黑箭)显示异常对比增强，这在所有3个平面都可很好显示。

MP-RAGE已经用于1.5T和3.0T高分辨率脑部结构成像。然而，在其使用中存在多个警示。MP-RAGE是梯度回波技术，因此，由金属产生的伪影可能比FSE技术更严重。依据脉冲参数的特定选择，与常规SE脉冲序列相比，MP-RAGE对病变可视化增强(特别是弱增强病变)可能较差。在1.5T常规临床成像中，相对长的扫描时间也妨碍其广泛用于脑部筛查。然而，3.0T MP-RAGE可以在合理的时间内生成高质量的T1W扫描图像，导致在日常检查中更广泛的使用。

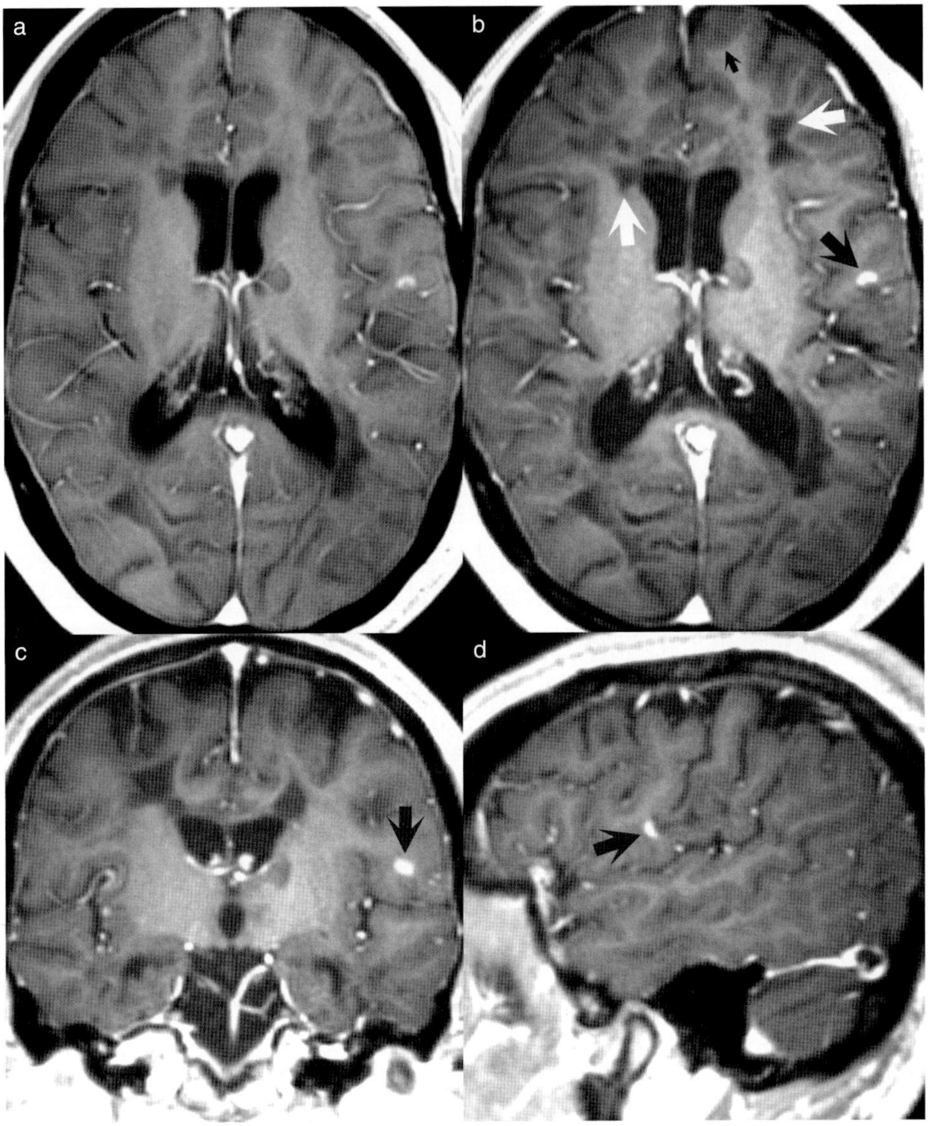

图 55.1

（黄小华 刘倩倩 王骏 译 刘念 张治平 刘小艳 校）

第 56 章 3D 成像：SPACE

在 MR 的早期，2D SE 序列成像是最为常用的扫描技术。SE 序列成像能够在不均匀的磁场中有效地抑制伪影的产生，这是早期磁体的一个优势。3D SE 序列成像是可行的，但由于扫描时间过长而未能获得广泛认可。这样的采集方法所具备的潜在优势是，在任意方向上的单一扫描采集均可进行高分辨率图像重建。随着 Turbo 及 FSE 成像技术的问世(这两个称呼是可以互换的，相应的缩写为 TSE 和 FSE)，3D 成像变得可行。然而，3D FSE 序列的能量沉积较高，在某些情况下禁止采用，尤其是在使用 3.0T MR 的情况下。近些年来，一些 FSE 的改良技术已经出现，其目的之一就是减少患者对这一能量的吸收。所有能实现降低 SAR 的方法，均通过降低 FSE 序列中重聚脉冲的翻转角来完成。这种技术，称之为 TRAPS(伪稳态之间的转换)，它在一次排列中使用一系列重聚的翻转角，使得距离 k 空间中心近的回波充分重聚。改进这一方法通过使用一系列的翻转角，这一系列的翻转角会对大多数空间编码回波链产生恒定的信号，并在数据采集期间将弛豫计算在内，这些举措将进一步改善图像质量。这种优化需要组织成像的弛豫值相关的知识。该方法随着专用翻转角的改进，使用超长回波链与 3D FSE 成像采集相结合的需求满足了对比，而被称之为 SPACE(采用不同翻转角，从而获得最佳的对比)。利用容积采集和对特定程序的 CNR 的优化，这一技术成为了降低必要的 SAR 的前提。对于脑部和脊髓成像，质子密度图像、T1W 图像、T2W 图像可以获得与 FLAIR 类似的对比。

图 56.1 显示了 T2W SPACE 采集的颈椎图像。扫描

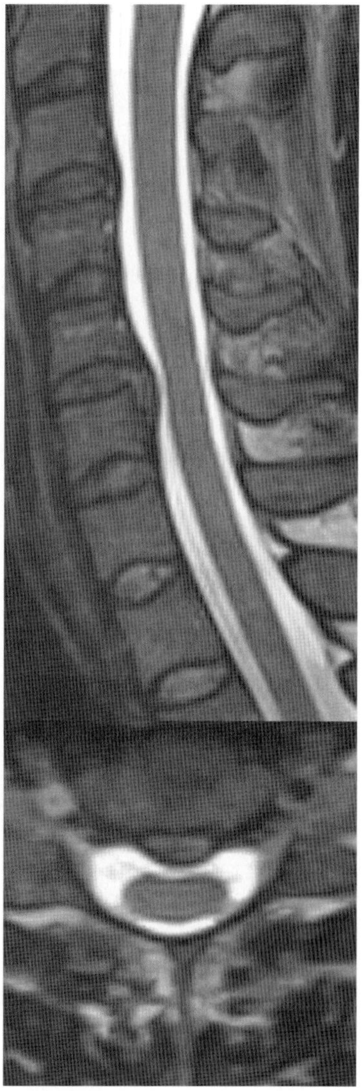

图 56.1

时间为 6min(采用 3 种平行成像因素),空间分辨率为 0.9mm×0.8mm×0.8mm。接近各向同性分辨率使得在任意平面内进行高分辨率的图像重组,在该例中,采用 1.5mm 层厚的矢状位及轴位图像(平行于椎间隙)显示颈 5~6 中央型椎间盘突出。图 56.2 显示了 1 例慢性 MCA 梗死的患者 SPACE 脑部采集与 FLAIR 序列相同的对比,异常高信号和低信号区域分别反映神经胶质瘤和脑组织损害(囊性软化灶)。轴位、矢状位及冠状位 1.5mm 层厚的图像显示,所有重组单个采集 6.5min(采用 2 种平行成像因素),其容积大小为 1mm×1mm×0.9mm。

进一步阐述 SPACE 扫描技术,非选择性聚焦脉冲常用于获取超短波的回波间隔(低至 3ms)。可允许部分回波链的长度大于 300,结果(当联合平行成像时)是在能接受的扫描时间内获取高分辨率的 3D 图像。这一技术尤其在呈现复杂的解剖细节时具有临床优势,包括应用于脊柱、肌肉骨骼系统(膝半月板)和脑部(内听道)。对于小病灶的发现,如 MS 的蚀斑,SPACE 已经显示对于薄层(3mm)2D 成像具有优势。

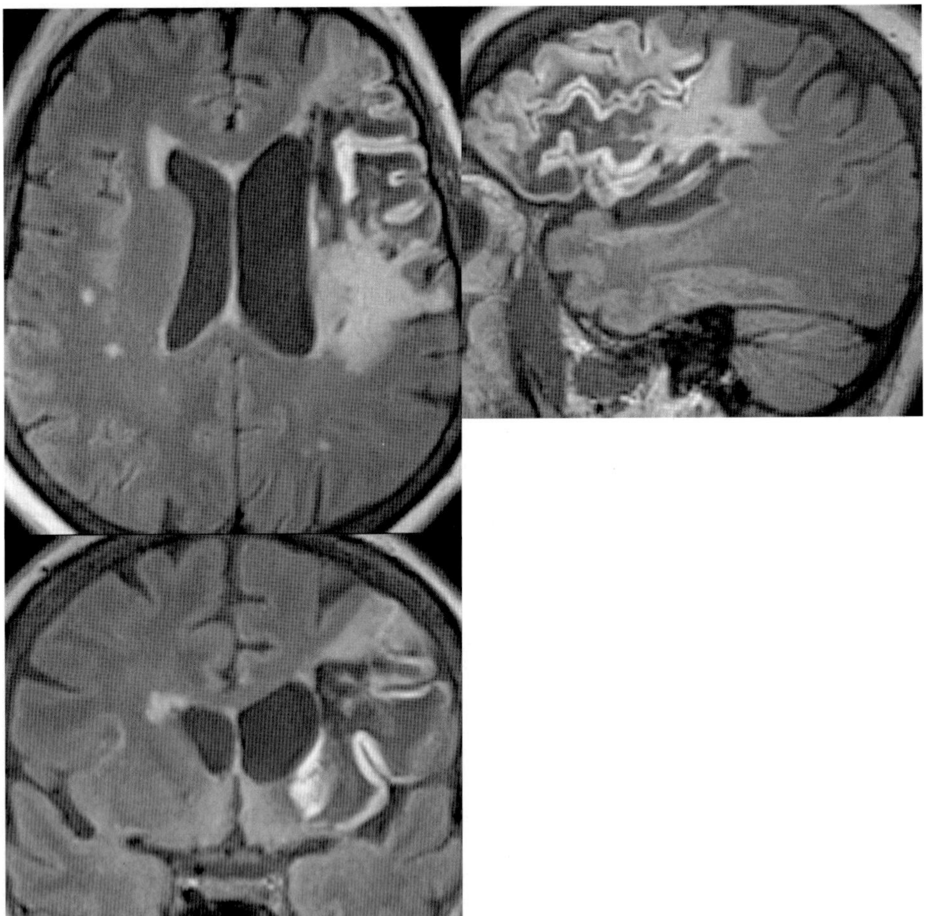

图 56.2

(黄小华 刘倩倩 王骏 译　刘念 张治平 刘小艳 校)

第 57 章 磁化率加权成像

磁化率加权成像(SWI)采用高分辨率、速度补偿(包括所有 3 个轴向上的流动)3D 扰相梯度回波扫描。特别重要的是,SWI 采用组织间的相位差信息以突出磁化率差异。在 SWI 的采集过程中,两种类型的图像被重建:一类是高通滤波相位图,另一类是最小密度投影,后者伴随相位加权级信息。SWI 对于正常静脉血液、血液流动、急性出血(去氧血红蛋白)、慢性出血(含铁血黄素)、铁蛋白中的铁具有很高的敏感度。与绝大多数 MR 技术一样,此技术在 3.0T MR 中得到进一步发展,归究于 SNR 的增加以及更为突出的磁化率相关的影响。后者使得 TE 及 TR 减半,大大降低了扫描时间。

SWI 的主要应用包括诊断创伤性脑损伤(急性和慢性)和海绵状血管瘤。在创伤方面,相对于 2D T2*W GRE 扫描,SWI 序列能改善弥漫性轴索损伤(DAI)中所见的多发点状出血灶的显示。DAI 的病灶由剪切伤所致,发生在解剖学上的灰白质交界区及胼胝体内深部的灰质核团及脑干。同样,SWI 也能改善脑室系统及蛛网膜下腔出血的显示,二者均显示为正常 CSF 的低信号。利用 SWI 可以补充 FLAIR 急性蛛网膜下腔出血的检测能力。对于海绵状血管瘤患者(图 57.1,采用 3.0T MR),由于 SWI 序列改善了对含铁血黄素的敏感度,通常这些

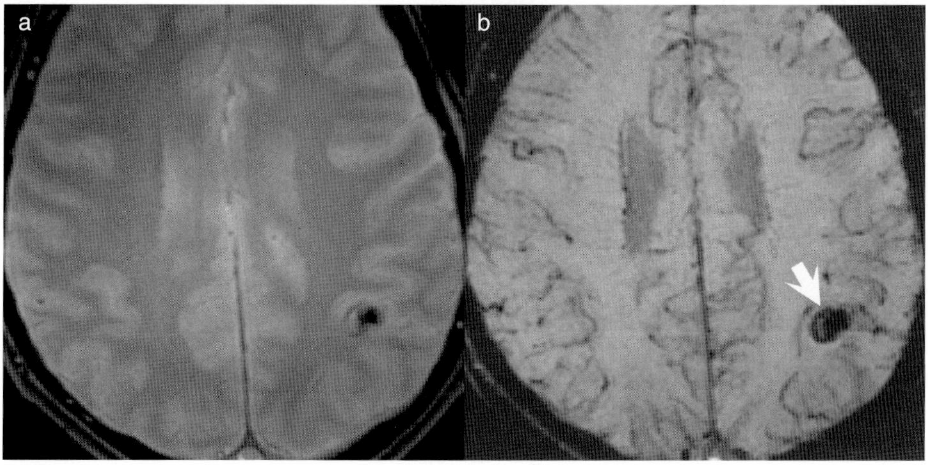

图 57.1

病变相比于 2D GRE T2*W 扫描(a)显得更清楚了(b,箭)。SWI 序列改善了非常小的海绵状血管瘤的检出率,这对 10%~30%具有家族遗传性海绵状血管瘤的患者具有重要意义,在他们颅内能见多发性病灶,其中很多都非常小。SWI 序列还能清楚地显示静脉瘤以及肿瘤组织中的静脉回流。

图 57.2 通过 SWI 序列的扫描判读显示复杂的影像图。在更高的层面(图中未显示),患者亚急性早期的大脑前动脉梗死显而易见。在解剖层面上看,FLAIR 序列上病灶周围呈高信号(a)。在 T1W 图像上,增强后病灶未见异常强化(b)。在 DWI 序列中,FLAIR 序列上表现为异常高信号的病灶在 DWI 上由细胞毒性脑水肿 (白箭, 由于扩散受限而在 DWI 上呈高信号)和血管源性脑水肿(由于肿块而在 DWI 上呈等信号,黑箭)组成(c)。SWI 序列(d)使大的脑血肿易于显示(中央型肿块,显著低信号),因而易于诊断。由于继发性缺血,患者梗死区并发脑实质出血。这些图像与 SWI 序列的图像(与图 57.1b 相同)均采用 3.0T MR 获得。

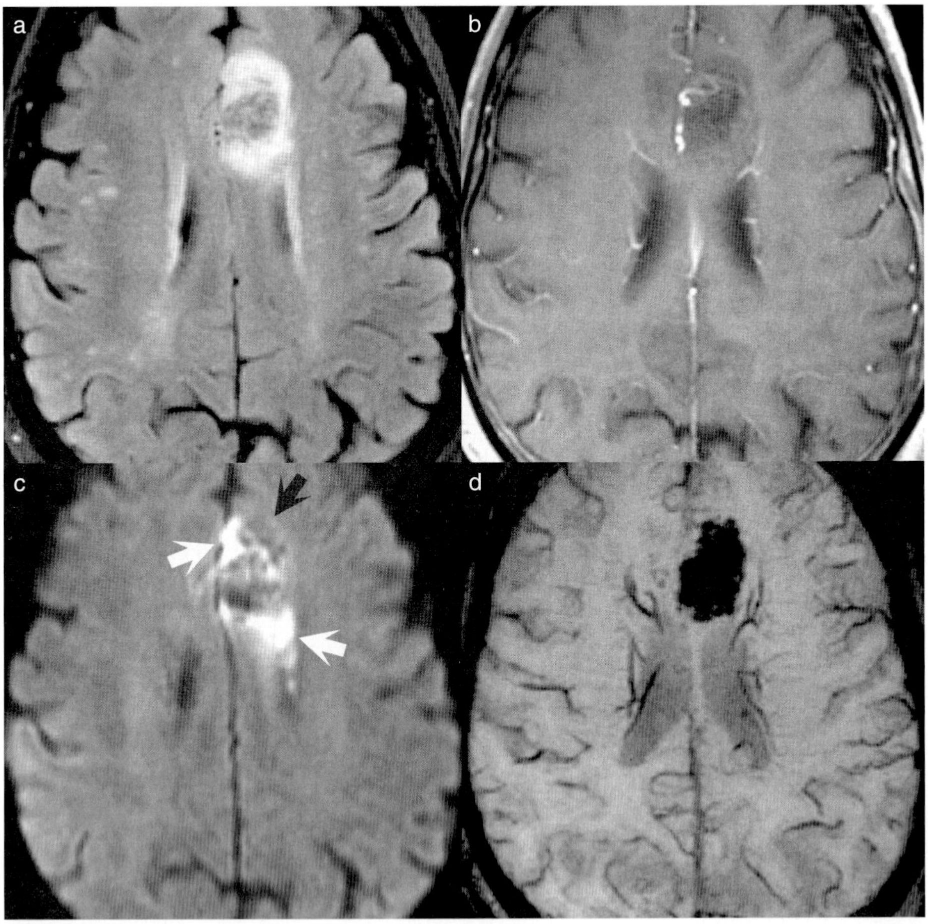

图 57.2

(黄小华 刘倩倩 王骏 译 刘念 张治平 刘小艳 校)

第 58 章 多次激发平面回波序列

由运动引起的相位误差所致的伪影是 DWI(见第 76 章)中一个特殊的挑战。这些可以通过相干、宏观和整体运动而引起,如 CSF 搏动。这种挑战促进快速采集技术应用于克服多次激发序列中由于相位变化产生的“鬼影”,最常见的是单次激发回波平面成像(ss-EPI)。然而,ss-EPI DWI 的图像质量较差,空间分辨率相对较低,SNR 低,由于组织界面和金属植入物导致的磁化率伪影较强。随着磁场强度的增加,磁化率伪影和空间分辨率的劣化变得更加显著。单次激发中(如采用单次 RF 激励脉冲),对于给定层面,采集整个 k 空间时,ss-EPI 产生的磁化率伪影可使固有读出时间延长。为了减少 ss-EPI 的读出时间,采用了 SENSE 和 GRAPPA 并行成像技术等不同的方案。

为了克服 ss-EPI 的局限,引入了几个扩散加权、多次激发 EPI(ms-EPI)序列用于相位校正,以避免由激发到激发,以及运动诱发的相位误差所致的伪影。这种校正是基于导航回波从每个激发获取的 k 空间中心区域的数据。利用导航数据进行 2D 非线性相位校正是非常有效的。相对于 ss-EPI 而言,通过 rs-EPI 在单次激发时仅对 k 空间的一个子集采样,可以缩短读出时间并减少大量的磁化率伪影。传统的 ms-EPI 序列通过在 k_y 方向上不同的激发,隔行扫描 k 空间线采集数据。虽然这种方法对于减少磁化率伪影是有效的,但却给 2D 相位校正过程提出了一些挑战。这些挑战与传统 ms-EPI 捕获方案未能满足 Nyquist 采样条件有关,从而导致一些数据在图像域中失真。为了克服这个问题,开发了一些新的技术,比如分段读取平面回波序列(rs-EPI,也称作 RESOLVE,或分段读取长变量回波链)。rs-EPI 采用改进 k 空间采样方案,其中的读出方向(k_x)被分为多个“读出片段”,范围涵盖了 k 空间的整个 k_y 方向(图 58.1)。每个读出片段均由一个单次激发获取,并且在每次采集中都采用一个额外的 180°脉冲以产生第 2 次 SE。采用这种额外的 SE 通过采用第 2 个 EPI 来采集 k 空

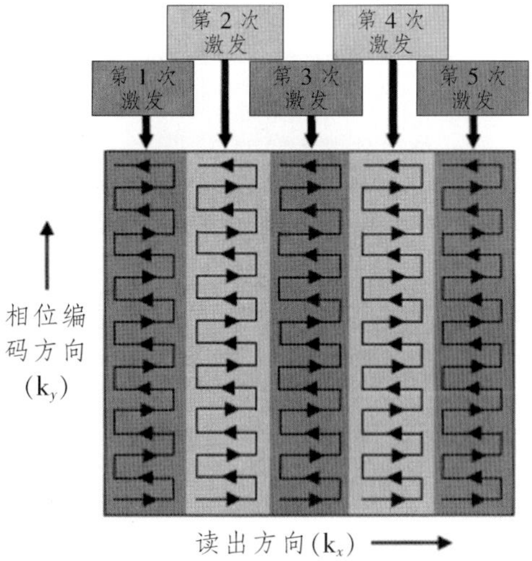

图 58.1

间中心的 2D 导航数据。k_x 方向上读出列数目的减少有利于快速梯度的反转，从而减少回波间隔，降低了整体读取时间，减少了磁化率伪影。每次激发的 rs-EPI 序列数据点在 k- 空间是邻近的，从而满足了 Nyquist 采样条件，并使得利用导航数据对图像域进行非线性的 2D 相位校正成为可能，有效避免了混叠信号的干扰。

图 58.2 显示在标定相同的空间分辨率下，ss-EPI(a)及 rs-EPI(b)采集的多个左侧 MCA 供血区域内栓塞梗死的图像。在 rs-EPI 图像中，SNR 和实际空间分辨率均优。注意，rs-EPI 序列中脑沟成像质量的改善(如图 58.2b，箭)。

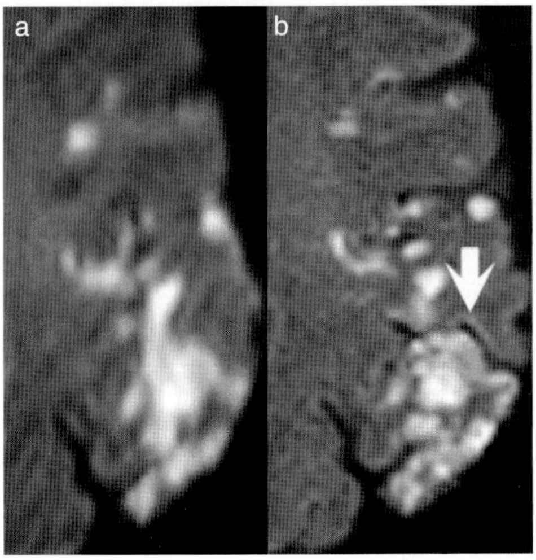

图 58.2

与 ss-EPI 相比，rs-EPI 扫描时间更长，归究于采集每张图像 k 空间数据所需的 RF 激发(或激发次数)更多。然而，扫描时间的增加，增强了空间信息及 SNR，后者有利于实现并行成像，以降低扫描采集时间。

这些技术未来将应用于改善乳腺、脊柱和肾脏 DWI 图像质量。DTI 和 fMRI 技术，较目前的手段，将实现更微小的神经解剖结构及神经通路的可视化。

(黄小华 刘倩倩 王骏 译　刘念 张治平 刘小艳 校)

第 59 章 容积式内插法屏气检查

k 空间的边界包含了图像内的细节、高空间频率的信息。对于一个不均质物体，在 k 空间的一部分会有某种信号，即使这个物体很小。省略了这部分 k 空间的数据采集会产生截断伪影（见第 93 章）。用零值填充这些数据线（图 59.1b 所示），会很好地改善图像质量。图 59.1（a）显示所有 k 空间线在 3D 扫描采集时的位置。在图 59.1（b）中，更多地只沿层梯度轴中心线进行采集。认为以这种内插方式获得的图像与用全部 k 空间采集扫描获得的图像一致，这样的想法是不对的。另一方面，采用容积式内插法屏气检查（VIBE）技术的零填充确实改善了部分容积效应。换句话说，零填充没有改善空间分辨率和容积分辨率，但减少了图像中像

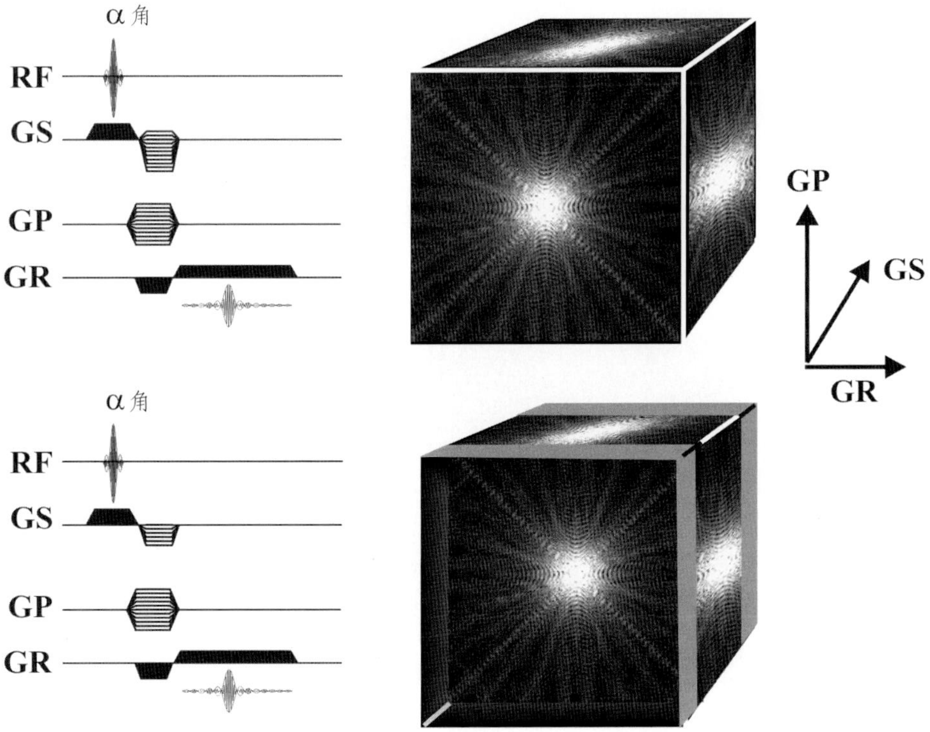

图 59.1

素的形状和大小造成的伪影。

图 59.2 显示的是 1 例多发性肝血管瘤患者的图像，在 1.5T 上采用 VIBE 技术获得。采用 VIBE，在一次 20s 屏气内可以获得连续的薄层（2~3mm）图像，提供大 FOV 的覆盖，平面内分辨率约为 2mm×2mm（在 3.0T 上，体素大小在所有轴上都能获得 2mm 以下的图像）。在临床应用中，VIBE 用于上腹部动态增强扫描和 MRI 结肠成像。采用脂肪抑制技术就可以进行，采用 3D 快速小角度激发（FLASH）脉冲序列。图 59.3 对比了一个屏气增强（a）3.5mm 层厚 VIBE（使用传统的钆螯合物）和（b）6mm 层厚 2D FLASH 扫描（采用小的铁颗粒，Resovist，见第 48 章）。肝左叶可见一较大的肝细胞癌病灶。VIBE 比 2D GRE 序列的好处在于能够在一次屏气过程中，实现薄层、脂肪饱和及更高的 SNR，层与层之间无间隔，归究于 3D 采集的属性。

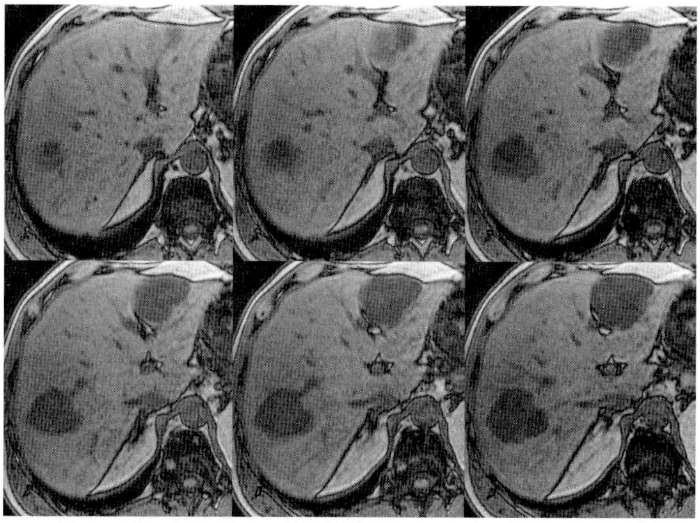

图 59.2

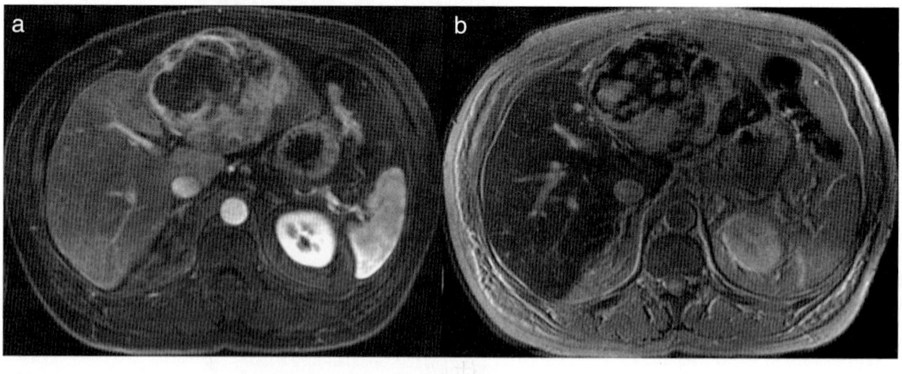

图 59.3

（黄小华 刘倩倩 王骏 译　刘念 张治平 刘小艳 校）

第 60 章 肝脂肪定量

如今，肝脏的脂肪能够被一些不同的 MR 技术所量化。两种被广泛接受的方法是脂肪选择成像，即采用空间光谱激发和同相位/反相位梯度回波成像(Dixon 技术)。图 60.1，采用同相位/反相位梯度回波技术(a，b)显示肝内脂质(IHL)区域性的不同。图(c)是采用这种技术计算出的肝内脂质图像，如覆盖(反相位图像上)和信号衰减校正归究于横向弛豫和纵向弛豫。注意，增加的脂质含量存在肝右叶外侧基底段。上述两种方法都必须满足一些自身的约束，即空间光谱激发需要一个非常均匀的静磁场，尤其对肥胖患者需要耗时匀场，但是可直视肝内脂质。与之不同的是，同相位/反相位技术需要对 T1 和 T2* 弛豫结果进行校正，这需要额外的测量和更复杂的后处理。然而，这两种技术都提供了一种肝内脂质百分比的定量法，并互相关联。

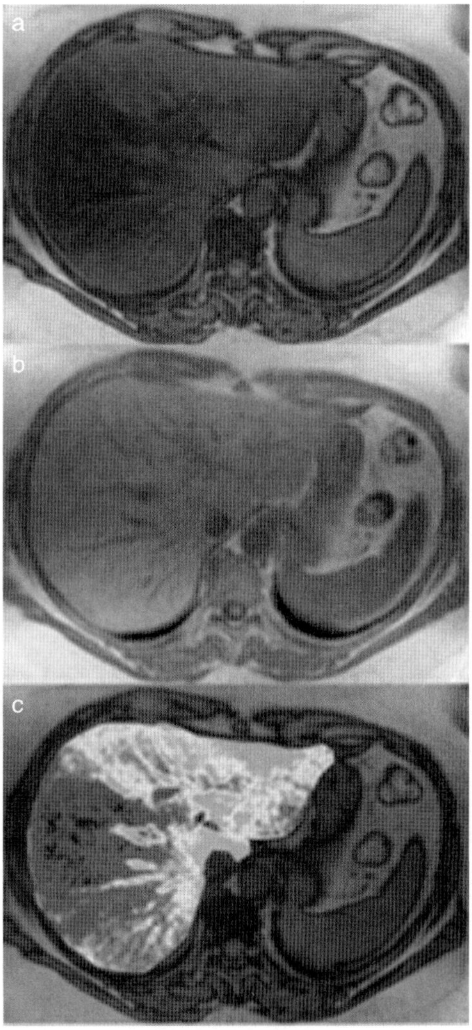

图 60.1 Reprinted with permission from Springer F, et al. Invest Radiol 2010; 45:488.

以基于 GRE 的 Dixon 技术为例，如果纵向弛豫对肝脂肪定量的影响最小化（采用≤10°的小角度激发)，额外的 T1 校正技术并非必须。更甚者，T2* 弛豫结果也能够在相同的序列中被一种追加的同相位回波采集所评估，这就是所谓的三点法(回波)Dixon 技术。有效的横向弛豫，即 T2* 继而能够相对简单地从 2 幅同相位图像中计算出，并被用于肝内脂质量化的纠正，或评估肝脏铁质沉积。

这三点法 Dixon 法已经与肝活检的肝脂肪

含量有良好的相关性,不受肝纤维化或肝硬化的限制。图 60.2 是另 1 例患者的结果,同样描绘了肝内脂肪含量的不同区域,但是采用了三回波 Dixon 技术,即对 $T2^*$ 结果的校正,图(a)是覆盖了脂肪量为 0~100%的脂肪含量图,图(b)和图(c)是肝内脂肪含量为 5%~95%的组织学图,它从两种活检标本(超声引导下对图(a)中标注的两个兴趣区进行活检)获取。

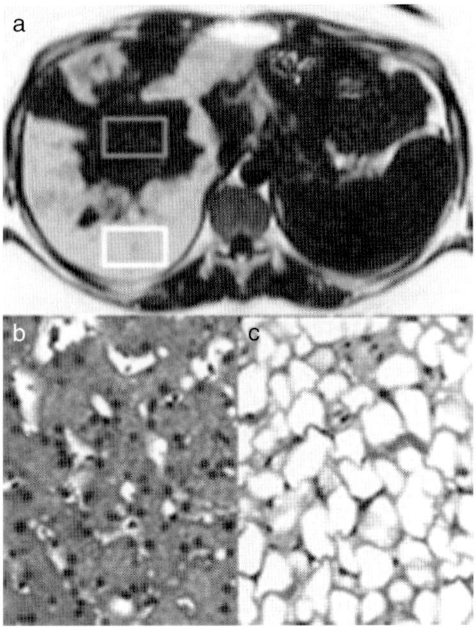

图 60.2 Reprinted with permission from Kühn JP, et al. Invest Radiol 2011; 46:785.

最近的另一种方法基于单一体素波谱成像,即在 TE=0 时,从多个 TE 点的指数拟合来推断脂肪和水的积分来获取脂肪定量。这种基于光谱成像的方法也允许对肝内铁质沉积进行评估。尽管局限于单一的体素,扫描能够在一次屏气内(15s 的采集时间)采集。对于肝脏脂肪定量,即使结果与多回波方法相比,这种方法可能是最精确的。技术的复杂性和空间的覆盖率对于以波谱为基础的技术是限制因素。

(黄小华 刘倩倩 王骏 译 刘念 张治平 刘小艳 校)

第61章 磁共振胰胆管成像

如图 61.1,胆管或胰管阻塞可导致各种并发症,包括剧烈疼痛。检查这些部位,以排除结石阻塞需要侵入性方法, 例如,内镜逆行胰胆管造影(ERCP)。磁共振胰胆管成像(MRCP)是一种简单的、非侵入性的被用于研究胆管和胰腺系统及其周围器官的 MR 技术。

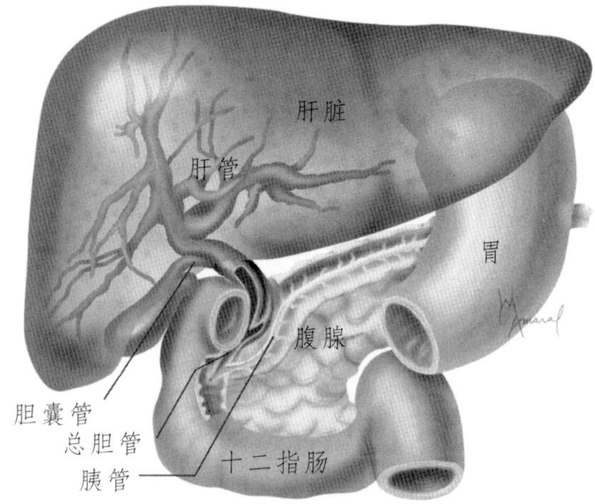

图 61.1

MRCP 的研究始于 T1W 成像或 T2W 成像,用于显示并定位病变胆管周围的组织。图 61.2(a)是 2D 扰相梯度回波序列图像,采用屏气方式采集,并显示扩张的胆总管(箭)和正常的胰管。有时采用附加冠状位成像用于进一步对胆管或视野进行定位,如图 61.2(b)所示。一旦完成定位,即常规采用 2 种 MRCP 方法。

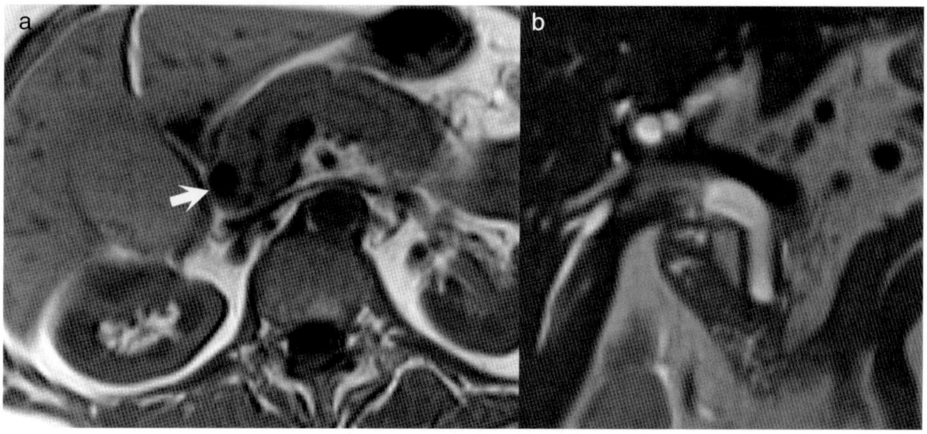

图 61.2

为了最好地显示没有血管或肠道重叠的解剖，在常规成像之后，通过各种角度用长 TE（≥150ms）采集一系列单层（厚层厚）、单次激发、2D 扫描成像。图 61.3（a）显示定位器，用于获取图 61.3（b）中因胆总管重叠影响胰管显示的部分。略微倾斜定位器（图 61.3c）重复采集，能避免重叠，使胆管显示清晰（图 61.3d）。这种 2D 方法具有快速（<5s）采集的优势，并允许重复成像。

在 2D 成像后，需要采用各向同性、高空间分辨率进行 3D 扫描，以最大程度利用后处理技术。扫描时间通常为 4~6min，利用呼吸导航回波，允许患者在数据采集时自由呼吸。图 61.4 显示 MIP 图像。MIP 去除了 SNR 较低的组织，清晰地显示胆管系统。这些数据以各向同性采集，允许各种旋转的重建，以便从不同角度观察胆管系统。尽管 ERCP 技术具有直接介入治疗的优势，但是对胆管的评估或筛选，MRCP 是一种完美的无创技术。

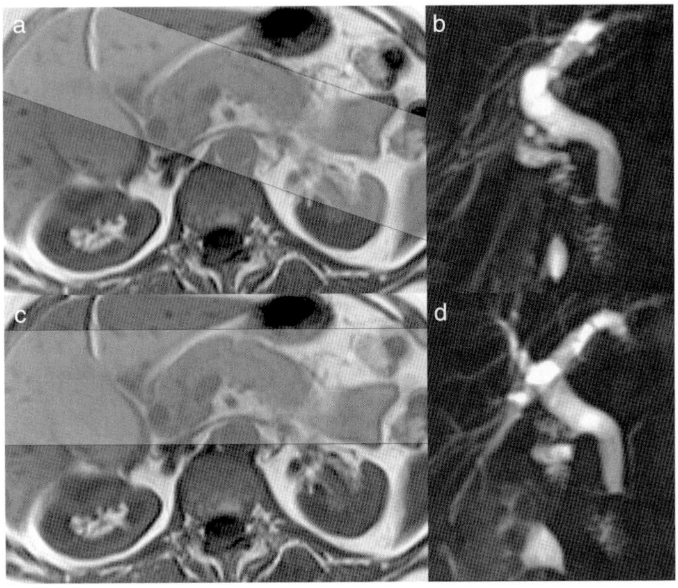

图 61.3

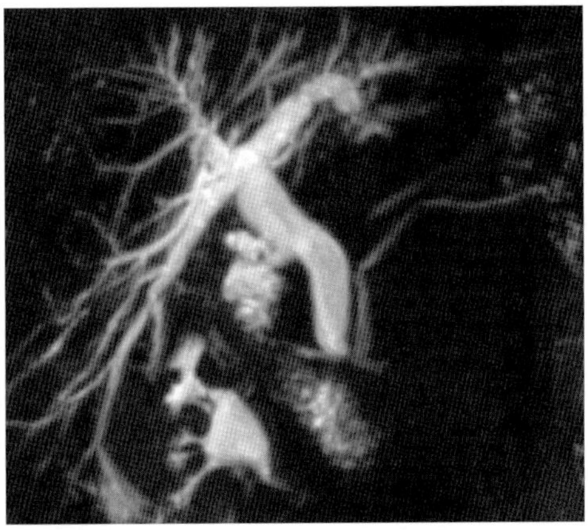

图 61.4

（黄小华　刘倩倩　王骏　译　　刘念　张治平　刘小艳　校）

第 62 章 软骨成像

关节软骨由透明软骨组成，一旦损伤几乎不可能恢复。关节软骨由胶原纤维、黏多糖、细胞外液和少量的软骨细胞构成。其中，黏多糖和胶原蛋白是健康关节软骨的主要成分。软骨成像提供了一种非侵入性的定量的 MRI 技术，这种技术可以检出软骨在生化方面的改变。目前，这项 MR 软骨特性成像技术可用于临床，包括联合 T2 以及 T2* 成像的软骨延迟增强磁共振成像(dGEMRIC)。

dGEMRIC 是一种通过评价 T1 弛豫时间来评价关节软骨中黏多糖含量的 MRI 技术。黏多糖是携带负电荷带有支链的大分子物质。许多钆螯合物也带有负电荷，静脉注射后可显示螯合物在软骨内的分布，这种分布与软骨内黏多糖的含量呈反比，因此，可以间接评价软骨内黏多糖的含量。dGEMRIC 多用 2D 快速反转恢复技术，或是 3D 伴随着翻转角变化的 VIBE 脉冲序列，以产生 T1 图像。患者运动 10~20min，接着注射双倍剂量的离子型钆螯合物。dGEMRIC 显示出黏多糖在软骨内的分布，通常在患有骨关节炎的关节中观察到较少的黏多糖。dGEMRIC 也许可用于检测早期骨关节炎，并且为外科手术确定最佳时机以延缓病程的进展。图 62.1 显示冠状位 T1 的延迟软骨成像，在之前进行自体软骨细胞移植术后的位置，股骨外侧髁软骨的信号降低(箭)，与原本软骨的特性比较，代表黏多糖含量减少。

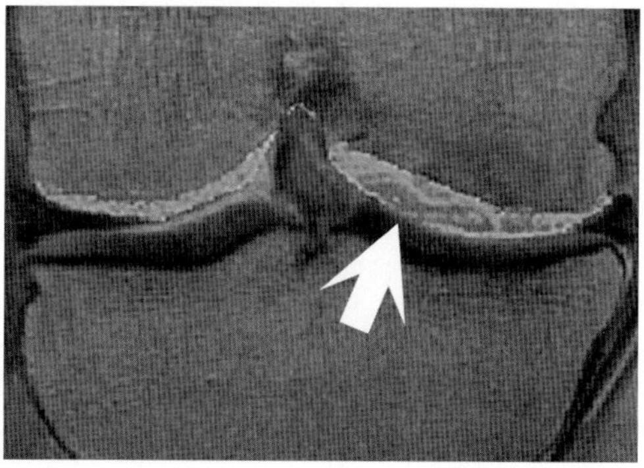

图 62.1

T2 图像是一种评价关节软骨中水分子与胶原纤维网之间的相互作用的技术。T2 成像通常采用 2D 多平面多回波(CPMG)序列。透明软骨的 T2 值对胶原蛋白的含量以及胶原纤维各向异性的方向变化敏感性较高。T2 值的增加通常与软骨的损伤有关。图 62.2(a)显示的是 1 例无症状的 30 多岁运动员的膝关节的多回波矢状位图像。图 62.2(b)显示的是计算的 T2 图像。在后股骨髁(白箭)可见信号增高，代表早期的软骨软化症。T2 图像主要用于检测早期的骨关节炎以及软骨结构的损伤，以进一步监测后续的外科手术和软骨的修复情况。

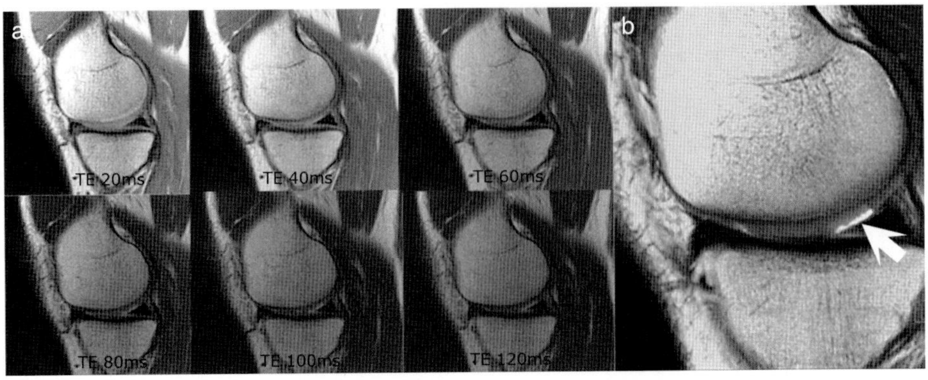

图 62.2

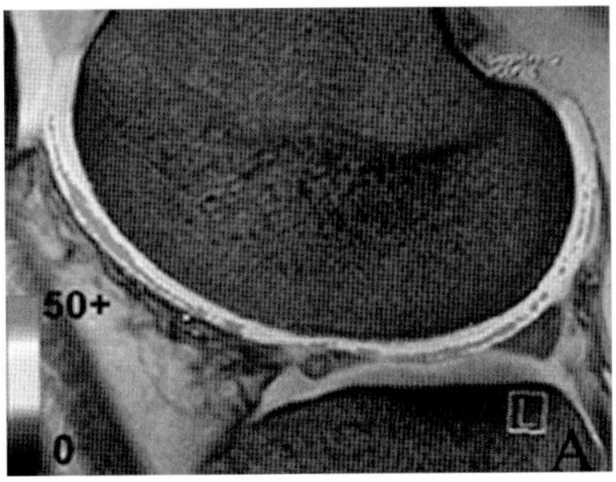

图 62.3

相对于 T2 图像，T2* 图像是可以选择的成像技术。T2* 图像使用的是一种 3D 多回波梯度回波脉冲序列。T2* 弛豫反映的是 T2 弛豫，以及在纯 T2* 衰减过程中微弱的磁化率相关的失相位效应。T2* 的区域变化反映了 T2 的区域变化以及软骨的微观结构。在微弱的磁化率的作用下，低 T2* 值也反映了低 T2 值。图 62.3 显示了一幅矢状位的 T2* 图像，来自 1 名健康志愿者的膝关节，其股骨髁可见正常透明软骨。T2* 图像提供了一种采用 3D 采集来实现更短成像时间和更高空间分辨率的方法，以评价关节软骨的超微结构。

在大部分临床 MR 扫描仪中，软骨成像易于实施，并提供定量技术来评价软骨的生化特性。软骨成像可以改进早期软骨病变的检测，通过成像也可以监测外科软骨修复术后的结果。

（黄小华 刘倩倩 王骏 译 刘念 张治平 刘小艳 校）

第63章 流空效应：快速和缓慢流动

图63.1显示来自同1例患者的2次不同的扫描，不同之处仅在于采集的层数。图(a)是在显示层面的两侧进行采集。在图(b)中采集了更少的层面，突出显示了最外层的层面。因此，就T1W成像而言，尽管相同的扫描技术，图63.1(b)显示了流入效应(流动相关性增强)，皮层静脉流入到矢状窦(箭)，而这在图63.1(a)中未显示。

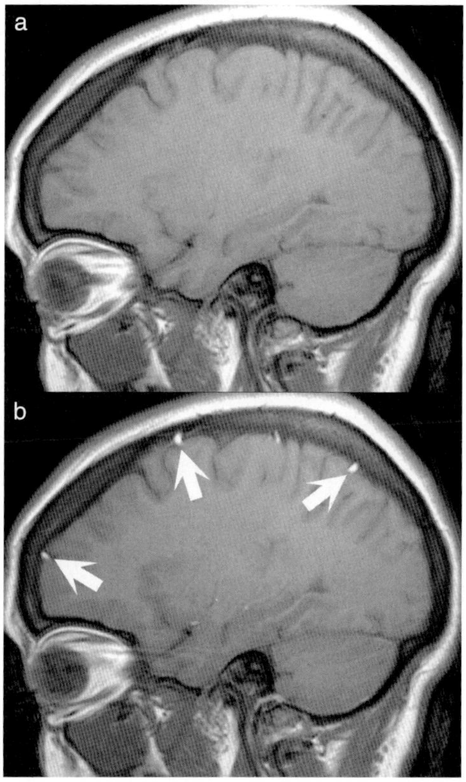

图63.1

在MR中，流动是一种内在的对比机制，在某种程度上，类似于T1、T2和质子密度。流动的信号强度依赖于所选择的RF脉冲、流动的速度以及流动的方向(无论是层面内还是层面间)、有无湍流，以及采集层面数据或容积数据的方法。SE脉冲序列由一个90° RF脉冲以及紧接着的180° RF脉冲组成。所有的脉冲都是层面选择，因此，在这个层面内的任何组织或物质均可接收RF脉冲，并产生MR信号(给定合适TR、TE)。血液也不例外。如果流进这个层面的血液还没有被成像容积外的RF脉冲预饱和，并且其流速足够慢，以接收90°和180°的RF脉冲，然后血液就可以呈高信号(流动相关性增强)。在图63.1(b)中，皮层静脉很好地显示为高信号。必须注意到，当血流垂直于层面时，流动相关性增强更加明显。另一方面，如果血流流动快速而且平稳，以至于它不会接收这两种RF脉冲，或者当它流过多层面的数据集或容积时，血液已经饱和，那么它将会几乎没有信号(图63.1a)，后者就是一个“流空”效应。

图63.2来自1例患有大脑导水管狭窄(阻塞)的患儿，导致长期以来的第三脑室以及侧脑室扩大。图(a)和图(b)是矢状位T1W SE扫描。流空(信号)效应可见于基底动脉(a，箭)，

海绵窦段颈内动脉(b,箭),以及上矢状窦和引流的皮层静脉(在轴位 T2W FSE 中未显示)。

如图所示,流动的血液(动脉或静脉)可以产生流空信号或者高信号,尤其依赖于流速、相对于层面的血管方向,以及所选择的脉冲序列(最为重要)。总之,SE 序列将流动的血液描述为流空信号(也有一些例外)。采用基于 SE 序列的血管成像有时被称为“黑血”或“暗血”技术。梯度回波序列将流动的血液描述为高信号,特别是以单层的形式采集时(或在 3D TOF MRA 中的单个“厚层”)以利于流动相关增强。用这种方式所采集的血流成像被称为“亮血”技术,是 TOF MRA 的基础。

对流动现象的识别以及恰当的分析对于扫描图像的判读是重要的。图 63.3 显示了 1 例年轻女性患者的轴位 T2W SE 扫描, 由于上矢状窦的血栓形成(病因是使用口服避孕药),其临床表现是头痛、恶心和呕吐。在 T2W FSE 扫描中,主要的大脑静脉表现为流空效应,图 63.3(a)由于血凝块(也使得静脉窦轻微扩张),正常的流空效应(箭)消失。抗凝治疗后, 静脉窦再通,1 个月后行 MR 检查,表现为正常的流空效应(图 63.3b)。流动现象可能会非常令人困惑,对于判断流动是否存在的一个建议(在非血管成像序列上):用相同的扫描序列成像二个正交的层面。如果兴趣区血管的信号强度在二次扫描中是相同的(而不是流空效应),就有可能是阻塞。

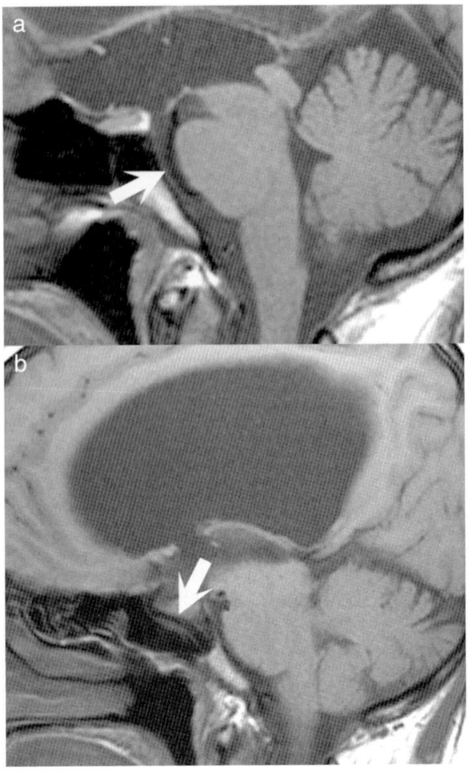

图 63.2

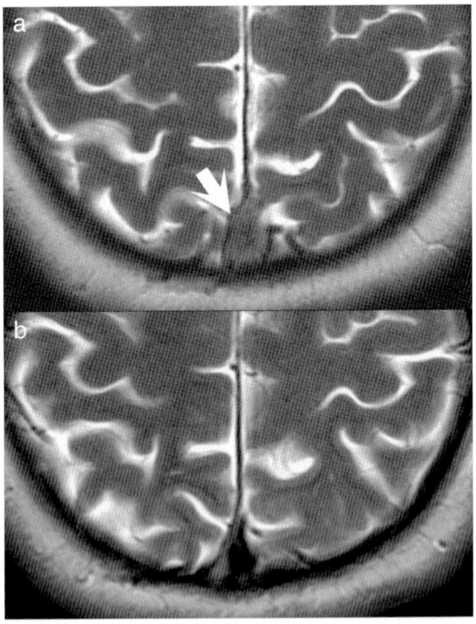

图 63.3

(黄小华 刘倩倩 王骏 译 刘念 张治平 刘小艳 校)

第 64 章 相位成像:流动

相位成像用于显示流体时,允许静态自旋与动态自旋存在差异。自旋质子的拉莫尔进动频率与所施加的磁场强度有关,频率随着场强的增大而增加。假定一个质子沿着一个梯度磁场运动,其周围的场强会不停地变化,因此,它的自旋频率也会随之变化。与进动频率不变的静态质子相比,动态质子在沿梯度场运动时,产生了相位改变。这种相位改变与质子运动速度呈线性关系,因此,相位改变的值间接地编码了质子速度。测定这些相位变化可以用于显示流体,以计算流体速度,或者用于 MRA。相位成像通过运用速度(或流动)编码梯度场来实现,根据场强和流动质子(例如,血液、CSF)速度来调节。这种被称为速度编码(VENC)的因素总是比所测得的流动速度要大一点。由于局部静磁场的不均匀性,静态质子也会产生相位变化。有两个序列用来克服这一误差,一个是流动编码,一个是流动补偿,后者通过应用额外的零梯度来抑制流动效应。随后,利用减法使静态质子零相位,且有利于背景抑制。同时,由于背景噪声没有变化,只有纯粹的相位变化作用于 VENC,因此,对于观察流动质子自旋的相位变化具有优势。

图 64.1 显示为一个流动定量或相位对比采集的脉冲图表。两种序列,一种是流动补偿

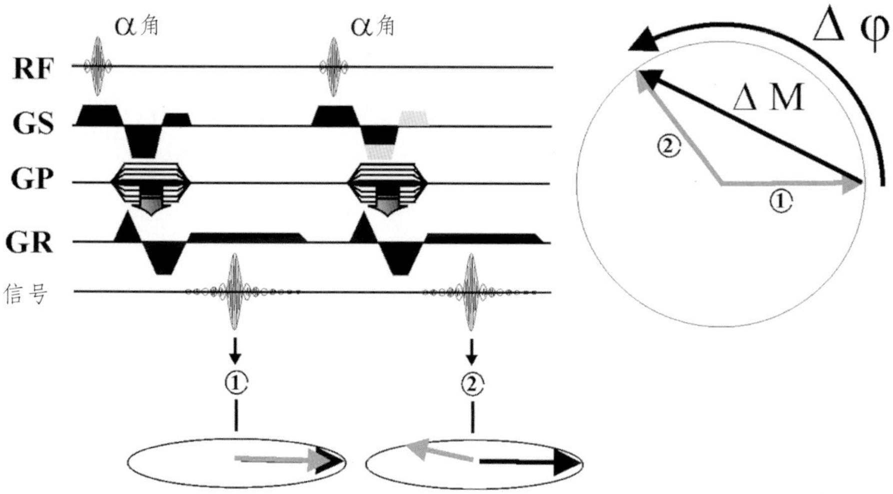

图 64.1

序列,另一种是流动激活序列,按照隔行扫描的方式进行。对于以恒定速度运动的组织或液体,三维结构的梯度场能够确保运动的和静止的组织零回波(图 64.1 中①)。这样的序列被称为流动不敏感序列或流动补偿。打乱层面选择梯度(GS)的排列(图 64.1 中②),会导致层面之间产生"流动敏感效应"。与流动补偿(图 64.1 中①)相比,液体内横向磁化会产生相位改变(图 64.1 中②)。相位的差异 Δφ,直接与流动的速度呈正比,因此可以用于定量。尽管流动的方向和速度不同,两个磁化强度(图 64.1 中的①和②)矢量 ΔM 的差异表明了流动效应的存在,其被用于相位对比 MR 血管造影。

图 64.2 为 1 例患有大动脉炎的 42 岁女性患者的 MR 检查结果。分别利用 MIP 重建技术(a)和容积再现技术(VRT,b),显示该患者对比增强 MRA 的检查结果。结果显示动脉壁有显著的不均匀变化,并伴有近端左锁骨下动脉高度狭窄(a,箭)。图 64.2(c,d)为下颈部血管轴位相位对比图像。图(c)为磁矩成像,其中有血液通过的血管为高信号。图(d)为相位成像,记录了与流动方向有关的信息。在这个"贯穿层面"的相位对比序列中,流动的方向不同,所被记录的像素信号强度也不同。血液流向脑部的血管,例如颈动脉,为高信号(亮),而与其血流方向相反的颈静脉则显示为低信号(暗)。注意,右椎动脉为高信号,而左椎动脉为低信号(d,箭),这与后者的血液反流有关。这就是一个锁骨下动脉闭塞继发严重动脉炎的病例。虽然图(c)中磁矩成像提供了流动存在与否的信息,但图(d)的相位成像提供了与流动方向有关的额外信息。

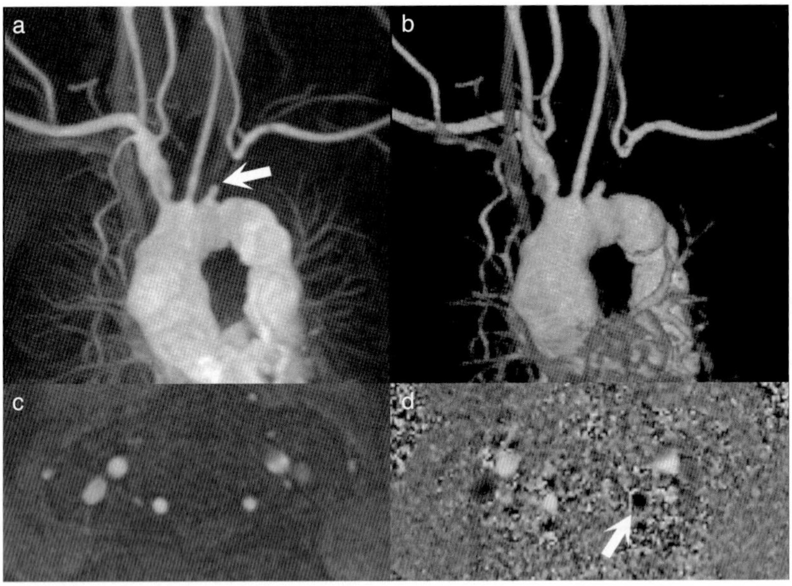

图 64.2

(葛振一 王骏 译 张治平 刘小艳 校)

第 65 章 2D TOF MRA

2D TOF MRA 通常应用 2D 扰相梯度回波脉冲序列。在单层扫描模式下获得连续层面，每次得到一个层面。此外，还应用短 TR 和大角度(FA)。由于没有足够的时间恢复纵向弛豫(T1 弛豫)，导致背景(静态)组织信号衰减。另一方面，由于流入的质子进入层面之前就已经暴露于 RF 脉冲中，其纵向弛豫完全恢复。其结果就是流入层面的血液具有高信号，这种由不饱和血液质子的流入效应所产生的高信号叫做“与流动有关的增强”，它是 TOF 法采集的最基本的对比机制。如果动脉血流主要沿一个方向，且静脉回流方向与其相反，例如，在颈部，血液沿颈动脉进入脑部，沿颈静脉回流，这种情形下可以应用饱和脉冲以消除同一个方向上的流动信号。例如，为了消除颈静脉的信号，在轴位层面上方施加一个(饱和)RF 脉冲。这种预饱和脉冲(见第 106 章)与轴位层面一起步进，采集每一个层面。当向头尾方向(颈静脉)流动的血液流入成像层面时被饱和，而不产生 MR 信号。这种方法在对比增强 MRA 出现前，广泛应用于颈动脉分叉处的成像。

1 例患严重动脉炎的患者，用 2D TOF 法采集(原始图像)，图 65.1(a)显示左颈内动脉起源处至末梢的轴位图像。为了使图像更形象、直观，先将图像“堆叠”，再利用 MIP 这种后处理技术得到“血管造影样”的投影图像(图 65.1b)。有一点很重要，MIP 图像并非“血管造影”图像，而是由数据采集得到的投影图像。任何短 T1 弛豫时间的组织或物质，例如脂肪、高铁血红蛋白，依据这种扫描技术的使用可能在轴位数据集上为高信号，因此，在 MIP 图像上也可呈高信号，其与流动效应易混淆。注意，图 65.1(b)中两个信号错误配准区(箭)，这是由于在连续 2D 扫描时，患者在层面采集期间或过程中发生运动所导致的。虽然采集每个单独的层面仅需数秒，但总扫描时间通常要达 5min 或更久。分析扫描结果时，综合 MIP 和原始图像是很重要的。后者提供周围组织和解剖结构的评价，通常有利于辨认运动伪影、金属伪影(如金属夹致信号丢失)，以及脂肪组织或高铁血红蛋白(斑块内出血)。

2D TOF MRA 存在一个很严重的缺点是，像湍流这种复杂的流动不容易被补偿，并且还会导致伪影和信号丢失。复杂的流动模式尤其会导致狭窄病变处的信号丢失，医师会因此对狭窄的程度过度评估。尽管 2D TOF 序列的层厚通常小于 2mm，但 3D 采集的层厚更薄，同时再加上更短的 TE(3D TOF MRA 广泛使用)，这将极大地降低伪影的信号丢失的可能性。然而 3D TOF 技术也无法论证之前提到的错误配准伪影。

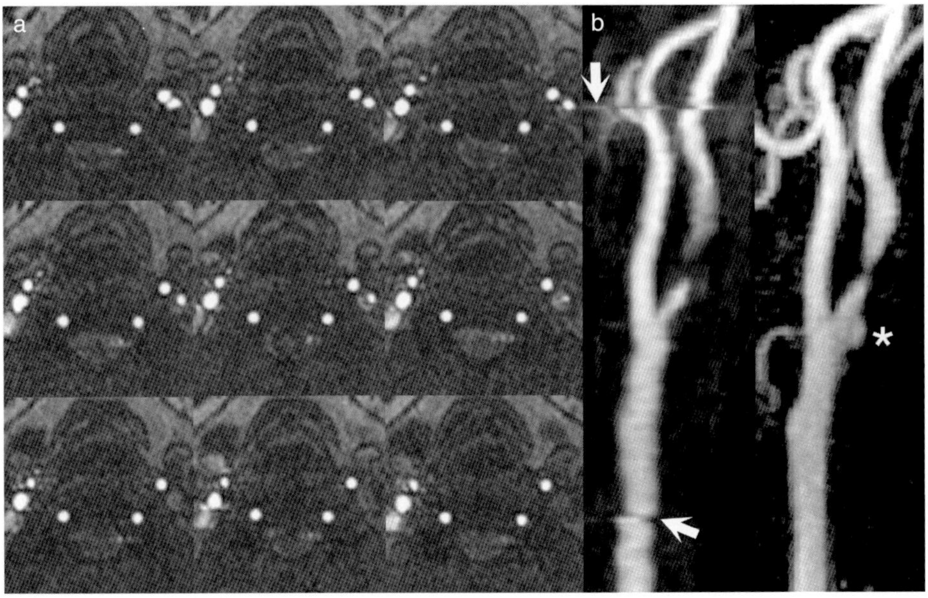

图 65.1

2D TOF 虽然不再用于颈动脉成像，但其对于突出流动效应具有临床价值，并继续用于静脉造影。然而，在实际应用中，由于对比增强 MRA(CE-MRA)显著地降低了扫描时间(将患者移动的影响降到最低)，并对复杂流动模式相对不敏感，其已经替代了 2D-TOF 法。图 65.1(c)为 MIP 图像，是由 CE-MRA 采集获得。该图像中病变狭窄区伪影所致的信号丢失较少见，而且在近狭窄处可以辨认一个溃疡斑块。

图 65.2 阐明了使用 2D TOF 法的临床效用及隐患。图(a)为脂肪抑制与流入相关增强图像，在颈总动脉分叉处稍上水平进行轴位 T1W GRE 扫描，显示高信号的颈内动脉和颈外动脉(黑箭)。然而，当施加一个饱和脉冲时(b)，右颈内动脉的信号并没有被抑制(白箭)，证明其为一个由于近期闭塞所导致的含高铁血红蛋白的血栓 (无流动)。利用专用的 2D TOF MRA 在同一平面扫描获得原始图像(c)，由于使用了不同类型的序列，该血块并没有以高信号显示，而只显示流入效应。

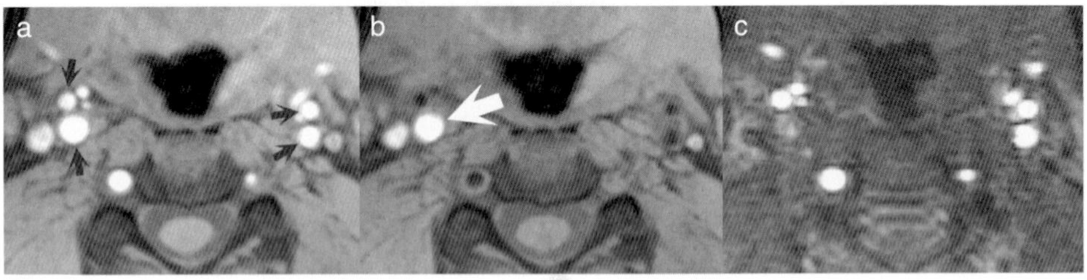

图 65.2

(葛振一 王骏 译　张治平 刘小艳 校)

第66章 3D TOF MRA

图66.1为在3.0T上采用3D TOF MRA得到的Willis环的MIP图像，箭示左侧MCA分叉处存在一个7mm×9mm的囊性动脉瘤。图66.2中(a)显示了此MRA扫描的轴向原始图像，图(b)显示了针对动脉瘤(a，白箭)，由原始的轴位采集图像重组得到的冠状位(b)和矢状位(c)图像。注意，这个动脉瘤包含许多MCA的分支，因此，血管内治疗(线圈)对其是无效的。

流动效应是一种固有的对比机制，利用MRI的许多方法可以成像。SE序列先使用一个90° RF脉冲，再使用一个180° RF脉冲产生SE（观察到的信号）。在标准成像序列中，90°和180°脉冲都是层面选择。通常，在流速正常的血管中，血液并不在接收这两个RF脉冲的层面中，因此流动被视为一种信号空缺。GRE序列只使用一个单独的RF激发脉冲，回波由梯度磁场反转产生。在这种情形下，流入层面的血液为高信号。这种现象在使用短TE时尤其明显。

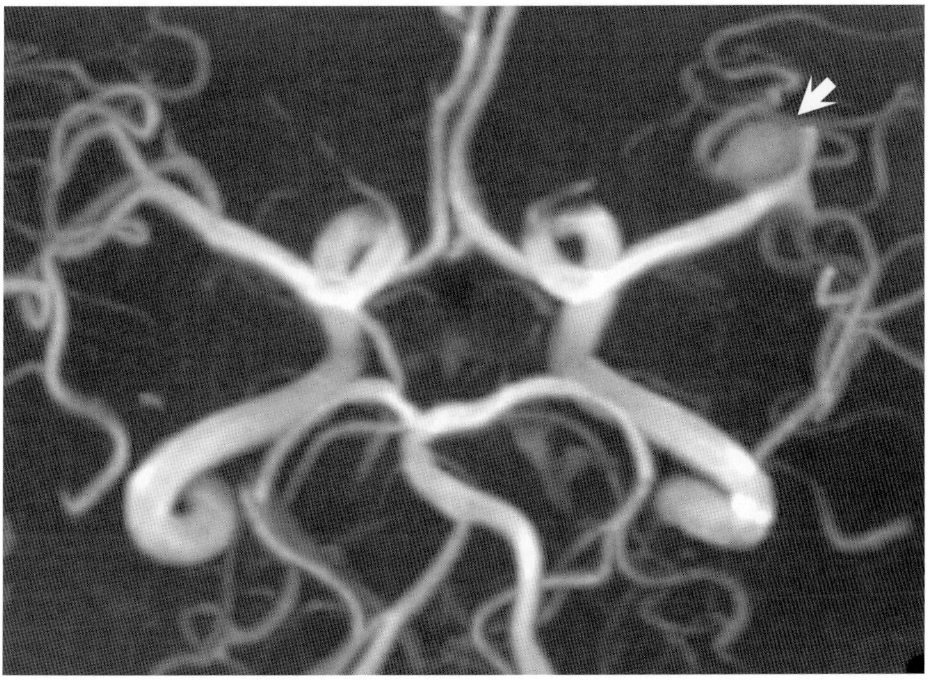

图66.1

TOF MRA 使用 GRE 序列将流动的血液显示为高信号。TOF 序列既能以 2D(逐层)形式获得也能以 3D(容积激发)形式获得。后者使用的层厚更薄(更高的空间分辨率)。对于产生的 MRA 图像,小尺寸的体素和短 TE 是将体素失相位(复杂的或湍流)导致的信号丢失降到最低的关键。另外,尽管使用了薄层,但 3D 法获得的图像具有非常高的 SNR。高 SNR 和高空间分辨率在颅内血管的流动效应成像中具有重要意义。在现今的临床应用中,3D TOF MRA 主要用于 Willis 环(动脉瘤和血管狭窄或闭塞)成像。在 MRA 序列中,层面或者体厚都是通过相当短的 TR 获得的。背景组织被饱和,只产生非常微弱的 MR 信号。另一方面,以正常速度流动的血液穿过选层或选定的体厚时,没有充足的时间被饱和。当新鲜的未饱和的血液继续流入选层或选定的体厚时,其产生一个强 MR 信号。这就是我们所熟知的流动相关增强。

3D TOF MRA 扫描获得原始图像后(图 66.2a),接下来要从几种技术中选择一种进行处理,目前最常用的是 MIP。VRT 技术在许多 MR 系统中有可能是最常用的,其作为一种备选的后处理技术。应用 MIP(或表面再现技术)产生多角度投影或观察。图 66.1 就是利用了这种技术的投影。不过有一点很重要,MIP 投影并非真实获得的图像,不能清晰地显示病理组织。因此,医师还应同时分析原始图像。既然原始图像的体素尺寸非常小,必要时可以进行重组以获得其他层面,如图 66.2(b,c)所示。图(b,c)中黑箭所示的带状伪影实际上是多层面采集扫描的缘故。与一个厚的层面相反,扫描中获得的是三个更薄的层面。这样可在最终的 MRA 中获得质量更好的血管对比图像,并且实现了从高速(年轻人)到低速(老年人)更广的流速范围的优质图像质量和血管显示。Willis 环的 3D MRA 扫描时间通常需要 4~6min,体素值为 0.7mm×0.7mm×0.7mm 或更小。场强为 3.0T 时,T1 稍长的组织能增加背景抑制,再加上 3.0T 条件下固有的高 SNR,与 1.5T 的场强相比,3D TOF MRA 血管成像效果改善明显。

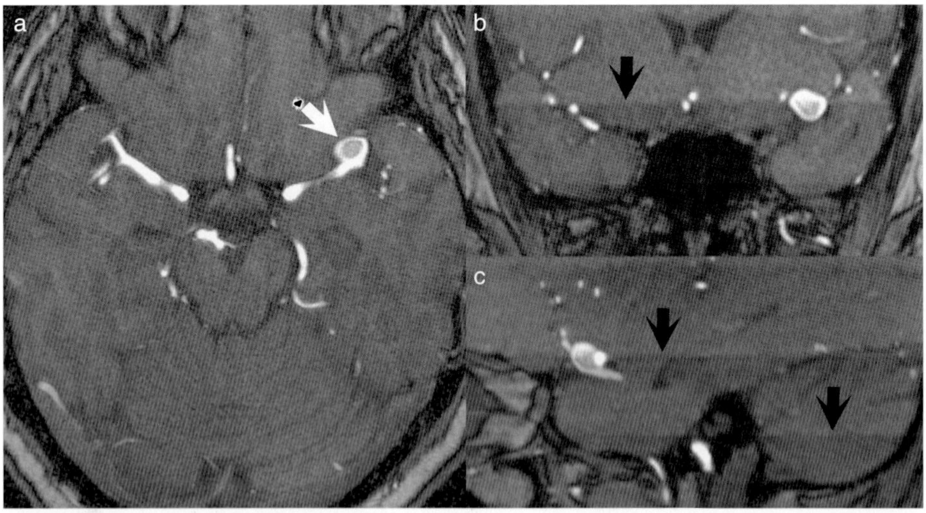

图 66.2

(葛振一 王骏 译 张治平 刘小艳 校)

第 67 章 3D TOF MRA 相关的 FA、TR、MT 和场强

3D TOF MRA 将继续作为颅内动脉成像的主要 MR 技术。正如第 66 章所述，流动组织和静态组织的对比依赖于对后者的选择性饱和。但是在 3D 容积或厚层扫描时，这样实行起来更困难，转而高度依赖翻转角和 TR 来实现。受重复激发和饱和效应的影响，血液在成像容积中停留越久，其信号强度就越低。在体层入口处，血液就已经完全被磁化。与小翻转角相比，大翻转角能产生更强的信号和对比。但是，流动血液的信号仍有很大的可能会达到一种稳定的、被抑制的状态。因此，大翻转角的穿透深度很小，流动的血液在体层入口处仍然会产生较高的信号。相反，应用小翻转角，在体层入口处血管的信号和对比非常小，同时要达到稳定的、被抑制的状态也非常慢，从而允许更深的穿透深度。应用长 TR 时，入口处的对比度提高，但穿透深度降低；应用短 TR 时，对比度降低，但穿透性较好。这些是 3D TOF MRA 选择成像参数时主要需要折中的地方。图 67.1(a,b)显示了两个 Willis 环 3D TOF MRA 的 MIP 图像，其中图(a)的翻转角为 75°，图(b)的翻转角为 25°。当施加一个过大的翻转角时，饱和效应(图 67.1a，箭)在层面的边缘显示出来。如果更复杂一点，有些技术可以使翻转角在整个成像容积中变化，这样能够更充分地利用剩余的磁场，减少饱和效应。

MT 是一种能进一步增强静态组织和流动血液对比的技术。下面是对 MT 技术的简要介绍(也可见第 33 章)。人体内有两种基本的氢原子核(质子)“池”。“自由池”由水分子组成；“结合池”由大分子中的氢原子核组成，这些被牢牢结合的质子缓慢倾斜，T2 时间极短，信号迅速衰减，因此不能显示传统的 MR 信号。此外，其共振的频率范围很广。MT 技术使用一个

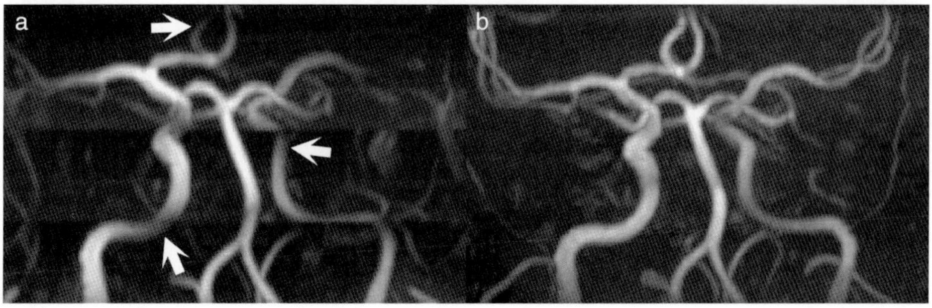

图 67.1

特殊的脉冲来激发部分“结合池”，然后这些“结合池”将它们的磁场转移到“自由池”，最终的结果是后者信号衰减。信号衰减的量由组织中自由池和结合池所占的比例，以及 MT 脉冲施加的方式所决定。大分子和长链蛋白质分子越多，MT 在对应的体素中所起的作用就越大。就脑部而言，施加一个 MT 脉冲可降低 40%以上的信号强度。在 MRA 研究中，降低背景组织的 MR 信号能极大地提高血管对比度。图 67.2(a)为普通扫描，图 67.2(b)应用了 MT 技术(所显示的图像来自 3D TOF 扫描)。注意，由于应用了 MT 技术，脑部信号强度降低，相对提高了动脉血管的对比度。MT 技术需要注意的一个地方是，由于脂肪的信号强度降低相对不明显，会导致脂肪组织更加明显，并且 MIP 投影效果欠佳，除非专门将脂肪组织从靶重建中剔除出来(如眼)。

3.0T MR 使得 TOF MRA 图像质量进一步提高。这是由于脑部 T1 较长，背景组织信号降低；血液的 T1 也较长，穿透性较好。当不采用 MT 技术时，短 TR 可以与小翻转角结合使用，利用后者来增加穿透深度。图 67.3 显示了 MCA 一个多叶的动脉瘤在 1.5T(a)和 3.0T(b)条件下靶向 MIP 图像。其中，3.0T 可利用的 CNR 已被用于提高空间分辨率。动脉瘤发出了两条血管(箭)，在 1.5T 扫描中，大血管的起始处没有显示，小血管也不明显。相同的扫描时间，3.0T 条件下沿各轴的分辨率提高了 1 倍。

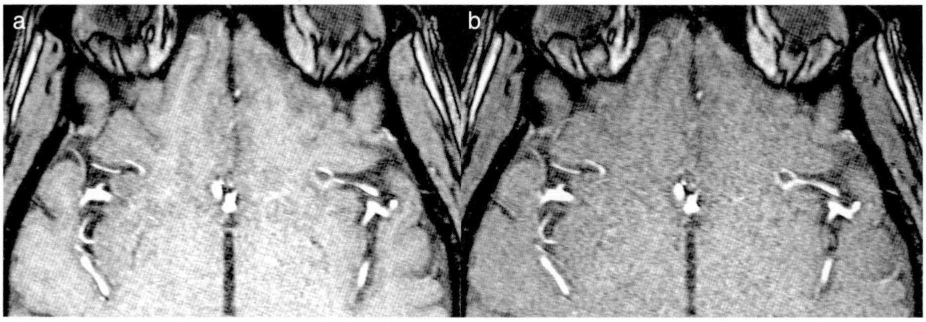

图 67.2

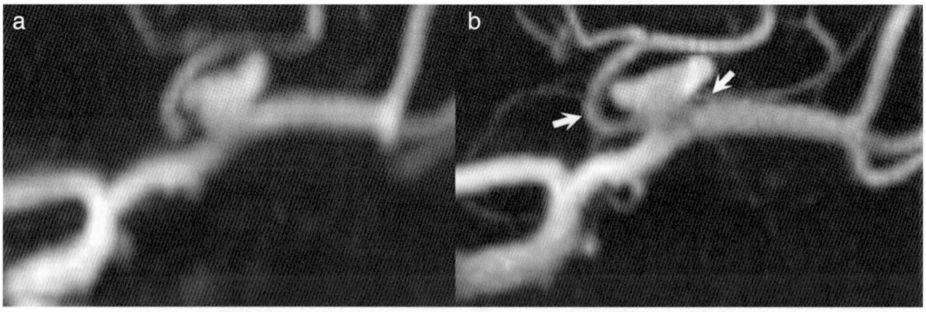

图 67.3

（葛振一 王骏 译 张治平 刘小艳 校）

第 68 章 相位对比法 MRA

相位对比法(PC)MRA 技术依赖于流动效应诱导的相位改变,来辨别流动质子与静态质子。流动编码梯度场可以使图像对流动组织敏感。获得的 PC 序列既可以是 2D 形式也可以是 3D 形式。相对于静止组织而言,当血液沿着梯度场方向从低场进入高场时,其会出现频率增加或相位增益;但如果反向流动时,其频率会降低或失相位。相位改变的程度取决于流速、流动的方向,以及流动编码梯度场的振幅和作用时间。因为血流方向是由血管走向决定的,可以为任意方向,所以流动编码梯度场要么单轴使用,要么三个轴(左右、前后、头尾)一起配合使用。通常操作者可以自己选择单轴还是全轴。静态组织不会有任何相位变化,因此,在 PC 图像中并不会有特殊改变。相位对比序列通常获得两种图像:一种为相位图像,如图 68.1(a,b)所示,像素的信号强度(如明亮或黑色)与流动的方向和速度有关;另外一种是磁矩图

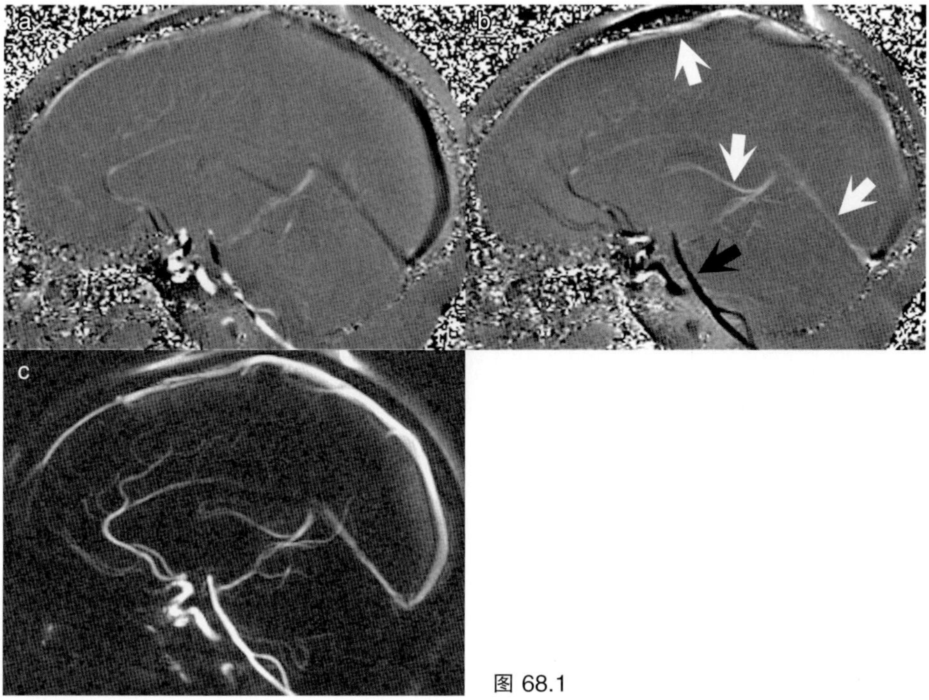

图 68.1

像，如图 68.1(c)所示，像素的信号强度只与流速有关。所述图像获得的条件为：20mm 单层块 2D PC 扫描，扫描时间 54s。

PC 技术一个主要的优点是，它能够选择成像所敏感的速度(如慢流速或快流速)。操作者可以选择编码速度(通常指 VENC)。图 68.1 所示图像的 VENC 为 40cm/s，在这个条件下以 40cm/s 运动的血液质子最终达到最大相位改变(-180°~+180°)，因而其像素显示最亮或最暗。流速小于 VENC 的质子介于最亮和最暗之间。不同流动编码方向得到的磁矩图像能融合为单个图像，即“磁矩和图像”。图 68.1(c)实际上就是一幅磁矩和图像。

在某种情况下，最好确定血流方向。在相位图像中，沿流动编码梯度场的方向流动的血液质子重建为白色，沿编码梯度场反方向流动的质子重建为黑色。图 68.1(a)中流动编码梯度场方向为自下而上。据此，上矢状窦前区的血流显示为高信号；而上矢状窦后区的血流显示为低信号，因为其流动方向与编码方向相反。在图 68.1(b)中流动编码梯度场方向为由前向后方向。因此，上矢状窦大脑内静脉、直窦(白箭)显示为高信号(向后流动)，而基底动脉(黑箭)血流为低信号(向前流动)。有一点需要注意，如果血流速度大于选择的 VENC，那么其相位变化会超过 180°，对于重建算法来说，其最终信号与反方向流动的血流类似(相位折叠)。

图 68.2 所示，3D PC 扫描图像的参数为：时间略低于 6min，亚毫米级体素尺寸，在所有三轴中 VENC 为 75cm/s。图中显示的部分为一个 0.9mm 厚的轴位层面。在 PC 扫描中，同时获得流动补偿和流动编码数据集，它们的 PC 不同。流动补偿图(a)作为参照，因其所有自旋复相位，也称为复相位图像。图(b)和图(c)为 3 个 VENC 方向中各自任选两个方向得到的 PC 图像，图(b)中流动编码梯度场方向从左向右，图(c)为从前向后。这描绘出图(b)中左右 MCA(箭)流动方向的差异，以及图(c)中 MCA 向前流动的部分(黑箭)与大脑后动脉(白箭)向后流动的部分之间的流动差异。有一个备选的方法是，PC 扫描采用两个不同流动编码的数据集，然后进行减影，这样就不需要流动补偿图像了。

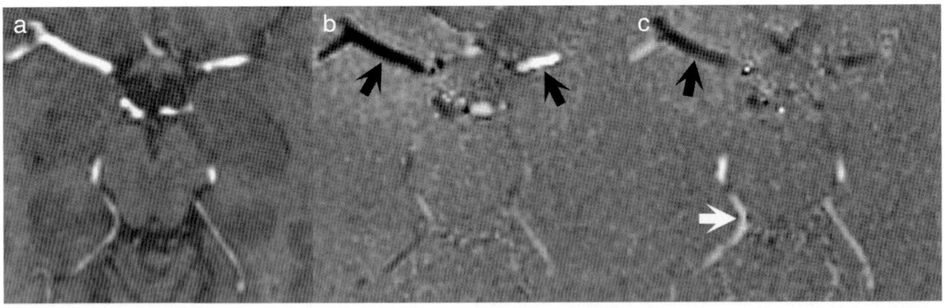

图 68.2

（葛振一 王骏 译 张治平 刘小艳 校）

第 69 章 非对比 MRA 技术

对比增强 MRA 因其高空间分辨率和高 SNR，仍是血管成像可选用的技术之一。但是，对于有严重肾功能障碍的患者，以及其他特定的少数情况，不建议用钆螯合剂。此时，一些非对比的 MRA 技术就适用了。

NATIVE TrueFISP 图像对比的机制始于将空间选择性反转脉冲施加于成像体层，其用于抑制成像体层内的静态和动态组织（如血管内的血液）的信号。不过，在反转期间流入成像体层的血液将产生高信号，即典型的 TrueFISP 序列。然后再通过反转脉冲序列抑制背景信号，血管结构与静态组织之间的对比度将进一步增强。由于这个脉冲可以被独立地置于所选择的成像体层中，因此，NATIVE TrueFISP 可以用于动脉和静脉成像，它的一个重要的用途是肾动脉狭窄的成像。NATIVE 技术能够与 SPACE 序列（可改变翻转角的 3D TSE技术）融合，因此，血管内的血流成像基于心动周期中血流量最大和最小的时期信号的差值。

所有非增强 MRA 技术都是以运动质子的辨认为基础的。因此，患者任何形式的运动（呼吸等）都会产生实际的伪影。患者的配合很重要，屏气状态下获得的图像往往质量最高。

图 69.1 是一幅外周循环的 NATIVE 冠状位 MIP 图像，其利用了 PACE 技术（前瞻性采集校正，通过导航回波来校正患者位置），图像质量高，且运动伪影少。临床中不同情形下，NATIVE True-

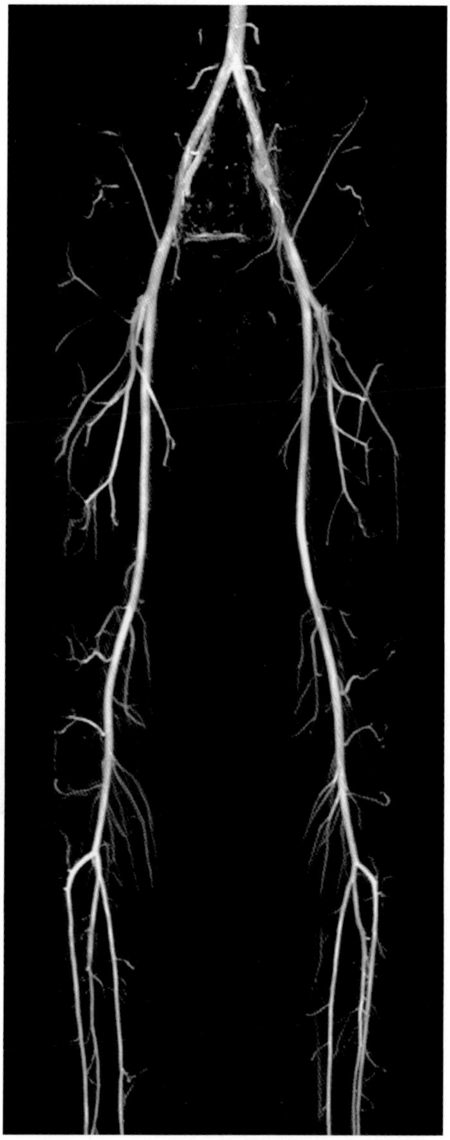

图 69.1

FISP 序列能适应 2D、3D 屏气 PACE 导航以及呼吸触发。

黑血序列在层面选择前使用了一个非选择性 RF 反转脉冲，这使得整个成像体层都不产生信号。然后用第二个层面选择脉冲来激发该层面的组织。因此，这种方法又被称为双反转恢复序列。被激发层面的血液很快离开成像层，被零信号的血液所替代。

上面提到的技术能用于评价颈动脉球粥样硬化的程度。这种序列能很好地将低信号的血管腔与血管壁进行区分，可用于测量斑块的大小，可发现斑块内出血、液体等内容物，以及在有溃疡或纤维帽时，评价斑块表面的形态学特征。这些成像特征已经被用于发现易破的，有潜在形成大栓子风险的斑块。图 69.2 显示的是一个暴露的出血斑块的 TOF、T1 以及黑血技术的图像，其位于颈动脉球部并与左侧 MCA 供血区域梗死有关（在 T1 和黑血图像中为高信号，箭）。值得注意的是，此斑块并没有在血流动力学上造成严重狭窄。黑血成像技术潜在的更深层的临床用途包括主动脉夹层和血管炎。

TOF MRA 的一个已知的缺点是，T1 上呈高信号的组织，例如，脂肪、高铁血红蛋白或其他蛋白质，在 TOF MRA 上也显示为高信号，其与正常血管内的信号相仿，可能会导致医师误诊。鉴于黑血 MRA 将流动的血液显示为空信号，这种序列可用于鉴别血栓与正常的血管腔信号，以及评价与这种病理组织邻近血管的情况。

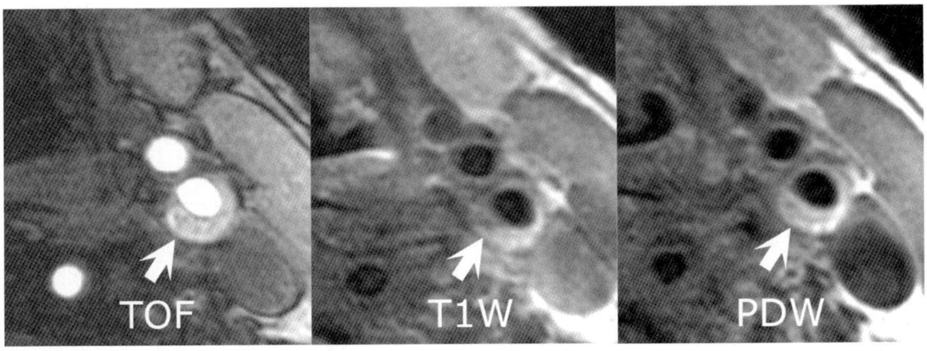

图 69.2 Courtesy of Tobias Saam.

（葛振一 王骏 译　张治平 刘小艳 校）

第 70 章 对比增强 MRA 的基础，以及肾脏和腹部成像

图 70.1(a)所示的对比增强 MRA MIP 图像显示了腹主动脉和髂动脉，箭示左肾动脉起源处中度到重度狭窄病变。图 70.1(b)表明主动脉广泛性粥样硬化病变，并伴有左肾动脉起源处严重的狭窄。两项研究都在 1.5T 条件下完成的。

图 70.2 的研究表明了对比增强 MRA 在 3.0T 条件下实现高空间分辨率的可行性，有利于进一步评价肾动脉及其分支。图中显示了潜在的供体肾的早期分支，包括两条肾动脉。体素大小为 $1mm^3$，对比剂量为 0.1mmol/kg，以 2mL/s 速度注入，扫描时间为 16s(3 个平行成像因子)。这种采集方式的另一个优点是，鉴于其高空间分辨率以及各向同性的体素尺寸，它可以在任意想要的层面上重建出高空间分辨率的图像。这种重组出的图像同样有利于肾动脉狭窄的评估。相比于 1.5T，3.0T 具有很大优势，主要是因为其固有 SNR 增加。另外，3.0T 时，T1 延长，对于背景组织的抑制增强，CNR 进一步提高。

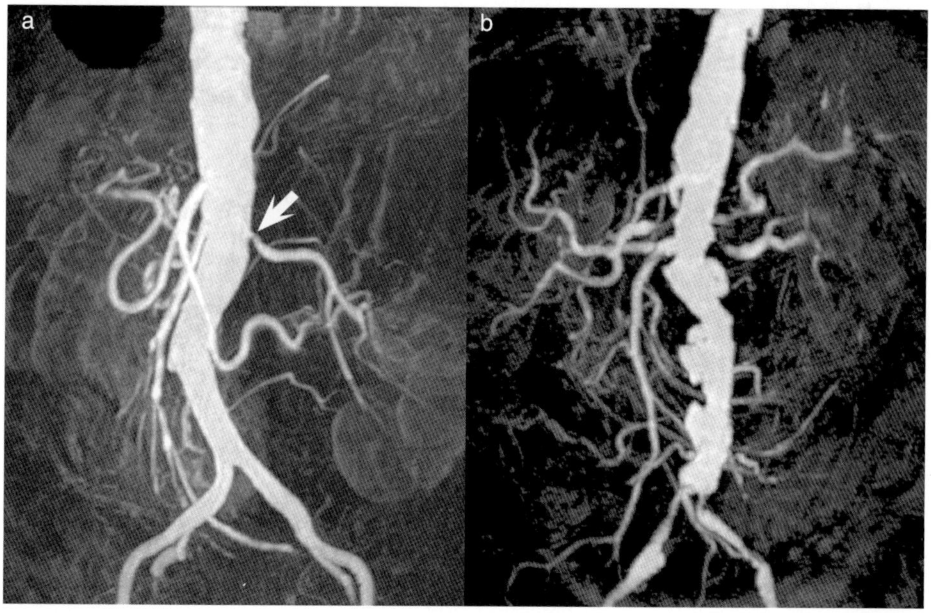

图 70.1

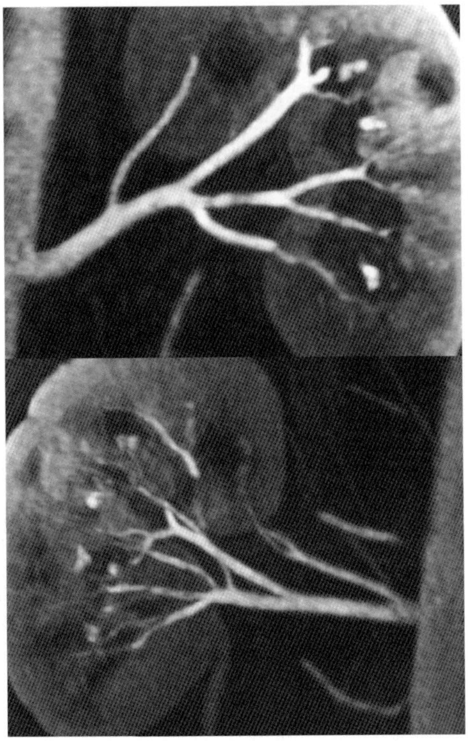

图 70.2 Reprinted with permission from Kramer U, et al. Invest Radiol 2007; 42:747.

CE-MRA 已经成为评价腹主动脉和肾动脉检查时的首选。其标准成像序列为一个快速 3D 梯度回波扫描。利用短 TR 和短 TE,在屏气状态下(通常<20s)获得冠状位的薄层(厚度为 2mm 或更薄)。在这种模式下,获得一个 3D 体层会导致背景组织的高饱和度(低 MR 信号)。注射钆螯合物后,由于其在血液内部的增强作用,血液 T1 弛豫时间的降低,所产生的图像中血管的信号极高。通常 20~40mL 的对比剂按照 1.5~3mL/s 的速度注入。团注对比剂后紧接着团注生理盐水,通常为 20~30mL 以相同速度注入。生理盐水的目的是当它在血管系统内流动时,仍保持团注对比度。

在每次 MR 采集中,特别是与 CE-MRA 相关的采集,原始采样数据充满了 k 空间,k 空间的坐标是与 x、y 轴相对应的频率和相位。空间频率高的数据,即 k 空间边缘的数据,包含的信息与图像的细节紧密相关;空间频率低的数据,即 k 空间中心的数据,包含的信息与图像(组织)的对比度紧密相关。数据在 k 空间的位置与采集回波(MR 信号)前所施加的相位编码梯度场的振幅有关。在应用高振幅梯度场时,所采集到的回波主要包含与空间分辨率有关的信息。相反,在应用低振幅梯度场时,所采集到的回波主要包含与组织对比度有关的信息(同时也是大部分被观察到的信号)。对比增强 MRA 法具有时限性,k 空间中心线对应兴趣区对比剂(钆螯合物)的最大浓度。因此,其对于了解感兴趣区血流循环时间,以及 k 空间数据的采集顺序是很重要的。不过这可以通过预先确定的时间间隔或者通过剂量追踪技术(例如团注追踪)来实现。大部分的机器都允许操作者来选择 k 空间的填充顺序。常见的用来指代优先填充中心区域的术语是“centric(中心的)”,用来指代优先填充外周区域的术语是“linear(线性的)”。

(葛振一 王骏 译 张治平 刘小艳 校)

第 71 章 对比增强 MRA：颈动脉

3.0T 场强下，颈动脉 CE-MRA 的整体数据(图 71.1a)MIP 可以显示主动脉弓、大血管起源、颈动脉和椎基底动脉系统。在右颈内动脉见有一不显影区，此血管阻塞于颈动脉球囊的后部(箭)。MIP 图像是扫描后由源图像生成的，通常获取的都是冠状面图像。在许多实例中，需要获取注射对比剂前和注射对比剂时的图像，同时第一组图像将作为掩膜(MIP 图像是两组数据相减所得)。单个源图像(来自 80 张图像构成的冠状面)也在图解中(图 71.1b)。在此病例中，颈内动脉阻塞继发于使用甲基苯丙胺晶体后，此非法药物和可卡因都与急性颈动脉夹层后阻塞和缺血性脑卒中有关。

对于颈动脉的 CE-MRA，3.0T 场强与 1.5T 场强相比，在 SNR 方面得到了显著的改善。与

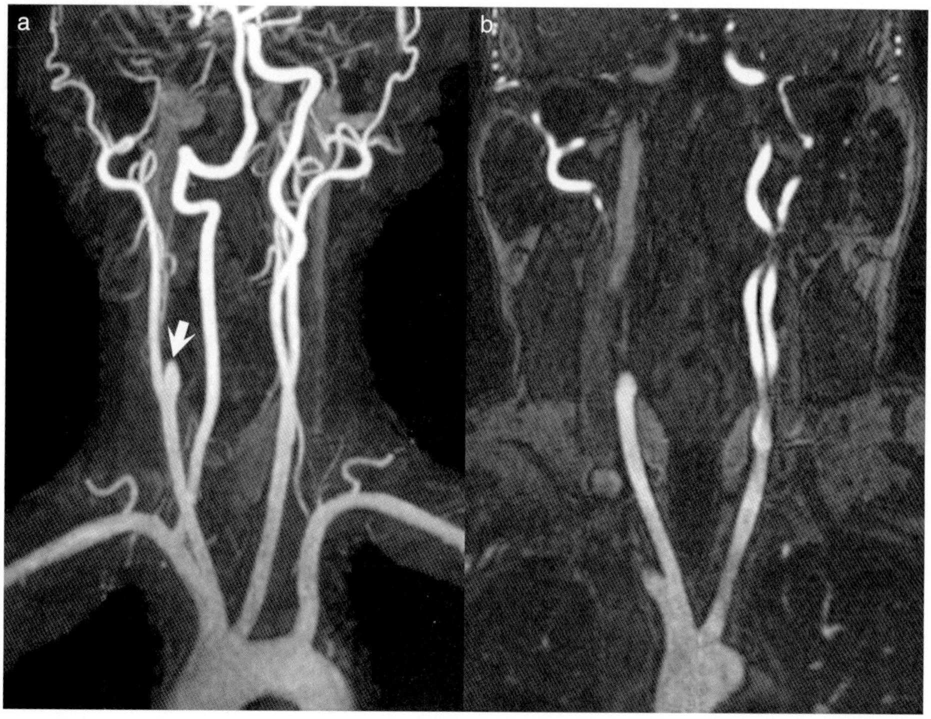

图 71.1

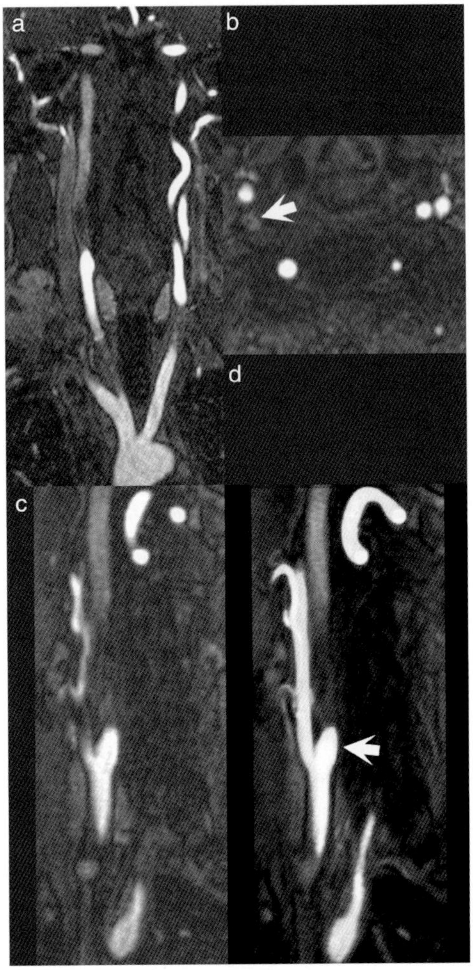

图 71.2

并行成像组合相比，具有更高的空间分辨率，并且在探测动脉狭窄时的诊断质量可媲美 CT 血管造影术(CTA)和数字减影血管造影术(DSA)。图 71.1 所示，扫描体素的尺寸为 0.8mm×0.8mm×0.8mm。使用小的各向同性体素可以允许重建任何平面的高质量图像，这使动脉狭窄的评估有了改善的可能。图 71.2 显示的是从图 71.1 的原始数据中获取的冠状位、轴位、矢状位的重组图像。轴位图像(b)就是颈动脉球部的远端，描述了颈内动脉堵塞的位置(箭)。矢状位图像(c)略有倾斜，使图像上可见远端颈总动脉、颈动脉球(和之后的阻塞)、颈外动脉的起源。采用 VRT 技术处理数据，使用 5mm 的层厚从图(c)的断面平面上引导出图像 (d)，可以很好地描绘出颈动脉球(箭)之后的阻塞。

颈动脉的 CE-MRA 代表着一个重大的进步，并超越了传统的 2D 或 3D TOF 技术，因此，在 20 世纪 90 年代投入使用。在 TOF 采集中，一个薄层(2D)或者一个层块(3D)都是采用相对较短的 TR 激发。这导致背景组织的饱和(降低了背景组织的信号)。“新鲜”未饱和的血液流入薄层或层块，因为没有被暴露于 RF 脉冲，所以具有高的信号强度。TOF 技术产生图像是基于流动相关增强原理。当有湍流、逆流、高速运动(加速度)或者非常缓慢的流动产生时，问题就出现了。以上的所有情况都有可能导致血管内的信号丢失。这些复杂的流动模式发生在正常以及病变血管中，导致了对狭窄程度的高估。利用 CE-MRA 技术，图像对比度是基于背景组织与钆螯合剂“增强”血液之间的 T1 差异。这些与通常使用非常短的 TE，极大地减少了因为复杂的流动模式而产生伪影信号所致的损失，可用作动脉系统的最佳显示。冠状位 3D 层块的使用提高了从头到足的覆盖率，却不需要增加扫描的时间。CE-MRA 的另一个优势是扫描时间短。在图示的例子中，扫描的时间是 23s，与之相比，TOF 技术的扫描时间是几分钟。此外，2D TOF 序列以连续的方式获得断层，伴随着吞咽运动可能产生严重的运动伪影。CE-MRA 有一点需要注意的是，k 空间采样的顺序和图像采集的时间是至关重要的。对比剂团注从颈总动脉到颈静脉速度非常快，可以快至 6~7s，在图像采集时，为了避免来自静脉的影响几乎没有犯错的余地。

(王策 王骏 译 张治平 刘小艳 校)

第72章 对比增强MRA：外周循环

图72.1(a)是1例血管无明显狭窄或阻塞患者下肢的3D CE-MRA图像。在另外1例患者股腘动脉分布区(图72.1b)附近的3D CE-MRA检查中发现,随着股深动脉侧支循环的生长,发生了双侧股浅动脉的阻塞。图72.1(c,d)分别是胫腓分布区的早期动脉增强和静脉充盈后(略有时间延迟)获得的多相CE-MRA图像。在后者的图像中,由于静脉组成浑浊,使得左侧腓肠肌的大血管畸形显示更加完整。

外周血管MRA可以用3种方式进行:TOF(见第65章和第66章)、相位对比(见第68章)和对比增强(CE)。后者的技术在临床运用中占主导地位是因为其扫描时间短,更重要的一点是因为其对于外周血管疾病的敏感性和特异性接近传统的X线血管造影术。外周3D CE-MRA通常利用短TR或短TE在冠状面的3~4个位置用3D GRE序列采集。

自动检查床将每个位置采集的图像合并起来。设定好扫描时间,以便在钆螯合剂团注通过时获取图像,或等效的最大浓度的对比剂通过目标血管内的图像。因为T1的检测缩短,因此,图像的采集开始出现以下4种方法:①采用团注测试,以确定真实检查中团注对比剂的到达时间;②在磁共振透视中,快速2D扫描能让技术专家监测对比剂团注的到来,从而手动启动3D CE-MRA扫描(在图72.1a,b中使用);③在多相CE-MRA中(图72.1c,d),快速时间序列的3D扫描使对比剂通过动脉和静脉循环的动态图像的采集成为可能;④全自动造影团注检测算法包括计算机检测造影团注的到达和图像采集的启动。

k空间的中心(见第14章)是图像对比度的主要决定因素,必须采集到动脉增强的峰值(不是曲线的上升段,因为这样会增加环状伪影),同时静脉增强处于最低值时的图像。在位置1(腹主动脉与髂动脉),k空间的中心采集要么包括扫描的中点,要么包括扫描的结点,这样可以确保数据采集处于动脉增强(当对比剂第一次在主动脉近心端成像时开始扫描)。这一采集顺序通常在位置2(腘动脉)和位置3(胫腓区)时发生“翻转”,或仅仅在位置3翻转。后者k空间中心的获取是在扫描开始时经由中心相位重新排序得到的,以确保这一部分的扫描获取到了动脉增强的峰值,同时静脉对图像的影响最小。

最近的创新进一步改善了外周循环CE-MRA的诊断质量。简化患者设置,图像采集可以在检查床连续运动中进行(见第90章),而不需要多点采集方法。对小腿和足部的检查,脉冲序列的研发提供了相对高的时间分辨率MRA(见第73章),使得远端动脉血管的显示得到

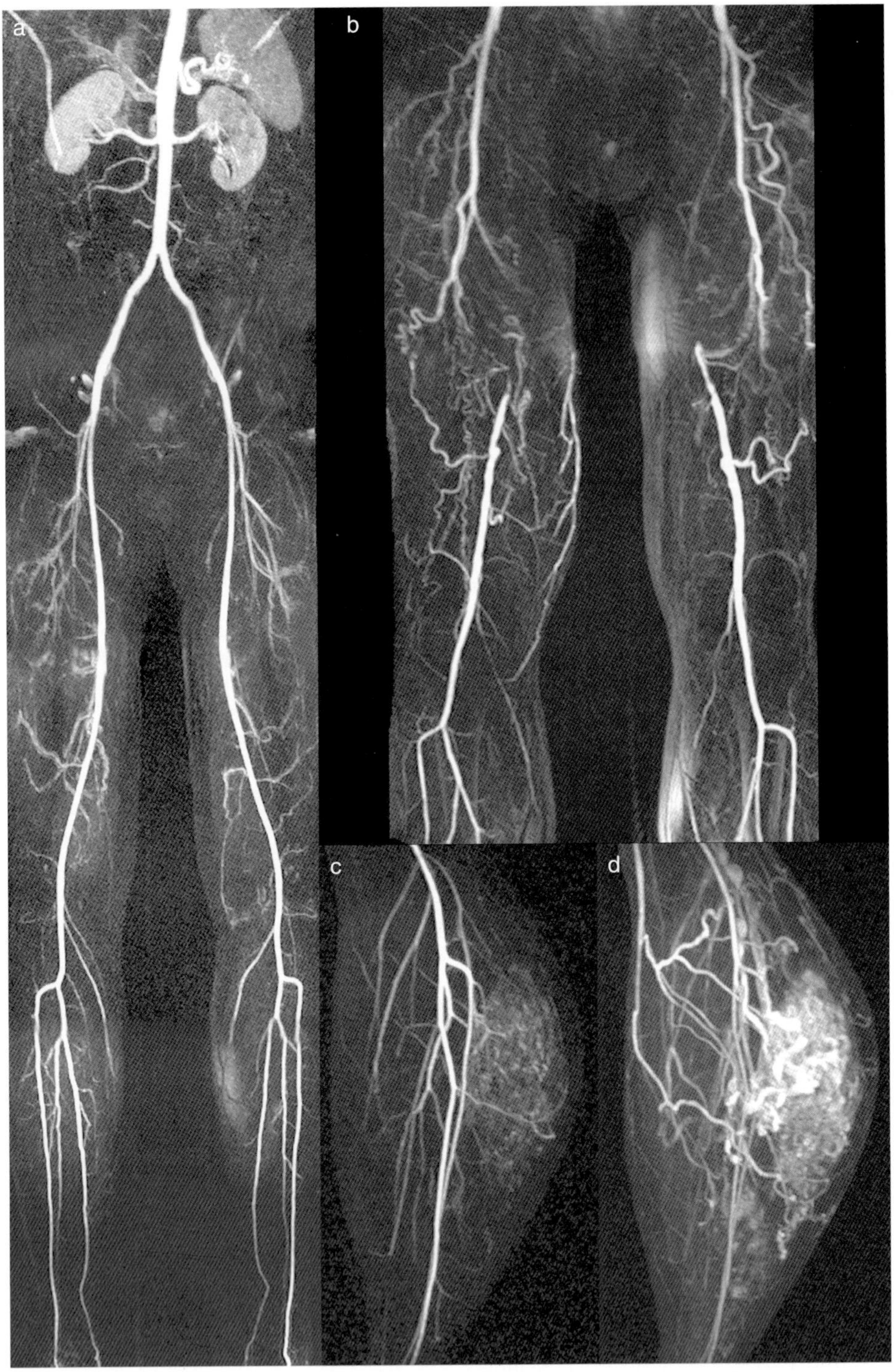

图 72.1

改善,并减少了静脉污染。

(王策 王骏 译 张治平 刘小艳 校)

第 73 章 动态 MRA(TWIST/TREAT)

CE-MRA 在发展初期的主要缺点之一是时间分辨率的局限性。使用常规 MRA 技术可以大大减少采样时间，但是会以空间分辨率显著降低为代价。另一方面，在获取空间分辨率上和传统 DSA 接近的 MRA 图像是可行的，但是采集的时间增加，因此，时间分辨率是其主要缺点。在过去的几年中，随着硬件的发展(更强更快的梯度场)和软件的进步，现在对比增强 MRA 的采集时间显著降低。基于部分并行成像的使用与 3.0T 系统 SNR 的改善相结合，高时间分辨率 MRA 检查变得可行，而且不会在空间分辨率方面降低图像质量。例如，最近的研究证实，颈动脉高分辨率 CE-MRA 的时间分辨率高达 1.5s/次扫描(3D 容积采集)。

减少每个 3D 容积采集时间的策略包括减少 TR、使用矩形视野、局部傅里叶数据采样和并行成像(应用于平面内和垂直面)。在这种背景下，主要的技术进步大体上是进一步缩短采集时间，包括高速应用程序和并行成像与时间回波共享的结合。现在可以从所有的供应商处获得这些快速时间分辨率 MRA 技术，此技术有两个常见的缩写是 TWIST(时间分辨率随机轨道插入血管成像)和 TREAT(时间分辨回波共享血管造影技术)。

这些成像技术是基于特殊的 k 空间采样。在这样的设置下，k 空间被分成两个区域。虽然 k 空间的中心区域提供了关于图像对比度的信息，但是 k 空间外围区域贡献了绝大部分的高空间分辨率。这种特殊的成像方法的序列采集加速的主要因素是，当对比剂团注通过被覆盖的 3D 容积时，在 k 空间中心线取样比在 k 空间外围线更加频繁。出于这个原因，使用这种技术的帧率远远高于常规全 k 空间采集时的速率。加速度主要取决于外围 k 空间线采样过疏这一因素。

时间分辨 MRA 的主要优势包括：①大幅度减少钆螯合物剂量(例如，只需要常规技术的 1/4 或更少)；②能够获得多相位，能显示动脉和静脉的流动、流动的方向，迟缓充盈成像；③不需要测试团注。另外，鉴于 NSF 的可能，此病的发病率不但取决于对比剂也取决于剂量(既要注意单次剂量也要注意累积剂量)，时间分辨 MRA 很可能在将来的 MR 中发挥重要作用。关键优势包括减少动静脉重叠、减少运动伪影，并可以从对比增强的血管和组织的灌注时间评估其他诊断信息。

图 73.1 显示了在一次屏气中获得的 4 张胸部和上腹部的 MIP 重建的 CE-MRA。此序列采集的时间分辨率为 2s/次扫描。尽管图(a)中显示了对比剂到达上腔静脉与右心房，但是图

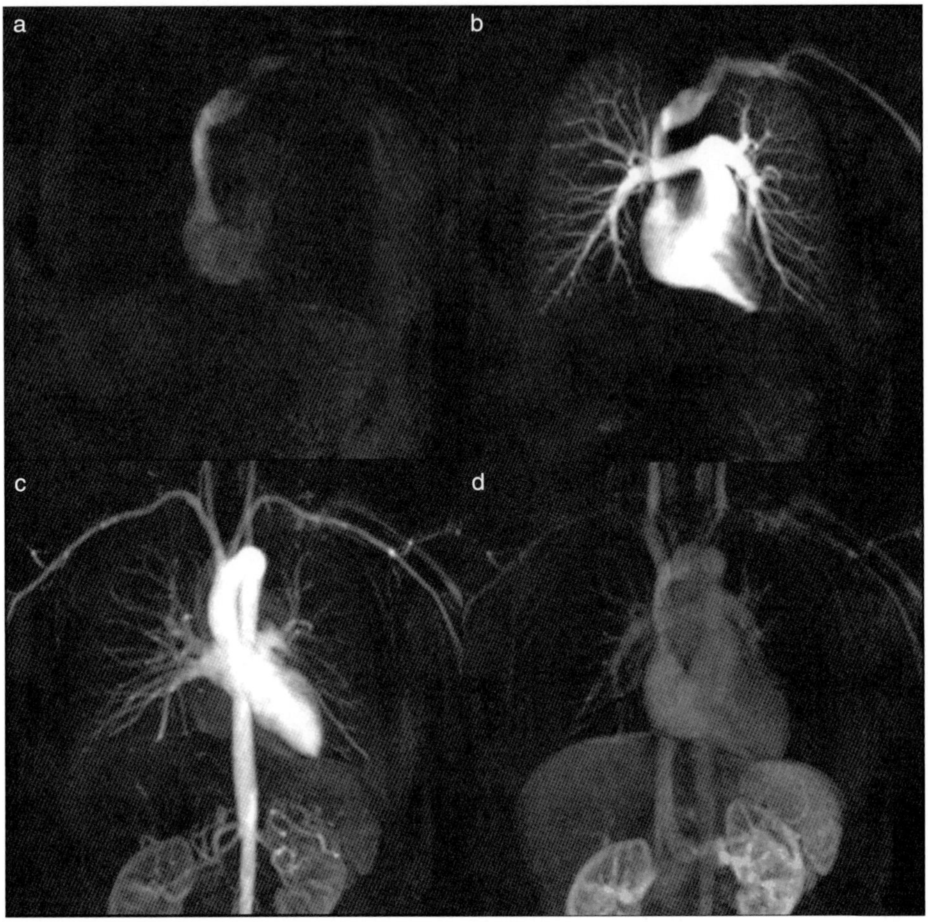

图 73.1 Courtesy of Günther Schneider.

(b)出色地显示了肺动脉。MRA 数据集(c)采集了当对比剂在主动脉、主动脉上的血管分支和腹部分支时的全身动脉相。图(d)非常好地描绘了上下腔静脉、右心房和腹部静脉的全身静脉相。

(王策 王骏 译 张治平 刘小艳 校)

第74章 灌注成像

大脑中动脉与大脑后动脉之间的分水岭梗死，在FLAIR(图74.1a)和DWI(图74.1b)的图像上得到很好的显示。平均通过时间(MTT)图(图74.1c)揭示了整体像素强度的增加，因为病变区内的运输时间增加(减慢对比剂的速度)，也就是右侧大脑半球的程度较轻。然而在相对血容量(rCBV)图(图74.1d)中显示，左、右大脑半球除了中间梗死外，总血量的差别不大。

脑灌注成像是脑部微血管血流变化或延误的图像。这种成像技术可以用于协助评估脑卒中、肿瘤和放射性坏死与复发性肿瘤的鉴别。灌注成像是通过采样多个时间序列，单次EPI断层(见第44章)，使1s或更少的时间分辨率测量钆螯合剂的快速给药成为可能。平面回波技术的使用实现了对比剂$T2^*$下具有高敏感的快速图像采集。

当今的高端MR扫描仪具有先进的梯度技术能够覆盖整个大脑，并用动态的方式立即获取对比剂团注在通过脑部以前的图像和通过脑部时的图像。钆螯合剂的传递(如集中紧凑的对比剂团注)通过脑部在平面回波图像上由于$T2^*$或对比剂磁化率效应导致组织信号强度下降。团注对比剂到两个任意兴趣区，信号强度随时间变化的对比图如图74.2所示。采用这些获得的数据进行计算，以证明MR信号变化率，以及相对容积和成像区域的血流量。计算的结果用图像或图示的形式来显示，其中每个图像代表其位置的整个动态数据集。

MTT图(图74.1c)描绘了容积内新鲜血液在兴趣区完全被取代所需的时间。时间峰值(TTP)图是一个简单的相关数量，用以测量对比剂到达的时间。MTT图上的暗区代表组织有更快的增强率。在这个示例中，MTT图(除了以前讨论过的病理示范)上正常的灰质(白色星号处)和正常的白质(灰色星号处)因为内在的差异可以区分开。rCBV图(图74.1d)是基于时间推移的像素强度改变计算的，传达显示断层内组织血容量的信息。这张图上的暗区对应血容量较低的区域。请注意，在rCBV图像中，由于灰质的高血容量，正常灰质与白质很容易被区分。此外，还可以计算相对脑血流量图(rCBF，未显示)，但与MTT一样，它们需要测量目标组织内动脉血供的信号强度(动脉输入功能)。

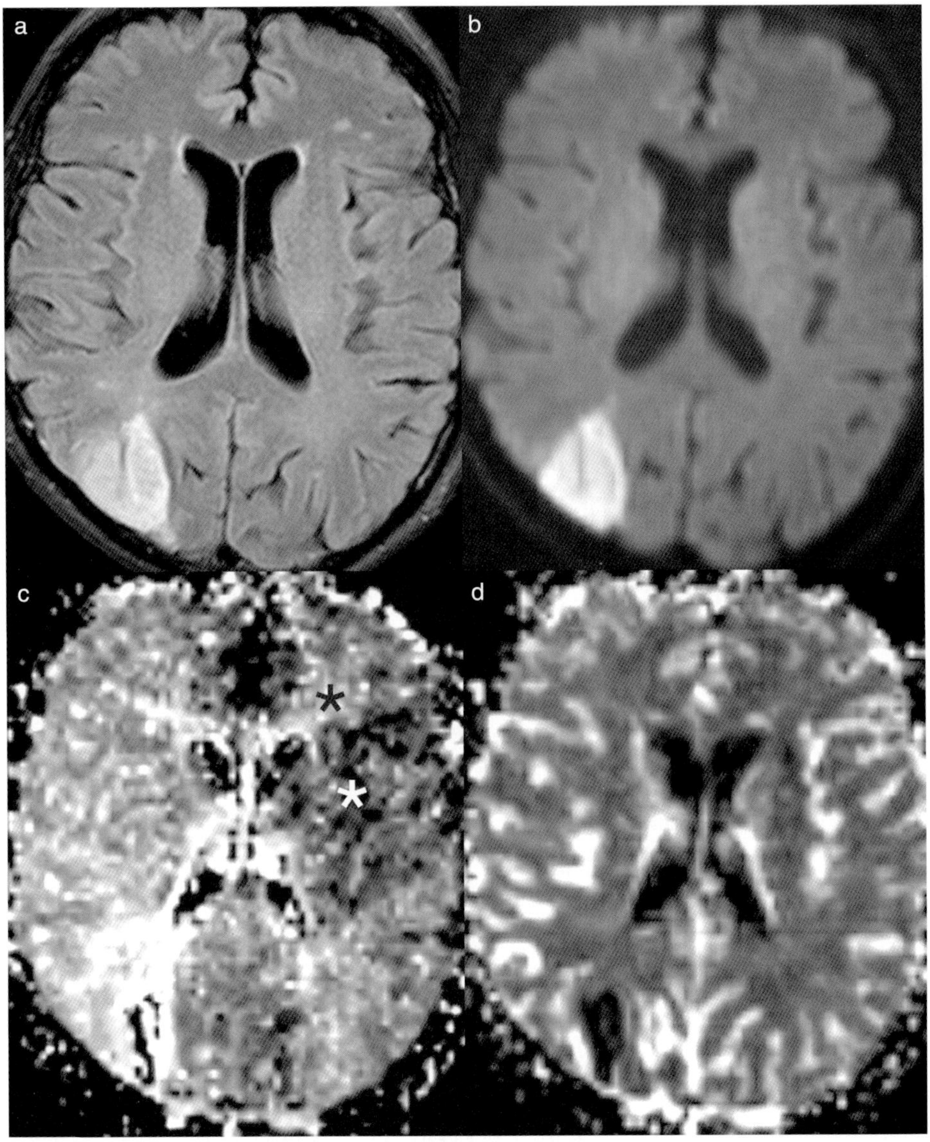

图 74.1

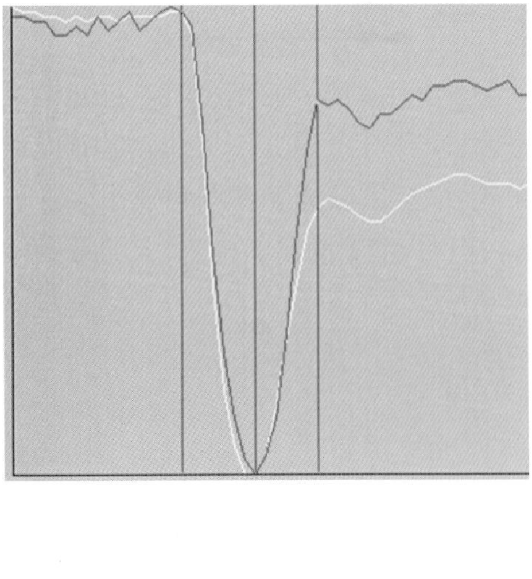

图 74.2

（王策 王骏 译 张治平 刘小艳 校）

第 75 章 动脉自旋标记

在过去的十年中，动脉自旋标记(ASL)MR 灌注成像的出现，使其作为一种无需静脉注射对比剂的无创性评价脑血流量的方法而得以发展。ASL 采用磁性标记动脉血作为内源性示踪剂，用于测量血流量。磁性标记采用 RF 脉冲进行，它改变了流进脑部的血流磁性。这种改变的程度是由 ASL 图像与无血水标记获得的参考图像比较(对照)确定的。如果已知灌注的动力学参数，就可以获得脑血流的定量区域图[单位为 mL/(100g·min)]。几种 ASL 方法已经被提及，下面仅就两种方法详细讲述：连续 ASL(CASL)和脉冲 ASL(PASL)。

CASL：连续标记技术，绝热反转脉冲应用在断层上游的血液，施加一个弱强度的连续射频(图 75.1)，其与血流方向上施加的梯度有关。由于连续的自旋标记，被标记的目标层信号将会达到稳态。用自旋标记图像减去控制图像(没有获得自旋标记的)，从而产生一个与脑血流量(CBF)成正比的信号图像。

PASL：脉冲标记技术，兴趣区上游的血容量被短 RF 脉冲标记。信号采集延迟 TI(1~2s)后进行。差分图像(减去无标记图像所获得的)，反映了在延迟 TI 时到达目标容积的被标记

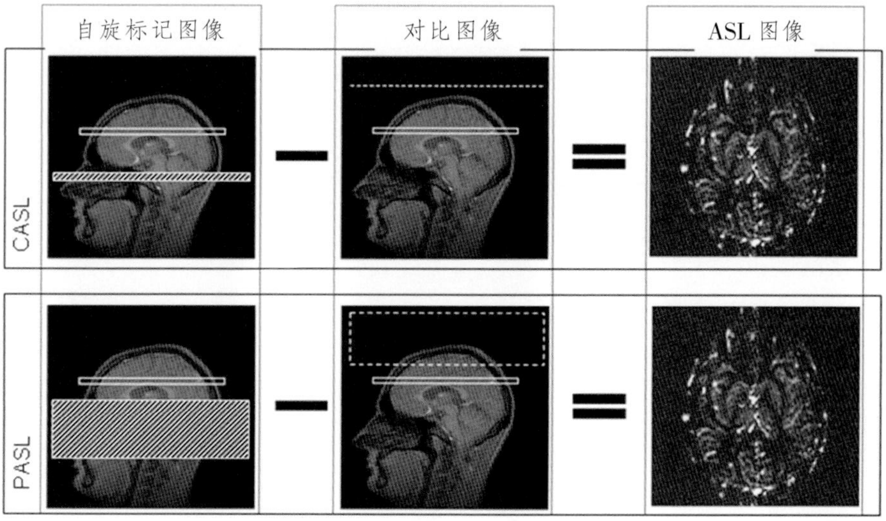

图 75.1

血液的数量与脑血流量成正比。

ASL 技术的局限性包括低 SNR(与使用钆螯合剂灌注成像相比),因此,每次只能获得单个层面(为了覆盖整个解剖区域,扫描时间通常很长)。ASL 在 3.0T 场强下得到显著的改善,是由于更高的 SNR 和标记效率的改善,后者是基于 T1 延长。图 75.2 展示了一个胶质母细胞瘤(箭)分别在使用(a)动态磁化率对比(观察钆螯合剂第 1 次通过大脑)和(b)分别在 1.5T 和 3.0T 场强下 CASL MR 灌注方法的 CBF 图。CASL 图像的分辨率较低(64^2 矩阵与 DSC 的 128^2),反映了 ASL 方法明显具有更低的 SNR(利用 3.0T 场强和小矩阵完成)。不过,两者的诊断质量很相似,在 ASL 图像上大血管的信号少,且导磁性相对不敏感。

在临床应用中,ASL 为脑部异常的频谱提供可重复的且可靠的定量 CBF 的测定, 包括肿瘤性疾病、缺血和 AVM。ASL 的可重复性和高时间分辨率也使得这种技术适用于功能性磁共振成像(fMRI)。

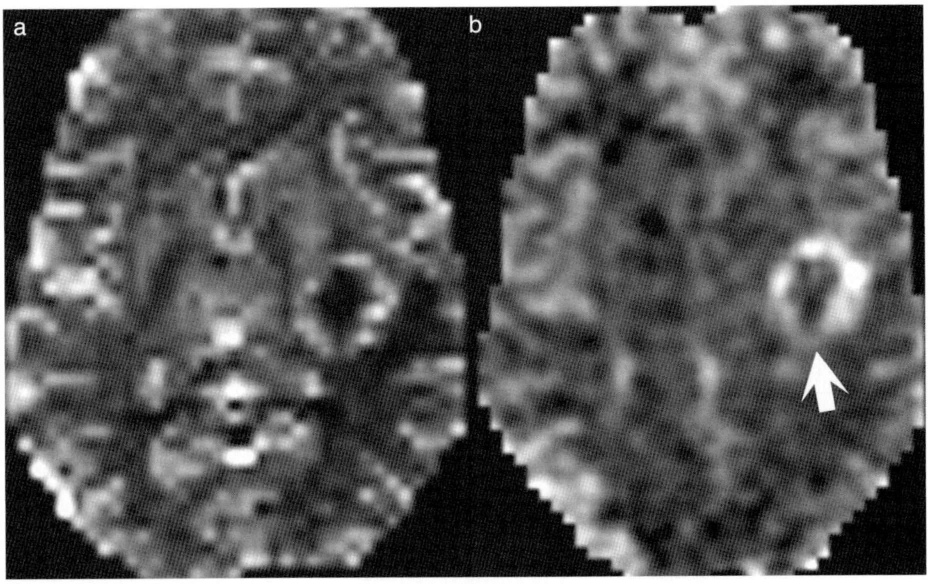

图 75.2 Courtesy of Ronald L. Wolf.

(王策 王骏 译 张治平 刘小艳 校)

第 76 章 扩散加权成像

早期亚急性右侧大脑中动脉(MCA)梗死(箭)如图 76.1 所示。采用扩散梯度在相位、读取和选层方向上获得图像,加以组合形成单个复合 DWI 图像(图 76.1a),也称为追踪加权成像。该图像既有扩散加权又有 T2 加权。对于 DWI 的特定参数是 b 值,该参数定义了应用的扩散梯度场强度。b 值增加则扩散加权增加,并在一定程度上可提高早期梗死的显示程度,但伴随着 SNR 的降低。现代 1.5T 和 3.0T MR 用于脑部成像的典型 b 值是 $1000s/mm^2$。若仅采用扩散信息获取图像,至少需要进行一次使用完全相同设置,但不使用扩散梯度场(b=0)的额外扫描。这次扫描之后便与扩散加权扫描一同用于计算没有 T2 加权扩散系数(ADC)的图像(图 76.1b)。扩散受限的病变,如早期梗死(由细胞毒性水肿引起),在扩散加权图像中表现为高信号(SI),而在 ADC 图像中表现为低信号,后者反映为低扩散系数。在该情况下,FLAIR 扫描(图 76.1c)亦能清晰地显示 MCA 梗死,但原因是血管源性水肿引起的 T2 延长。

血管源性水肿仅在发病 8h 后才会在 MR 中清晰显示,90%的患者 24h 后才会被证实有异常。因此,T2W 扫描可能会漏诊早期梗死。位于内囊后支(黑箭)的少于 24h 的梗死如图 76.2 所示。由于没有血源性水肿,病灶在 DWI 扫描(a)中清晰可见,而在 FLAIR 扫描(b)中很难显示。DWI 扫描对于发现伴有慢性缺血性改变的早期梗死十分有用,该病灶在 FLAIR T2W 图像中表现为异常高信号。

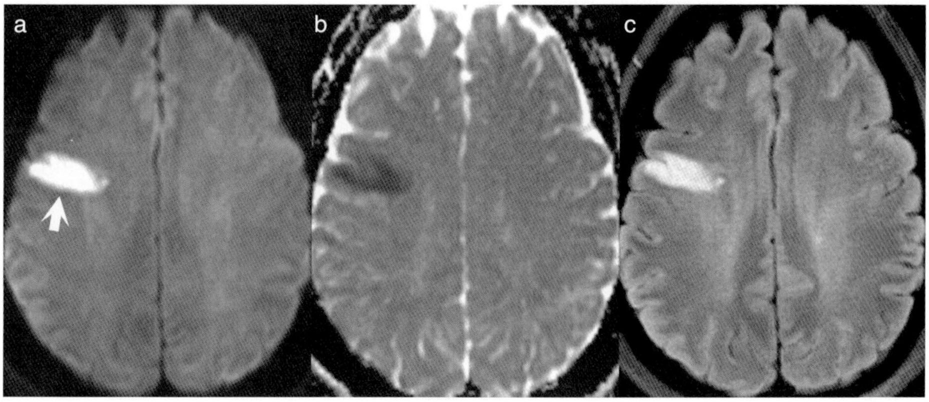

图 76.1

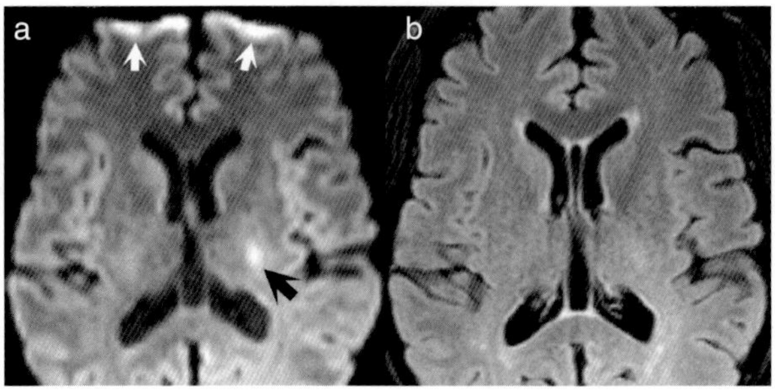

图 76.2

较之传统的 MR 或 CT 技术，DWI 对于检测急性脑缺血敏感性更高。在标准 Stejskal-Tanner 脉冲调制方案中，额外的强脉冲梯度场被应用于回波平面型 SE 序列的 3 个正交轴的 180°脉冲。另外，双回波 90°–180°–180°脉冲调制方案被用于减少涡流的影响。SE 信号对于扩散运动的致敏性，在扩散梯度脉冲期间可能发生。脉冲间的间隔时间越久，因扩散导致的信号丢失就越严重。在正常脑组织中，随机水扩散（布朗运动）因相位不相干而降低信号大小。对于细胞毒性水肿来说，水不会发生净变，只是改变了它的分布。缺血性损伤发生后的数分钟之内，因布朗运动受限的细胞间液增多。相位相干性得以保持，并且更多信号在扩散观察期得以恢复，产生高强度信号。虽然这已被广泛认可为扩散加权 MR 检测急性脑卒中的原理，但尚未被科学证实。

在现今普遍实行的 DWI 扫描中，需要说明的是 EPI 的应用。该技术提供快速扫描，并对患者运动相对不敏感；但是其组织磁化率的差异会引起空间失真和图像劣化。该情况在脑部和有空气填充的窦的交界处尤为明显。例如，图 76.2(a) 中前方因额窦引起的空间失真，并伴有高强度信号伪影（白箭）。用于减少这些伪影的新技术将在第 58 章讨论。另外，直到 3.0T 的开发，DWI 扫描通常获得低分辨率（128^2）矩阵（受梯度的限制和低 SNR 的影响），与高矩阵大小的传统扫描相比有视觉模糊。在 3.0T 场强下，DWI 扫描通常获得较高的矩阵，如 192^2 或 256^2。

DWI 中或 DWI 自身的高信号并不总是对应低扩散值（如在急性脑梗死的细胞毒性水肿中所见）。DWI 上的高信号可能是由“T2 穿透”效应引起，伴随反映了 T2W 而非 DWI 图像的信号强度变化。为阐明 DWI 的固有模糊性，需利用无 T2W 的 ADC 图像。急性（<24h）和早期亚急性（1~7 天）梗死在 ADC 图像（扩散减少）中呈低信号，在 DWI 上呈高信号。超急性（<6h）梗死在 DWI 上也呈高信号（ADC 图像上呈低信号），但在 T2W 图像（由于细胞毒性水肿的存在，使血管性水肿没有足够时间产生）上呈中等信号。约 1 周后（亚急性后期），DWI 和 ADC 图像上可能出现正常化，仅剩 T2 高信号证实间隔梗死的存在。

（王策 王骏 译　张治平 刘小艳 校）

第 77 章 扩散张量成像

DWI 是 MR 对脑部缺血性改变及囊性脑部病变两者进行鉴别诊断的一种重要工具。DTI 除了可以提供常规 DWI 所不能呈现的额外信息之外，还是一种前景广阔的用于研究脑白质结构的非损伤性方法。由 DWI 序列所获得的信号基础是水中质子的布朗运动。布朗运动是一种微粒基于其热能所产生的随机运动。这种运动同时也被称为扩散；因此，该技术被命名为扩散加权成像。

在一个静态均匀的磁场中，所有的质子均以同一频率进行运动。如果对其施加一个梯度场(一个临时的磁场)，这种均匀性就会被一种已知的方式打乱，同时扫描仪从扫描对象处接收到的信号会发生递减。制造扩散现象的首要步骤被称作失相位。如果这个梯度场紧接着在一个反方向的梯度场之后施加，那么之前所得的信号就会恢复，这是所谓的复相位。如果质子在失相位和复相位之间移动，那么得到的是不完全的恢复信号。运动越多，信号损失得越多。这种方式可以使 MRI 对扩散信号更敏感。扩散加权的强度依赖于梯度场的强度、失相位和复相位梯度之间相差的时间和各自的持续时间，并在所谓的 b 值中得到体现。b 值越高，扩散加权的权重越重。脑部的 DTI 典型的 b 值为 600~1000s/mm^2，而具有临床意义的 DWI 通常是 b=1000s/mm^2。

如图 77.1 所示为 1 名健康志愿者 b=0、300、600、900s/mm^2 的图像，扩散加权越重、自由运动越强的部位，信号损失越重(例如，心室)。ADC 是通过测量非 DWI 图像与 DWI 图像之

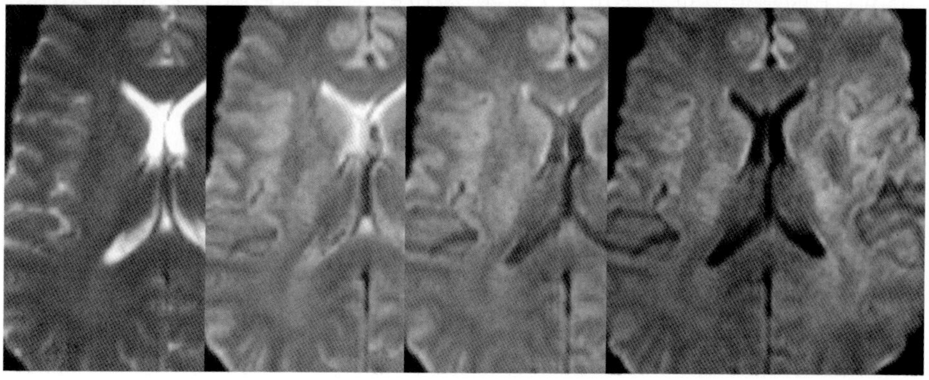

图 77.1

间的信号损失而计算出来的。为了计算出一个方向不变的 ADC,扩散加权要在 3 个主轴上进行。因此,为了得到一个 ADC 图,最少需要 4 次扫描的结果(1 次非 DWI 和 3 次 DWI)。

在许多健康器官的实质和脑部灰质中,扩散无方向依赖性。这意味着在任何方向上测量扩散都会得到相同的结果。这种方向不依赖性扩散,也被称作各向同性扩散。不过在脑白质和肌肉中,所测量得到的扩散具有方向依赖性。这是由组织内部的纵向内在结构所造成的。脑白质中的轴突虽然限制了水质子垂直于轴突方向的运动,但是可能加快了水质子沿着轴突方向上的运动。这些现象在查看单幅 DWI 图像时都有所体现。如果一个梯度场的方向与某些神经纤维束走行的方向一致,那么在这一片区域的信号损失会变得巨大;当这个梯度场的方向与这些神经纤维束的走行方向垂直时,信号损失将会减到最小。这个效应在大片脑白质神经纤维束上表现得相当明显,例如,胼胝体和内囊,如图 77.2 所示,这是 1 例左侧 MCA 供血区域大范围早期亚急性梗死患者的图像。扩散梯度场应用在头尾位方向(a),左右方向(b)[注意胼胝体膝部和压部的低信号强度(箭)]和在前后方向(c)。剩下的图像,还有扩散张量(x、y 和 z)的总和均在图(d)中显示。

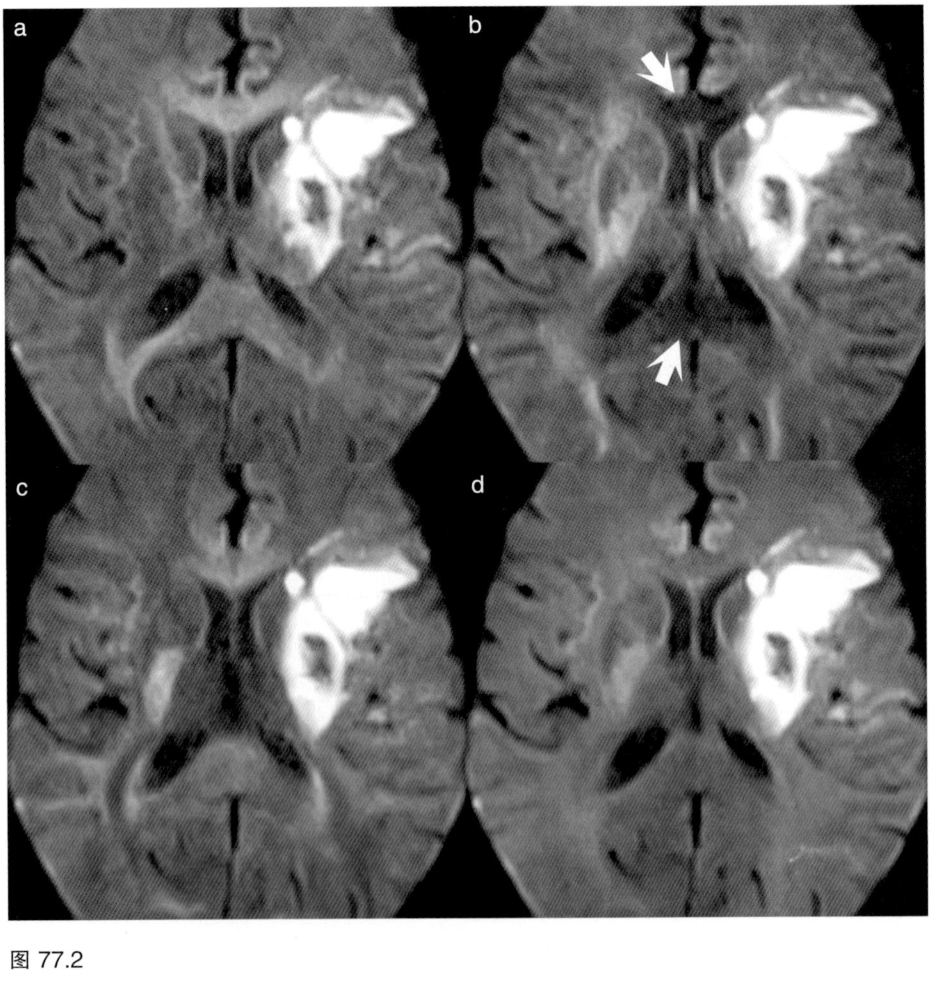

图 77.2

为了描述这种各向异性的扩散,采用所谓的张量来描述水置换的数学模型。要完全确定此张量,最少需要 7 个独立的数据集(与 4 个 DWI 所得的数据集相比)。其中包含 1 幅非加权图像和 6 幅 DTI 图像,其中后者是在非共线的方向上采集。

想象一下,一个类似胼胝体的高度密集纤维束,沿着与纤维束走行方向垂直运动的水质子几乎没有,有大量水质子沿着纤维束方向扩散运动。在沿着神经纤维束走行方向的信号损失严重(自由扩散),而垂直方向上信号损失得最少(扩散受限)。因此,沿着神经纤维束水平方向的水置换的比例,与沿着神经纤维束垂直方向的水置换的比例相比,其比例是很大的。这个比例叫做部分各向异性(FA),其范围为 0~1。在灰质中,因为在所有方向上的水置换都是相等的,所以 FA=0。在一个高度密集的神经纤维束中,例如胼胝体,FA 值可以到达 0.85。如图 77.3 所示,FA 图显示在高度密集的纤维区具有高信号,同时皮层下 C 纤维则显示低信号。而在灰质或 CSF 中,FA 值接近于 0。FA 值可用于衡量神经纤维束的完整性,而这种完整性可因神经变性疾病和脑部肿瘤的浸润而遭到破坏从而导致 FA 值下降。

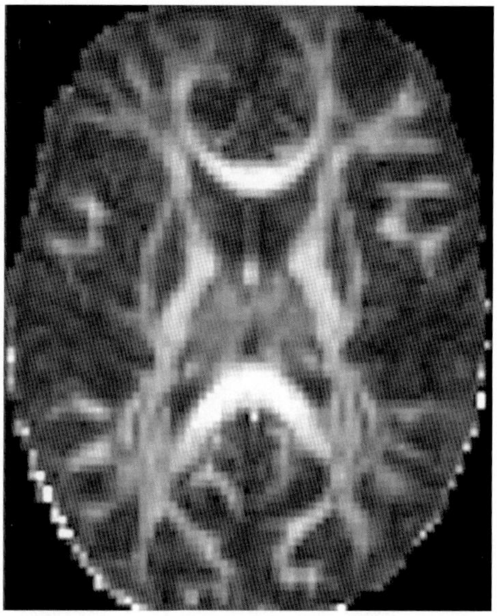
图 77.3

因为信号损失最大的方向,等同于一个体素中主要的轴突方向,那么就可以假设这个方向为纤维束的方向。在所谓的彩色图上(未显示),纤维束的方向被编码在一个 2D 图像上。根据惯例,左右走行的纤维束被标记为红色,前后走行的纤维束被标记为绿色,头尾走行的纤维束被标记为蓝色。因此,在一张图像上,神经纤维束的完整性和走行方向均可以显示出来。若要将神经纤维束用 3D 图像显示,向量可以由体素与基础体素组合而成。这个过程通常包括 ROI 的开端和 ROI 靶区的定义,同时穿行在这两个 ROI 中的神经纤维束将会在最终图像上中得到显示。这个方法可以使受肿瘤生长影响的已知的神经纤维束和纤维束的移位形象化(图 77.4)。这例患者的左侧皮质脊髓束因肿瘤的压迫而向内侧移动。

总而言之,DTI 提供了一种测量神经纤维束的方法,并使神经纤维束能够被 3D 图像显示。DTI 与 fMRI 结合应用于有关大脑连通性的神经学研究中。目前,DTI 在临床应用中受到限制的部分原因是,较长的序列运行时间和神经纤维束追踪结果对于使用者的依赖性这两点,为解决上述问题,现在相关的实验正在进行中。当有最新的自动化软件包时,DTI 已应用于临床手术规划中,并且可能在治疗监测中发挥作用。

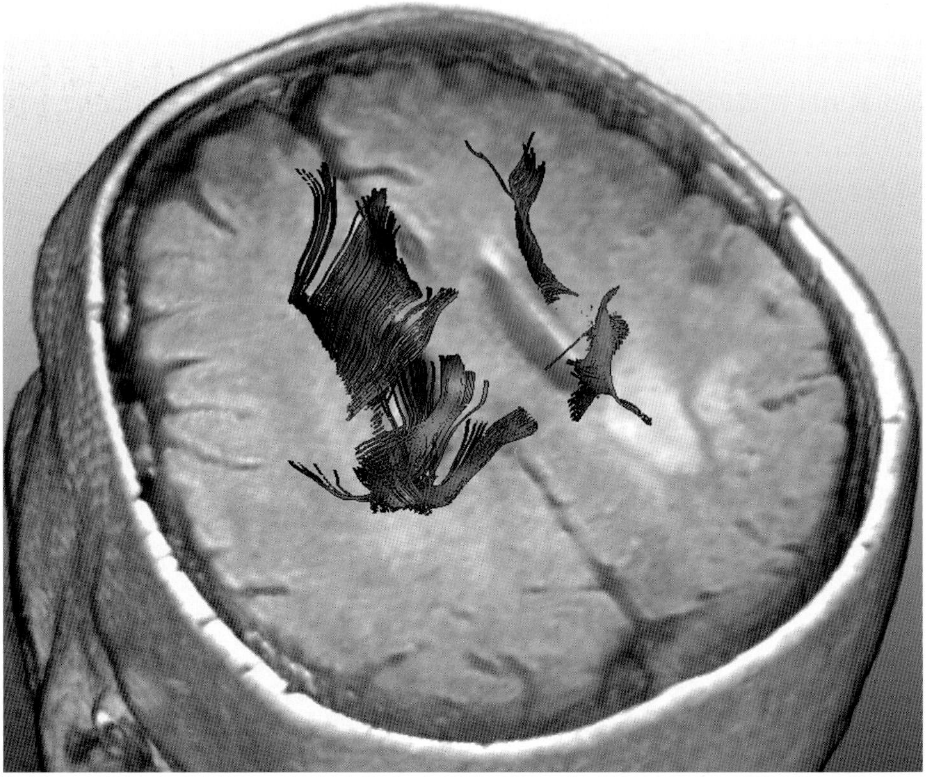

图 77.4

（王洪杰 王骏 译 张治平 刘小艳 校）

第 78 章 血氧水平依赖成像：理论

血氧水平依赖(BOLD)成像是一种 fMRI,是神经活动正在增强或者准备增强所引起的脑部特定区域血氧供应容积发生微小变化,从而导致磁化率降低。为了理解 BOLD 的效应,有必要详细论述磁化率成像的基本原理和脑部活动时生理变化的相关内容。

磁化率(见第 101 章)是指物体在外加磁场作用下被磁化的能力,其是由物体磁化强度除以磁场强度来测量的。具有高磁化率的物质被称为铁磁性材料,而弱磁化率的物质被称为顺磁性材料。抗磁物质相对于周围组织,对局部磁场没有影响。

在 MRI 检查期间,体内的铁磁性物质和顺磁性物质因其磁特性会引起磁场局部变化或局部不均。在其附近的质子受此影响,在自旋激发后会引起较大的相位位移,并且加快 T2* 信号的衰减,同时导致局部信号降低。在强铁磁性物质的影响下,质子发生信号的完全衰减会导致图像中无信号。

血红蛋白是红细胞中携带氧分子的一种成分，基于其分子结构中未能与氧分子结合的铁离子数量,从而显示出不同水平的磁化率。当氧分子存在时,血红蛋白中的铁离子即被屏蔽,导致其磁化率效应降低，从而使氧合血红蛋白被归为抗磁性物质。当氧分子被消耗之后,铁离子暴露出来,同时开始展现其磁性,将脱氧血红蛋白变成顺磁性物质。分布于整个脑部的微血管的两种状态的血红蛋白,会在 MRI 检查过程中形成一个微小的、固有的磁化率。脱氧血红蛋白的磁化率效应在 SWI(图 78.1)中能够得到很好的显示。这个技术(见第 57 章）是专为非屏蔽血红蛋白的顺磁性效应所设计,能突出正常的引流静脉。

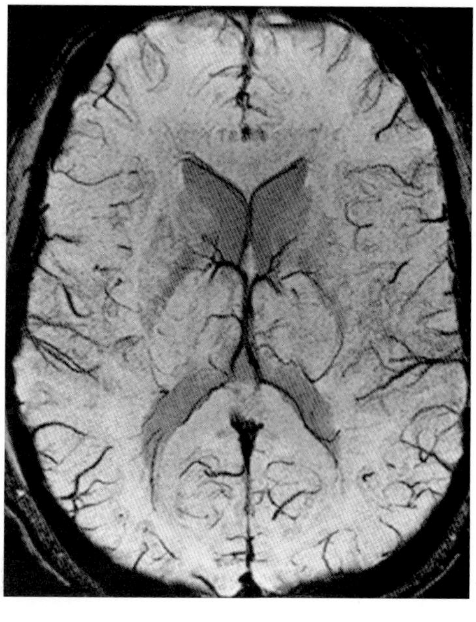

图 78.1

在感觉活动期间活化的神经元增加了在特定区域的氧消耗，降低了氧合血红蛋白的浓度。然而，血氧水平的降低激发相邻毛细血管运送大量的氧合血液来到这个区域,以促进进一步的活动,加大了区域性脑血流量(图 78.2)。携带氧合血红蛋白的血流经局部静脉的血量有所增加,从而引起微小的、局部磁化率的降低和 MRI 信号的升高。神经元的两种状态,静态(a)和活化态(b),都在手指敲击(初级运动皮层的功能定位)的活动中显示。用手指敲击时,运动皮层相应区域的血流和氧合血红蛋白均有所增加,从而导致可被 MRI 探测到的信号改变(尽管微弱)。

为了直观地观察磁化率微弱的变化,采用对磁化率高度敏感的序列。GRE 序列,特别是用于 EPI 的序列(见第 44 章),是运用了梯度场极性的变换以代替 RF 脉冲,以复相位横向磁化矢量从而得到回波。在序列运行时,随着 T2* 效应的改变,导致可观察到的磁化率增加。磁化率随着场强变化而变化,所以更高的场强 (例如,3.0T vs. 1.5T)增加了高达 2 倍以上的 BOLD 的可视化。不过,例如,空气组织界面等区域内影响磁化率的负面因素也增加了,还有 EPI 序列会诱导解剖结构内出现几何畸变。MRI 系统中用来获取 BOLD 数据的梯度场硬件需要足够有效和强大,以生成高质量的图像,同时也能限制几何畸变。现在有了多通道线圈之后,可以通过并行成像技术来进一步减少几何畸变的产生,以减少相位变化在 EPI 基本序列中的负面影响。

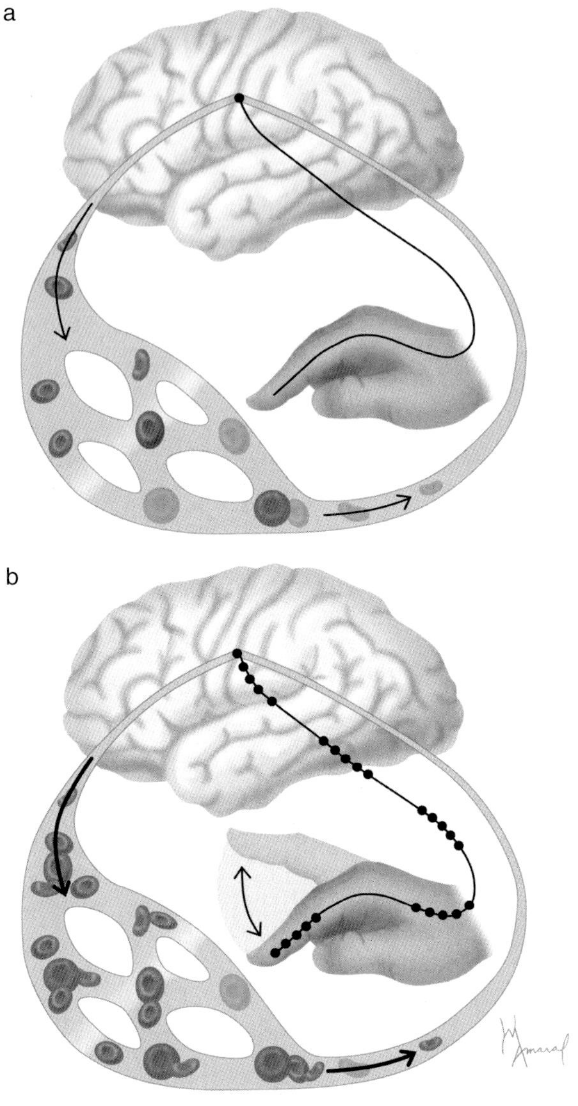

图 78.2

随着 BOLD 成像技术的不断完善,使得从未触碰到的未知领域成为可能。下一章将探讨 BLOD 成像的应用范例。

(王洪杰 王骏 译 张治平 刘小艳 校)

第 79 章 血氧水平依赖成像：应用

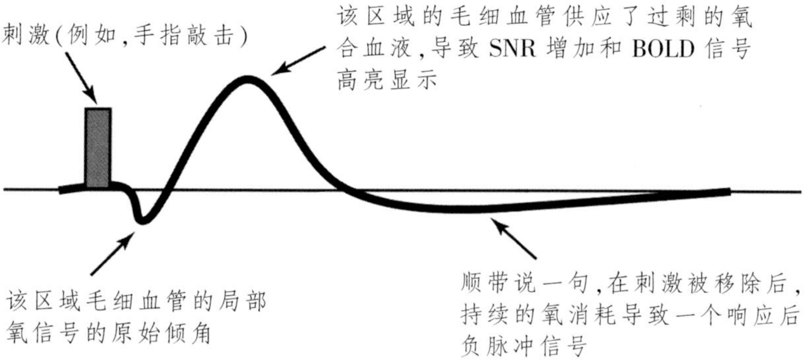

图 79.1

氧浓度在局部区域增加所导致的磁化率变化是十分微小的，正如 SNR 的增加一样。为在 MR 检查中测量该效应,要求患者在序列采集期间完成一系列的任务,以诱导脑部特定区域的氧合血红蛋白水平的交替上升和下降。这种上升和下降遵循一个著名模式——血流动力学响应函数(图 79.1)。

这些任务是在一个周期内执行的,这个周期被称为序列采集开始之前的序列参数。通过将收集到的数据信息和交流模式与脑部内的血流动力学反应同步,我们可以收集到图像,同时可分门别类地描绘出活动的区域。例如,图 79.2 显示了一个Ⅱ期的少突胶质细胞瘤患者的手指敲击活动。在这种情况

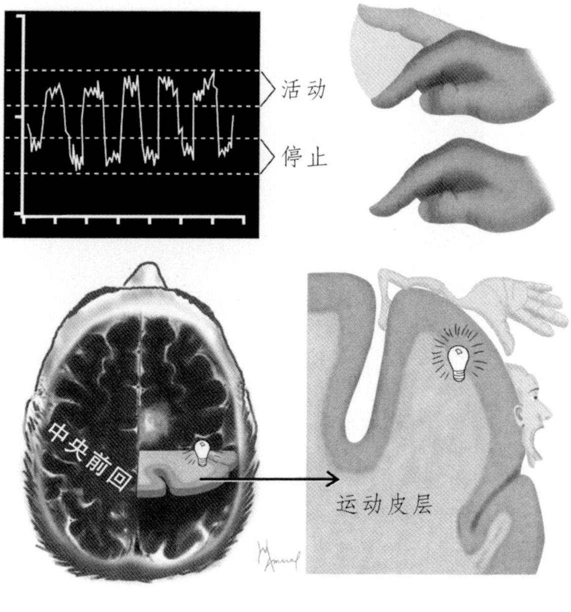

图 79.2

下,肿瘤位于正前方的中央前回处(初级运动区)。fMRI 检查提供了初级运动皮层的首要图像,为术前计划提供了一个路线图。

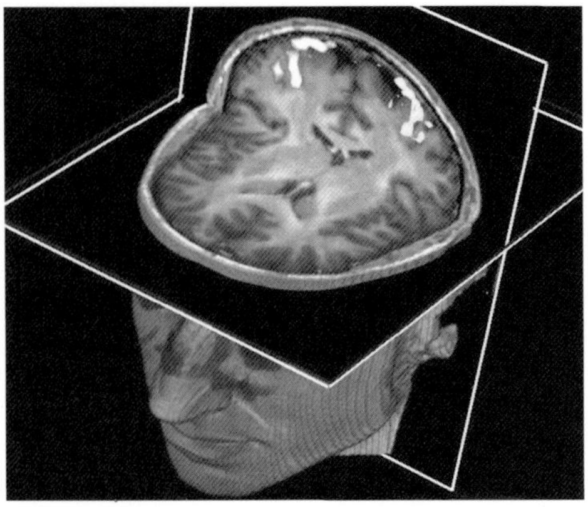

图 79.3

数据采集完成后,复杂的进一步处理需要用一种有意义的方式来描述 fMRI 研究的结果。EPI 序列所测得的活化区域和静止区域的平均信号差异需要进行统计学评价。该分析基于真实信号变化程度,为每一个像素分配一个显著的信号水平。然后这些结果会被叠加到 T1W(或 T2W)图像上,为该分析提供解剖学依据。软件的新进展可能纳入各向同性 3D 测量的结构数据中, 以便为诊断和术前计划提供更容易查看和操作的数据,如图 79.3 所示。

图 79.4 显示了双侧手指敲击活动所引起的大脑皮层活动的结果,同时还有同侧手指敲击时小脑运动准备皮层和时间区域的活动结果。我们计划用 EPI 序列参与一个范例的测量,这个范例是关于 10 个左手运动紧接着 10 个右手运动的测量,范例都经过了每次大约 3min 但都超过 60 次测量的完整扫描。指示患者用拇指和其他手指完成一系列的重复动作(例如 1-2-3-4-3-2-1),例如,1 是用食指,那 4 就轮到小拇指。这个动作在成像序列开始运行时同时开始,首先是右手的 10 个动作,接下来是左手的 10 个动作,如此重复。这个实验在 3.0T 的场强下进行,因为更高的场强(与 1.5T 相比)能提升 BOLD 效应的可视程度。BOLD 成像已经被证实是对于分析和描绘大脑皮层的感觉运动部分的一种有价值的工具, 它对于时下涉及的思考和情感的详细方面,及其对脑部活动影响的研究也有一定的帮助。

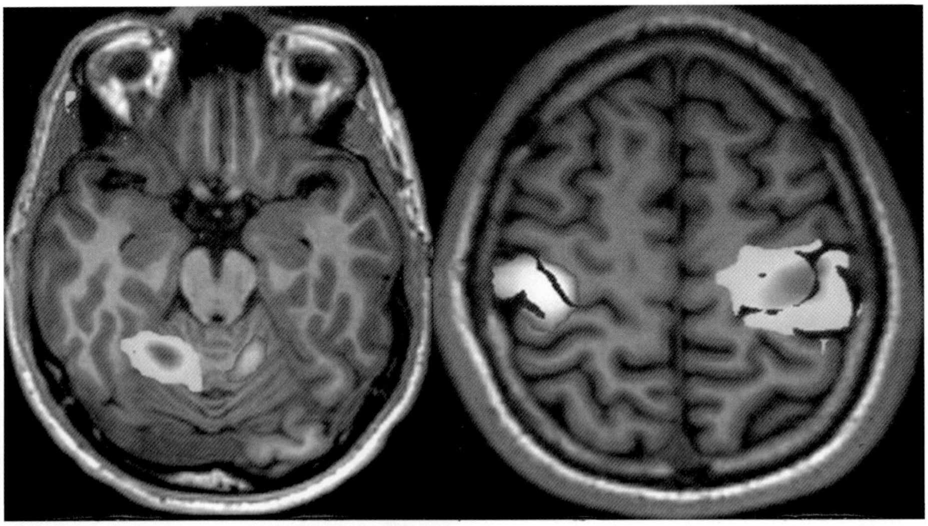

图 79.4

(王洪杰 王骏 译　张治平 刘小艳 校)

第 80 章 质子光谱学(理论)

肿块病变的可视化评估是在 MRI 检查后以多种方式完成的。关于这个技术有几个例子,包括正常解剖结构的变异、被分子流动性的差异所影响的弛豫时间,因此图像对比以及最终注射对比剂的增强模式也受到影响。除了可以观察解剖结构以外,通过 MRS、MR 提供了一种将病变区域的化学环境和新陈代谢“可视化”的可能性。图 80.1 显示了一个用常规成像序列扫描出来的病变(a),这种情况下再做 FLAIR(b)和磁共振光谱分析。光谱检测结果(c,d)表明:升高的胆碱和降低的 N-乙酰天冬氨酸(NAA)都是恶性病变的典型表现。这一信

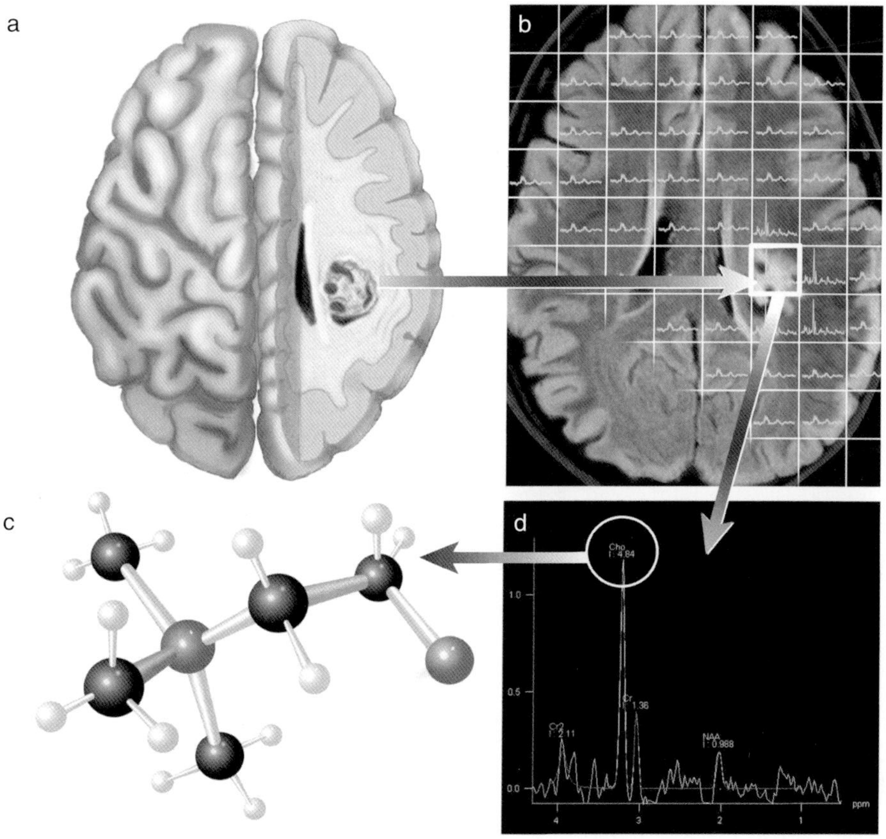

图 80.1

息可以用于进一步分析模糊不清的影像表现。

对于样本组织，有两种常用的磁共振波谱(MRS)技术，一种是单体素光谱(SVS)技术，另一种是化学位移成像(CSI)技术。对于 SVS 技术，两个主要的数据采集序列是 SE 序列和刺激回波采集序列(STEAM)。图 80.2 阐述了使用 SE 序列的 SVS 的基本概念。90°脉冲激发了一个层面。层面选择性 180°脉冲重聚了仅在该层面的一排组织的横向磁化矢量。然后第二个 180°脉冲重聚了仅这一排中的一列组织的横向磁化矢量。因此，只有产生于单一体素的信号被保留下来。对于质子光谱来说，抑制水信号和中枢神经系统之外区域的脂肪信号显得尤为重要(图 80.2 中①标记了用来抑制水和脂肪信号的二项式 RF 脉冲，见第 40 章)。

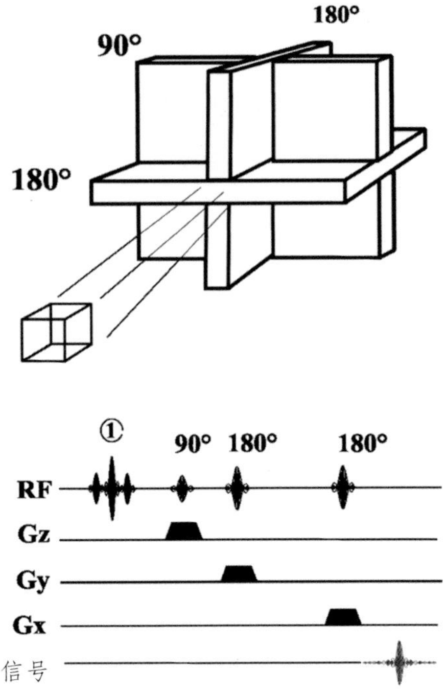

图 80.2

显示光谱结果时采用百万分之一(ppm)的单位，这是为了去除对于场强的依赖性。但是，加大场强(例如，从 1.5T 到 3.0T)增大了代谢信号的频谱分离程度，因此，也提高了测量结果的准确性。此外，我们所讨论的代谢物浓度与水相比差了很多个数量级，这就导致了非常低的 SNR 和较长的信号采集时间。具有更高 SNR 的 3.0T 系统通过减少信号采集时间来进一步提高了测量结果的准确性。

图 80.3 展示了之前所说的水信号和代谢物信号的比率(a)。如前所述，在光谱测量期间，在水信号被抑制时对代谢物信号进行测量，以帮助分析(b)。质子光谱对于医学有许多帮助，例如，病变性质的确定、肿瘤边界的评判，以及对放射治疗的疗效评估。

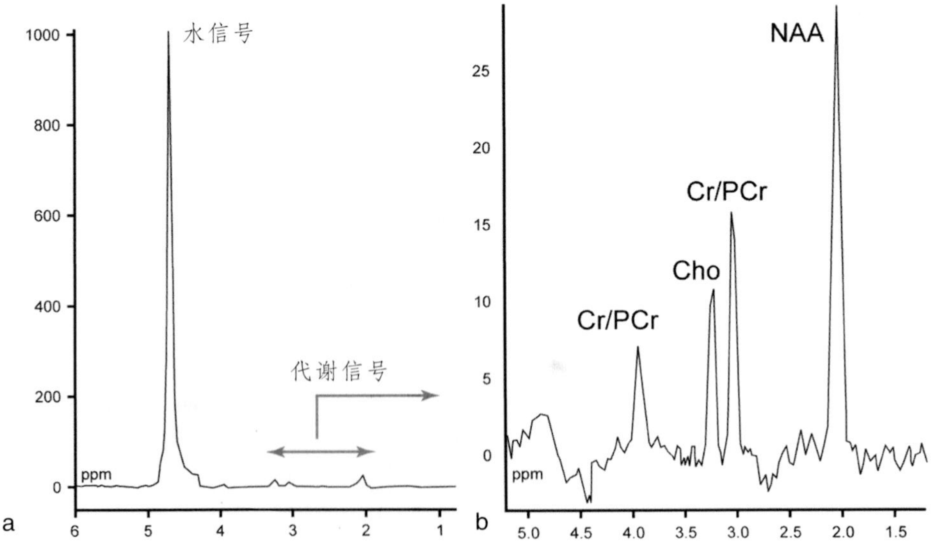

图 80.3

(王洪杰 王骏 译 张治平 刘小艳 校)

第 81 章 质子光谱(化学位移成像)

在长 TE 光谱上能看到健康脑部的主要代谢产物峰，包括 2.02ppm 的 N-乙酰天冬氨酸(NAA),3.20ppm 的胆碱(Cho),3.02ppm 和 3.9ppm 的肌酸(Cr,见第 80 章)。序列中 TE 值的可变性提供给控制谱峰 T2 的“对比”能力,同样,组织的 T2 对比也能通过 2D FSE MRI 来控制。短 TE 值对于测量那些具有短 T2 弛豫时间和在长 TE 光谱上看不到的信号十分重要。这些信号包括 3.56ppm 的肌醇 (ml),2.05~2.5ppm 谷氨酰胺以及 3.65~3.8ppm 的谷氨酸(Glx),还有 3.43ppm 的葡萄糖。这些短 TE 的代谢产物在儿科影像中评估脑部发育最为关键。

SVS 的主要局限性(见第 80 章)是无法评估获得的单一体素的代谢率变化。对于一个完整的评估,SVS 序列必须重复无数次,是由于需要在周围组织和对侧的正常组织中正确寻找病变组织。因为 SVS 序列需要在每次采集的 5~7min 内进行这些测量，所以在某些情况下，SVS 技术会让人望而却步。

多体素技术被称为化学位移成像(CSI),在 5~7min 的测量中可以提供获得一大块体素的显著优势。在可接受的采集时间内,这一块体素通常大到足以覆盖整个病变区域和其周围组织,以及组织病变区域之外的完整的光谱评价。图 81.1 描绘了 CSI 序列采集时的正常覆盖范围，以及由黑框中所得到的体素组成的单独编码分区。黑框外面的附加网格线用来过采样,以消除混淆伪影,类似于过采样在常规成像技术中的应用。

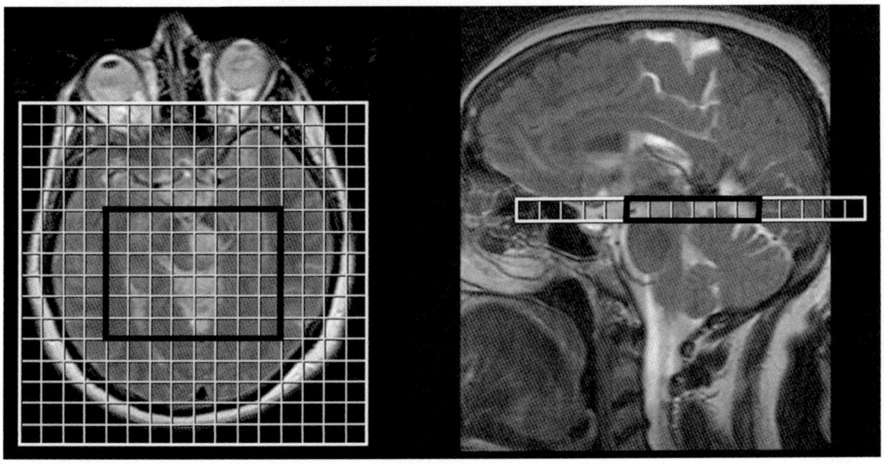

图 81.1

频率编码梯度场会忽略局部的光谱，但相位编码梯度场可以在成像时利用它来将空间信息编码进入信号当中。图 81.2 举例说明了运用 FID 序列的简单 2D 化学位移成像(CSI)的采集方案。在梯度磁场的作用下，一个选择性 90° RF 脉冲是在一个层面内产生了横向磁化矢量。短时间持续的正交梯度磁场会将采样空间信息编码成信号。

图 81.3 显示了一个低级脑干胶质瘤的光谱。用 SE 2D CSI 采集方案收集的数据显示了两个光谱，一个 TE=30ms(第 2 列)，另一个 TE=144ms(第 3 列)。病变组织(第 1 行)的光谱显示 NAA 谱峰(神经元完整性的标志)有所降低，胆碱谱峰(髓鞘破坏程度的标志)有所上升。第二行图像和光谱显示了没有受到病变组织损伤的邻近组织区域。光谱测量结果证实，正常组织的信号特征为较高的 NAA 峰和较低的胆碱峰。光谱测量结果也可以用来绘制代谢产物或代谢产物比率图，并在常规 T1 或 T2 加权图像上叠加显示。

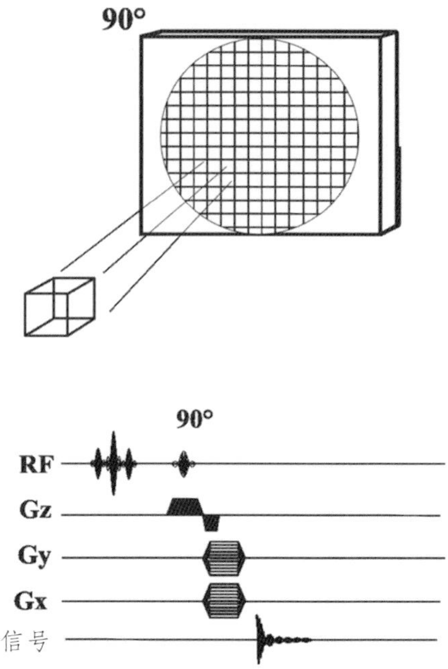

图 81.2

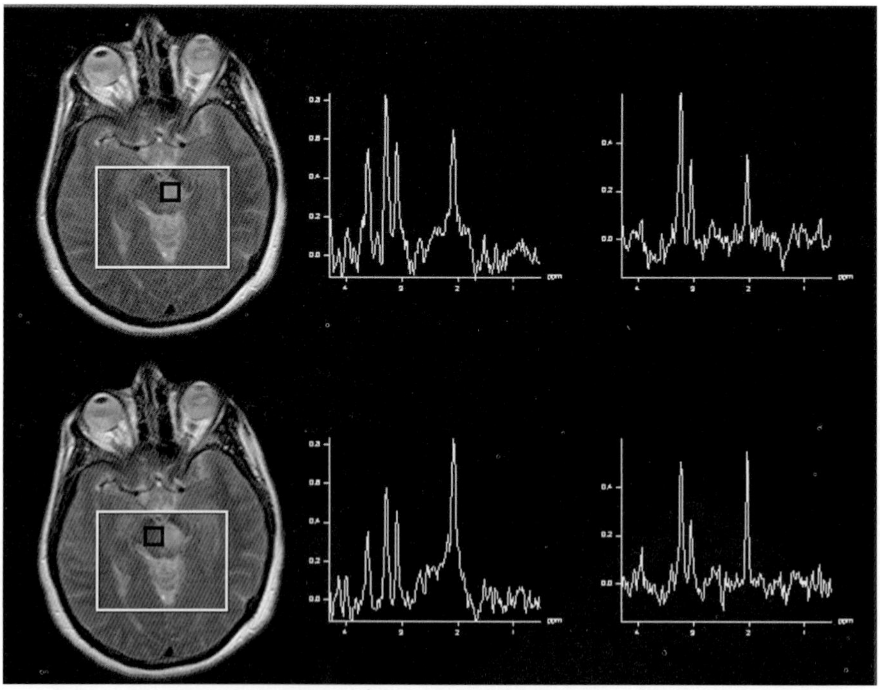
图 81.3

(王洪杰 王骏 译 张治平 刘小艳 校)

第 82 章 心脏形态

要得到高质量 MRI 图像的一个要求,是被成像的物体在数据采集过程中必须保持静止。如果该物体在成像时移动,最终的图像就会被鬼影所模糊和(或)劣化。为了获取那些不能保持静止的器官的诊断图像,例如心脏,谨慎的选取序列和设置参数很有必要。

图 82.1 显示的是心脏 T1W 形态学图像。请注意,我们已经捕捉到了处于静止状态的心肌,并已去除血流信号,以便对心肌有一个更加明确的评估。有一种方法可以运用心电门控技术,来协助捕捉处于静止期状态的心肌图像;创建图像所需的相位编码步骤被分成了多个部分,并在心动周期的静息期时采集。在静息期间,心肌处于舒张状态,几乎是静止不动。对于产生的图像所必需的 128 次相位编码线是仅在心动周期的静息期内分别采集的。总采集时间与图像分辨率,或所涉及的总相位编码次数,以及每次心动周期能进行几次相位编码的采集相关。心率越快能采集的相位编码次数越少,而较慢的心率(长心动周期)可以采集更多的相位编码次数。

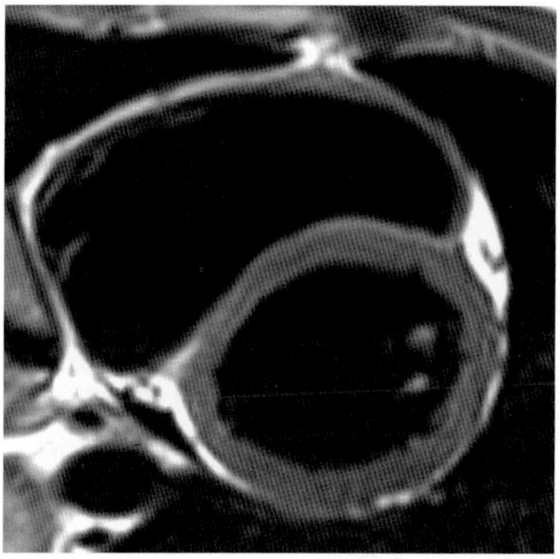

图 82.1

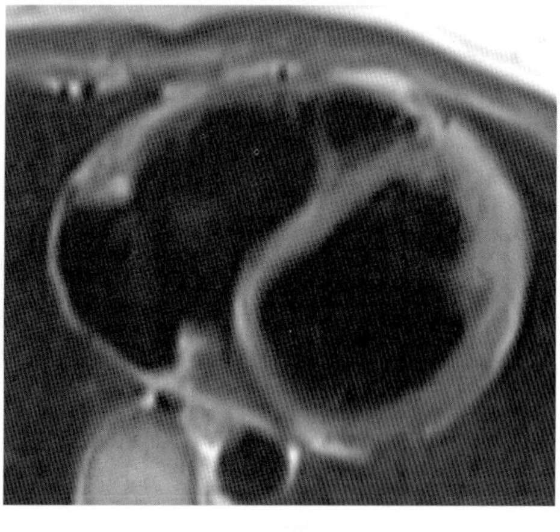

图 82.2

另外一种可以用来采集静止心脏图像的技术叫做单次激发成像技术。单次激发成像的相位编码步数是在单个 TR 期间或在激发瞬间采集得到 1 幅图像。正如前面所介绍的方法一样,相位编码是在心动周期的静止期内进行。在这种情况下,整个图像采集是在静止期进行的。这种采集方法有一个缺点,就是因为心动周期的舒张期通常都特别短,所以必须要限制图像的空间分

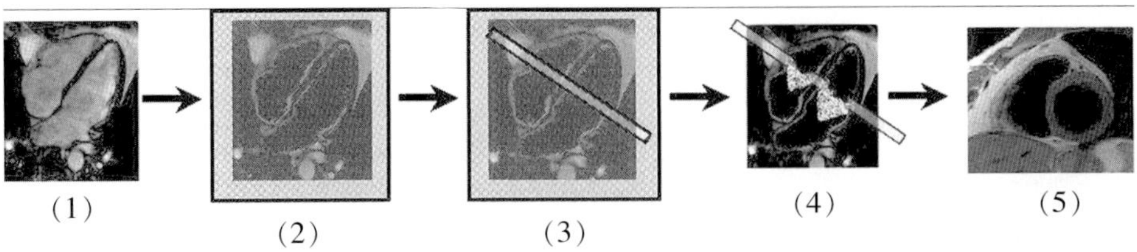

图 82.3

辨率。HASTE(见第 34 章)是能采用这种方式的脉冲序列的一个例子,用 HASTE 采集得到的一幅图像见图 82.2。与图 82.1 比较,请注意,心肌的边缘并没有图像中那么锐利(图像本身出现一点点的模糊),是由于空间分辨率降低造成的。

心脏形态成像的另一个重要方面是消除血液信号。这些通过一系列非选择性和选择性的反转脉冲序列来完成,图 82.3 显示了这些步骤。第一个 RF 反转脉冲是非选择性的,这意味着所有在成像区域中的自旋都反转了,包括组织和血液(1)。这紧接着一个选择性 RF 反转脉冲(2),这个脉冲旨在将所需的成像层面反转成为横向平面,这个平面是为序列中常规成像采集部分所准备的(3)。被编码的血液在该层面数据采集时,快速地流出了该层面,然后在数据被捕捉之前,它们就被流进来的新鲜血液所代替(4)。结果看起来就像是这些血液从图像中被抹去一样,不过实际上,只是因为新来的血液没有被编码,所以提供不了信号而已(5)。

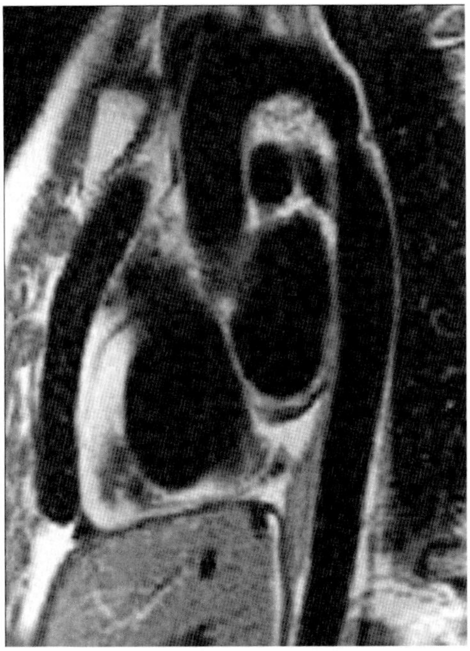

图 82.4

黑血形态成像技术并不仅仅应用于心脏。运用该技术,能更好地对那些搏动的大血管,例如主动脉,进行观察,如图 82.4 所示(主动脉狭窄)。一旦黑血成像技术普及,将更容易地使那些运动器官成像,例如心脏。

(王洪杰 王骏 译　张治平 刘小艳 校)

第 83 章 心功能

第 82 章表明,MRI 能够获取心脏高质量的结构(形态)信息,具有良好的组织对比度和空间分辨率,同时能抑制运动伪影,以及血液流动所产生的伪影。然而,对心脏 MRI 进行一个更完整的分析,需要获得心功能效率的信息。心功能的全面评估,例如结构,需要特定的序列和后处理软件。

形态学成像时,一定数量的、与 K 空间线相关的回波被分成小段,在几个心动周期的舒张期进行相位采集,直到获得一个完整的图像。心功能的成像以类似的方式完成,除了各个段较小以外,均散布在整个心动周期。以这种方式,在每次心跳中收集整个心动周期的每个阶段的相关信息,且捕捉聚在一起,直到获得各相位的一个完整图像。重建后,将各个图像进行组合,以电影循环播放的形式显示跳动的心脏。图 83.1 呈现 5 个这样的图像,代表心动周期的不同阶段。完成这组图像的必要数据,是在屏住呼吸心跳 30 次的时间内采集信息。

心功能影像独到地提供了有关收缩均匀性和心肌效率的有价值的信息。将附加数据结合后,处理工具可提供类似于与其他成像检查(例如,核医学)获得的定量评估。根据先前的描述获取覆盖整个左心室的一组图像(图 83.2),从而能够计算出心室内血液的体积。因为每个层面代表了整个圆柱形容积的一部分(图 83.3a),一个简单的计算,如($\pi \times r^2 \times h$)可被用来计算左心室在其最膨胀阶段(舒张)和最收缩阶段(收缩)的血液量。测量这些容积,然后可用其来评估共同的指标,如每搏输出量、心输出量、射血分数,用于左心室完整的定量评估。图 83.3(b)表示舒张末期相(ED)和收缩末期相(ES)的层面容积,加在一起来计算整个心室(图 83.3c)的容积。然后,该信息被用于计算心脏效率(表 83.1)的通用指标。

近年来,各种新技术的研发进一步改善了心脏 MR 序列的空间和时间分辨率。其中一种技术是回波共享,从心动周期相邻的某一阶段共享部分数据(相位编码步数)。这导致我们能

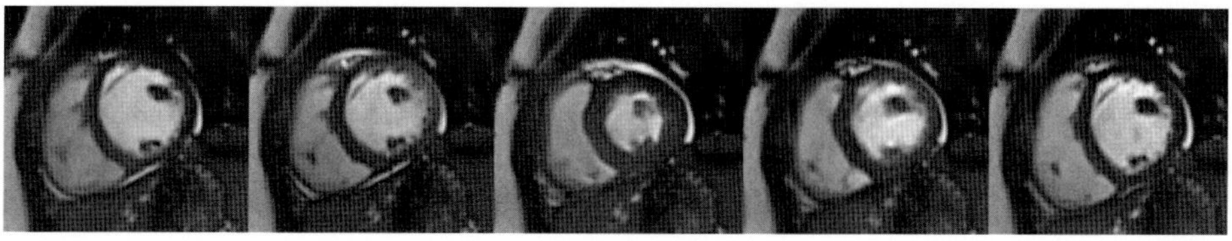

图 83.1

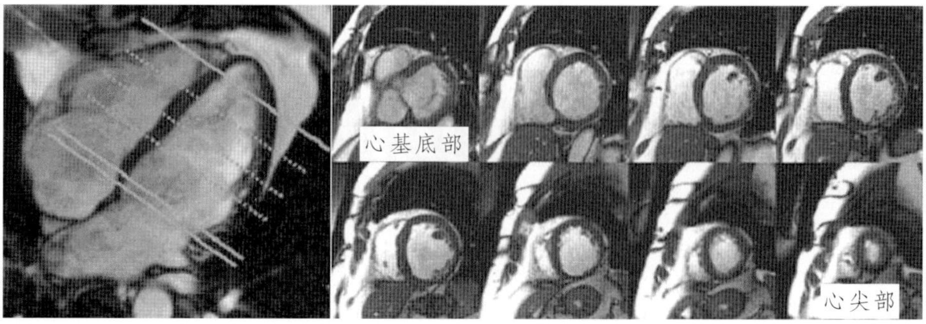

图 83.2

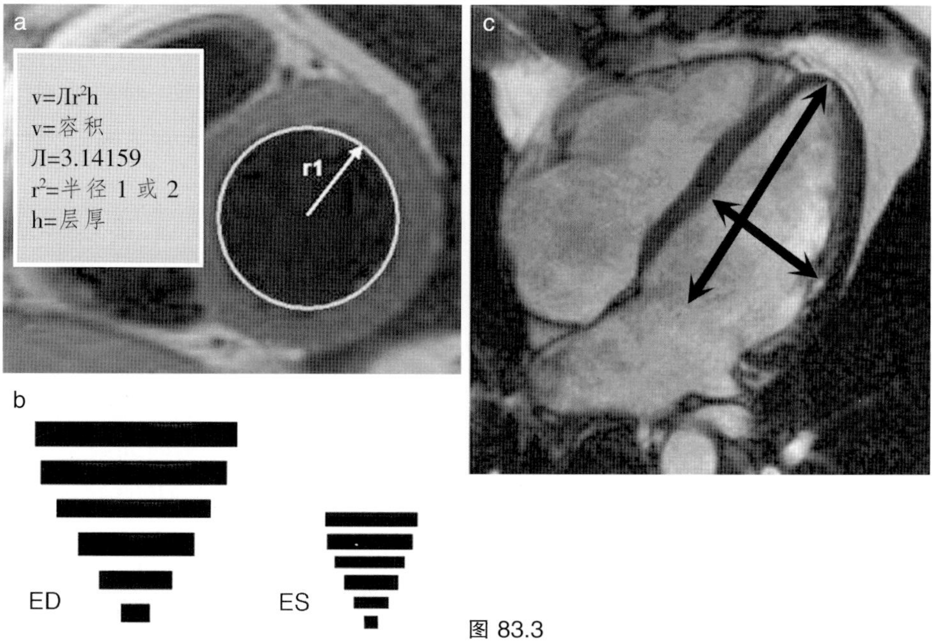

图 83.3

表 83.1 心功能的定量测量

参数	数值
射血分数(%)	50.2
舒张末期容积(mL)	125.3
收缩末期容积(mL)	62.3
每搏输出量(mL)	62.9
心输出量(L/min)	3.8
心肌质量(舒张末期)(g)	110.4
峰值射血速率(mL/s)	351.5
峰值射血时间(ms)	155.1
峰值充盈速率(mL/ms)	349.3
峰值收缩末期填充时间(ms)	112.8

够获得更高空间分辨力和更精细的结构的图像。另一种方法是以近乎实时的方式使用极其迅速、分辨率低、单次激发技术来采集数据。对屏气的要求大大减少或消除，并且可以在 10s 或更短时间内完成对整个心室的快速评估。最后，应该指出的是，稳定的平行成像能力(见第 118 章)对在可接受的采集时间内获得高质量心脏图像是必需的。

(彭林声 王骏 译 陈峰 吴虹桥 校)

第 84 章 心脏成像：心肌灌注

图 84.1 描述了在短轴方向上获得的 1 幅左心室中部水平(箭)的一个下壁(或“后壁”)灌注延迟的图像。对心肌供血的动脉闭塞或狭窄,可导致含氧血液到心肌的血流减少或停止,从而抑制细胞活性和心功能必需的营养供应。用于评估心肌血流量范围和均匀性的 MR 方法被称为心脏灌注成像。团注钆螯合物对比剂增强每个心动周期期前、期间、期后,通过左心室获取多层 T1 加权扫描。该方法采用短 T1(因此为高信号)灌注左心室,提供了血流速率和范围的动态评估,并且可进行视觉分析及后处理软件分析。

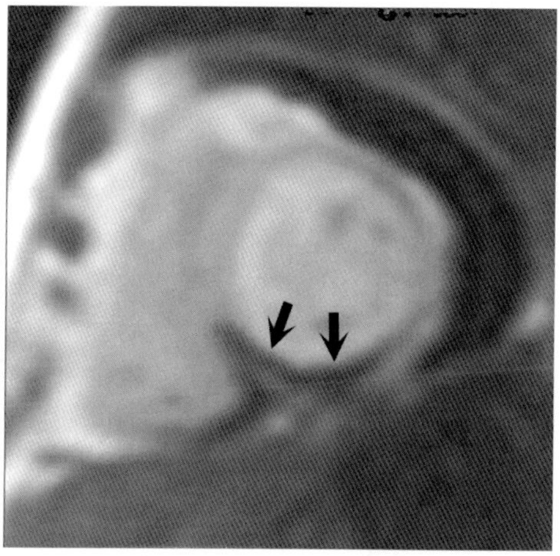

图 84.1

图 84.2 显示了在短轴方向上通过左心室中部获得灌注数据集的 4 个时间点。第 1 幅图像(a)显示对比剂团注尚未到达层面内时非常小的结构信息。图(b,c)显示强烈的信号增加,表示对比剂到达右心室内,随后也到达左心室。然而,左心室心肌本身还没有接收到 T1 缩短的血液,因此仍呈暗色。图(d)显示左心室心肌内信号增加,为肌肉相应地灌注了含钆螯合物的血液。观察和分析整个数据集对于灌注期间速率的降低或信号缺失和改变的区域显示。在视觉上,心肌灌注延迟如图(d)所示,在各区域中的各个部分如图 84.3 所示,其他超过“1”。

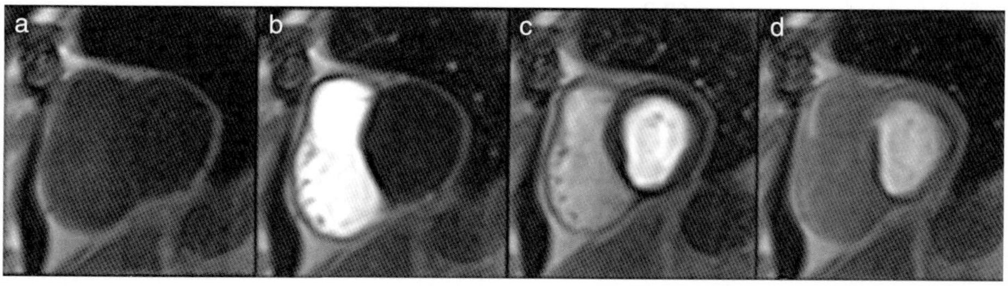

图 84.2

来自各家供应商的许多后处理技术和方法各不相同。下面的例子描叙了一个简单的平均强度灌注分析。图 84.3 描述了在灌注数据集中的 1 个时间点，显示为左心室的内壁和外壁的形态，把它分成 6 个区域。对于这种检查分析首先在图 84.2 中显示。从该层面位置的整个设置时间推测分析，随时间推移，在每个价段的像素强度下变化图形，导致各种组织灌注评估指标如表 84.1 所示。

在每次心跳中，GRE 序列允许完整的、多层快速采集。空间分辨率是根据每例患者特定的心率进行调整。为增加心脏的收缩力，注射心肌应激药物前后重复使用该步骤，对心脏灌注程度进行更彻底的评估。

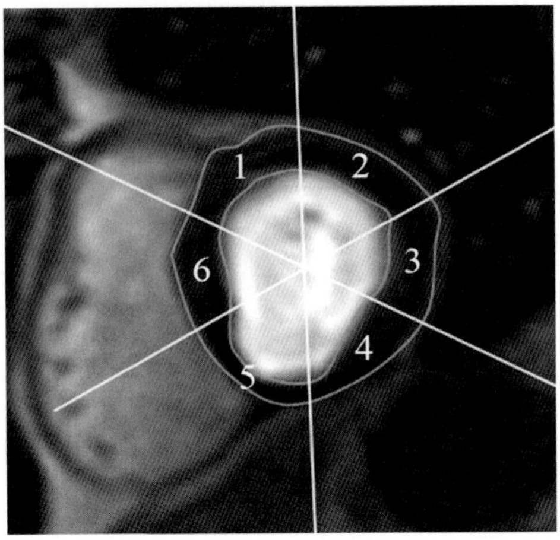

图 84.3

表 84.1 组织灌注评价

部分	时间(足,s)	TTP(s)	峰值(SI)	Ft 峰(SI×s)	斜率(SI/s)
1	14.3	9.8	20.6	113	2.4
2	11.0	19.1	9.4	23	0.7
3	13.5	15.8	8.2	21	0.7
4	15.1	14.2	20.5	79	1.5
5	9.4	15.5	30.8	194	2.2
6	12.7	16.6	29.9	163	1.9

（彭林声 王骏 译 陈峰 吴虹桥 校）

第 85 章 心脏成像：心肌活性

已损坏的心肌组织含氧血液的正常流速降低分为三大类。第一类，心肌功能丧失，为短时间内心肌缺血的活组织。在大多数情况下，心肌功能丧失需要一段时间后才能恢复到正常功能。第二类，冬眠心肌，为较长时间的心肌缺血，需要介入措施以恢复正常的心肌功能。第三类是瘢痕组织或不能存活的心肌。组织不再包含活性心肌细胞或肌细胞，因此，已经不可能恢复正常功能。已知患者为缺血性心肌病，如果有病变的区域仍存活，可通过介入的方法使心肌恢复功能。但是，如果该组织不能存活，则对患者进行介入治疗益处不大，可能还会有风险。存活心肌与无生存能力的心肌之间的鉴别使心脏活力磁共振成像成为关注的重点。图 85.1 表示均衡 SSFP 为基础的图像采集(见第 51 章)，其中正常的心肌呈现暗色。在梗死后的图像顶点(箭)，明亮增强的心肌被认为是没有自生能力的，归咎于组织的对比剂延迟增强。

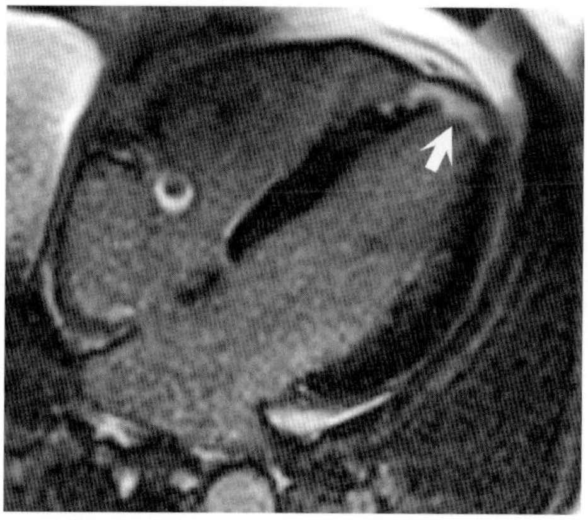

图 85.1

静脉注射后，钆螯合物分布到细胞处间隙。与大多数组织一样，由于肾排泄和重吸收(见第 84 章)，正常心肌的浓度在早期峰值后迅速减小。然而，不能存活的心肌组织虽然最初对对比剂摄取障碍，但也会延迟清除。因此，随着注射对比剂后时间的推移，没有活性的心肌组织对对比剂的摄取，导致该区域 T1W 扫描延迟呈高信号。高强化见于急性和慢性心肌梗死，而不是可逆性缺血性损伤，组织学显示增强区域代表心肌细胞坏死和胶原瘢痕。

为了显示延迟增强，采用 T1W GRE 序列，需要在反转脉冲中设置 TI，以抑制正常心肌组织。在注射对比剂后，TI 减少(相对于造影前的数值)以适当抑制正常心肌，T1 较短，归咎于对比剂的存在。在整个检查过程中，TI 会根据对比剂给药后的时间来调整，以维持心肌抑制水平。注射对比剂后 5~20min 开始成像，留出足够的时间让对比剂在不能存活的心肌内累积。其结果是，在抑制的正常心肌与坏死或瘢痕的增强区域之间，组织的信号强度有显著性差异。

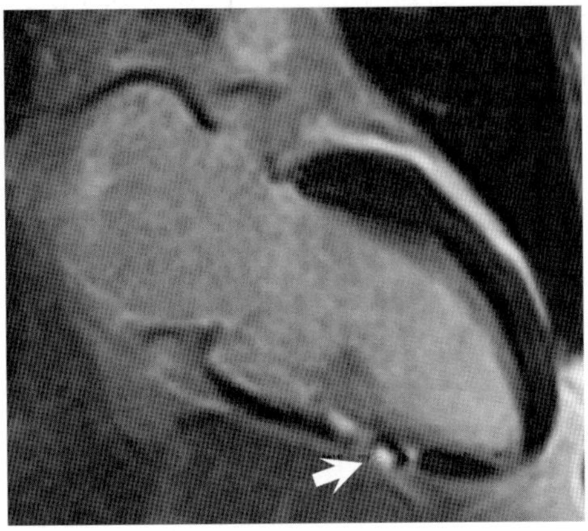

图 85.2

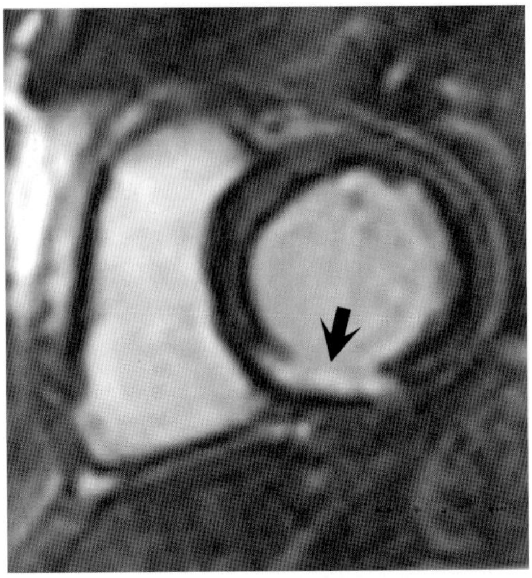

图 85.3

静脉注射对比剂后，序列采集显示有存活的心肌。图 85.2 为纵长轴断层，显示左心室下壁内复杂的透壁强化（箭）。图 85.3 为短轴位断层图像，显示左心室下壁和壁间隔（箭）的心内强化。

一种新的成像方法结合相位不敏感、反转恢复、GRE 序列消除计算和改变 TI 的需要。这种新技术如图 85.4 所示，在背景和肺表现出不同的外观，但已显示出与标准技术类似的诊断价值，但是工作流程明显改善，整个检查持续时间减少。在三腔位图像中，显示心尖和室间隔透壁强化。

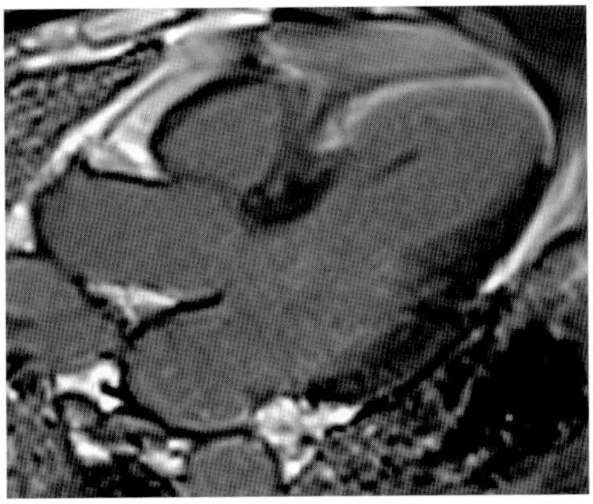

图 85.4

（彭林声 王骏 译 陈峰 吴虹桥 校）

第86章 心脏 T1/T2/T2* 定量参数图

近年来,定量 MRI 日益成为一系列心脏疾病的重要检查手段。这些技术可降低传统的非定量技术所遇到的主观性,在很大程度上独立于序列参数和表面线圈的形状,而且可以检测心脏内病灶和全心的病理变化。本章提供各种专门采集策略的简要概述,以实现给予心电门控触发和患者屏气受限的参数图。

无论是否使用钆对比剂,T1 弛豫时间的量化, 均对心肌组织缺血性和非缺血性心肌病的评价极其重要。在不注射对比剂的情况下,心肌 T1 升高与心肌水肿损伤的反应是一致的。随着钆螯合物的注射,T1 缩短(相应对比剂浓度的增加),与正常更大的细胞间容积(ECV)的纤维化瘢痕或弥漫性纤维化有关。延迟钆增强(LGE)MRI 可作为局灶性纤维化的一个准确评估,但其对弥漫性纤维化不太敏感。结合增强前后的 T1 图像和血细胞比容的测量,可得到定量 ECV 图像。这些 ECV 图像都表现出能够可靠地识别弥漫性纤维化的巨大潜力。随着反转或饱和 RF 脉冲的进行,在舒张期采用心电门控单次激发采集 T1 恢复曲线,确定心脏 T1 图像。为了在下一次预脉冲前让 T1 充分地恢复,在多次心跳和恢复期中通常插入采样磁化。为精确地 T1 定量,在单次屏气中用不同的恢复时间,进行多次反转恢复或饱和恢复采集,以获得足够数量的图像(每个具有不同的对比度)。这一系列的图像可能需要配合使用自动配准软件,以补偿呼吸运动。最后,用多参数逐像素曲线拟合,以评估 T1 恢复率。图 86.1 给出了用于评价心脏淀粉样变性患者的弥漫性纤维化 T1 图像的一个例子。(a)为增强后反转恢复图像,显示弥漫性心内膜下增强。(b)为增强前、(c)为增强后的 T1 图像,显示出 T1 不连续

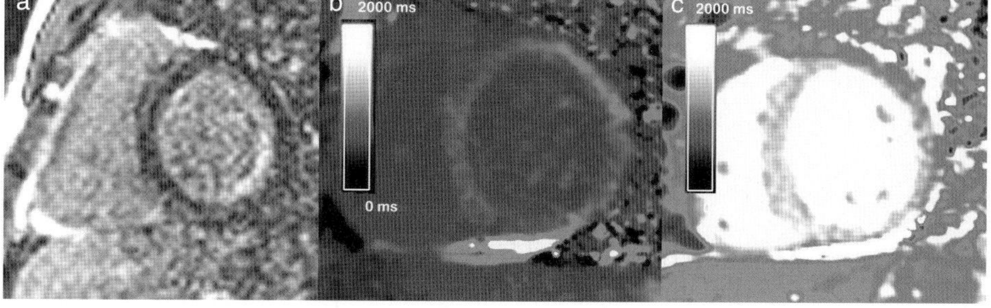

图 86.1

的变化(注意,在 b、c 图像中用不同的窗宽和窗中心值,以突出显示心肌)。用于该患者的 ECV 值约为 45%,这高于正常范围。在 T1 图像上人为地确定感兴趣区以评估 ECV。

改变的心肌水含量,从而延长 T2 弛豫时间的定量 T2 图像,已被证实可以提供病理诊断信息,如急性心肌梗死、心肌炎和心脏移植排斥反应。T2 图像显示,被证明解决了定性 T2W 成像的限制,从而提高了检测水肿心肌组织的准确性和可靠性。可以采用分段多回波 SE 序列或使用各种 T2 预 RF 脉冲单次激发采集,完成抽样 T2 衰减。在心脏舒张期以及几次心跳间隔采集图像,以获取采集之间充分的磁化恢复。应用任意运动校正步骤校准不同的图像,假设单指数信号衰减,按像素方向进行像素 T2 拟合。图 86.2 呈现的是急性心肌梗死患者的一个例子。图(a)为延迟增强反转恢复图像,显示心尖透壁强化。图(b)为 T2 图像,在基底间隔正常的 T2 值(48ms)和升高的 T2 值(72ms)显示邻近瘢痕处有存活的心肌。

同样,心肌 T2* 的测量提供了有价值的铁负载的无创性评估指标,并且临床上可用于规划和监测铁螯合剂治疗需要输血的重症地中海贫血患者。T2* 图像采用分段多回波心电门控触发 GRE 序列,以在 T2* 延迟期间获得多个采样。通常采用黑血技术以减少伪影,但是磁化率效应限制基于像素的 T2* 图像能力,所以对感兴趣区分析更常见。在多个心跳和心动周期的相同舒张期采集数据,拟合假定的单指数衰减。优化拟合技术,以减少更长的 TE 图像中噪声的影响。

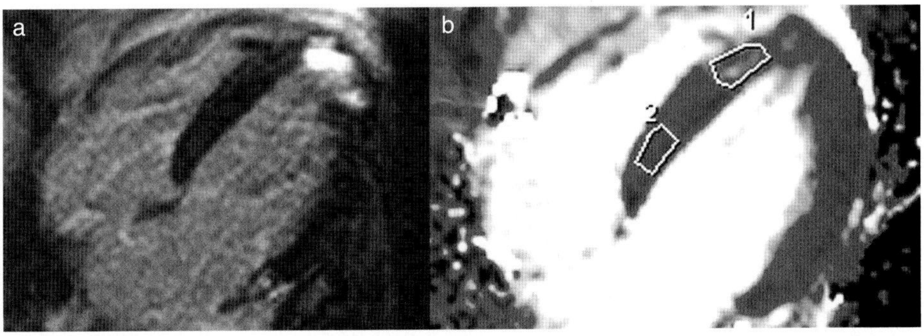

图 86.2 Figures Courtesy of Jeremy Collins and James Carr.

(彭林声 王骏 译 陈峰 吴虹桥 校)

第 87 章 MR 乳腺成像：动态成像

在乳腺 MR 成像中，良性和恶性病变存在 T1、T2 明显的重叠，因此，这些参数并无用处。动态增强成像技术的引入是乳腺肿瘤诊断的一个重要突破点；然而，这种方法需要先进的硬件和软件配合。专用的双乳腺线圈是必需的，同时新的设计也可允许 MR 引导立体定向活检。用动态的模式覆盖双侧乳腺，层厚≤2mm，平面内分辨率≤$1mm^2$，这对脉冲序列的设计有相当高的要求。静脉注射钆螯合剂后，成像约 5min，采用时间分辨率约为 1min 进行 3D GRE 序列。为了消除脂肪的高信号强度，将未增强的图像从对比增强图像中减影（如扫描示意图）。可以采用脂肪饱和或选择性水激发成像。绝经前女性应在月经周期的第 6~16 天进行成像。否则，由于荷尔蒙刺激的正常组织增强可能会掩盖和（或）造成恶性病变的假象。MR 检查提示恶性征象包括病灶不规则轮廓、遵循导管从外围开始的增强、早期病灶增强后平台或下降。图 87.1 显示 4 种动态扫描（即刻、1min、3min 和 5min 的增强扫描）。在右侧乳腺（箭），有突出的区域，快速增强显示周围毛刺，因而怀疑为恶性肿瘤（经手术病理为浸润性导管癌）。图 87.2 为同 1 例患者通过一个恶性淋巴结（箭）的 3 次动态扫描（即刻，1min 和 3min 增强扫描），显示几个典型的恶性征象：局灶性病灶快速增强并早期下降。感兴趣区（定量）分析通常用于评估增强过程，如图 87.3 所示。由于在良、恶性病变之间的对比增强图像重叠，MR 扫描的判读必须结合钼靶 X 线图像。

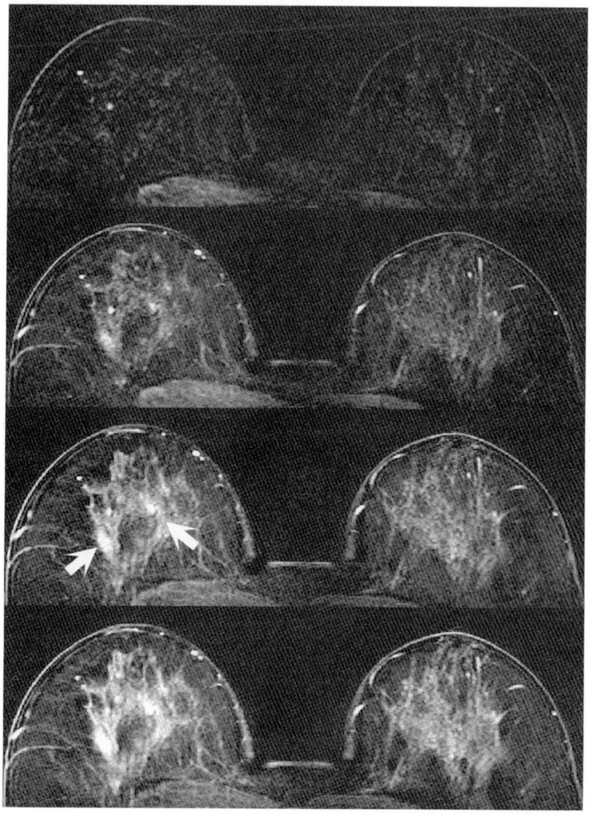

图 87.1

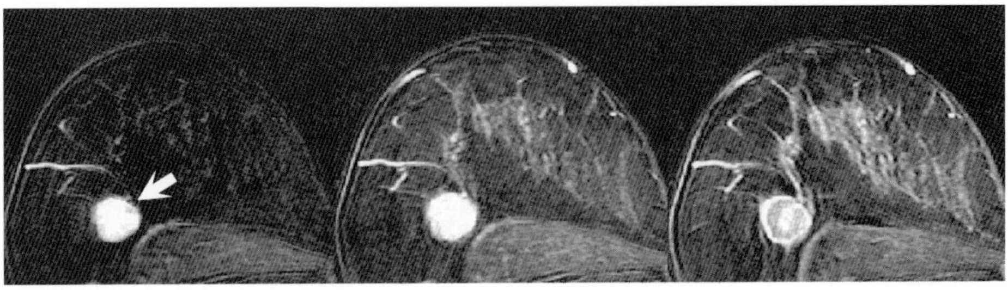

图 87.2

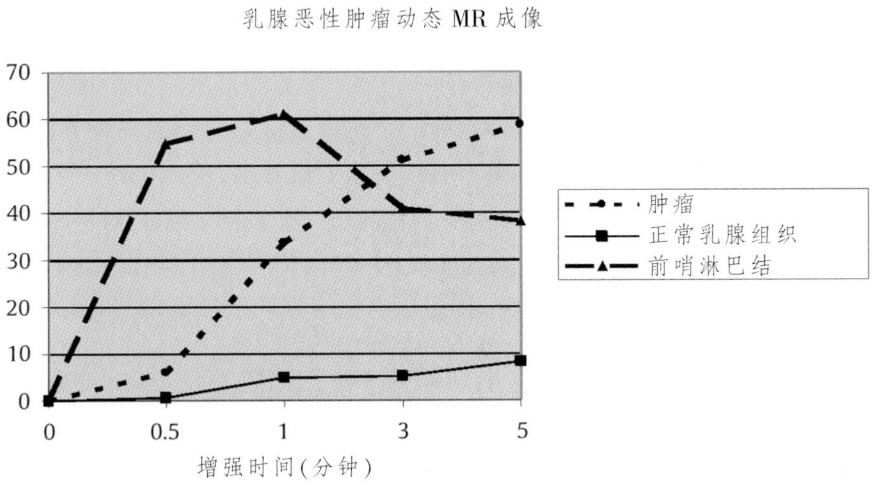

图 87.3

(彭林声 王骏 译 陈峰 吴虹桥 校)

第 88 章 MR 乳腺成像:硅胶

图 88.1 为硅胶乳腺植入物的 MR 检查多轴位图像,以及左侧乳腺单个矢状位的图像。成像采用水和脂肪抑制序列,硅胶呈现为高强度信号。两个植入物表现在包膜内硅胶折叠,包膜外有硅胶,但包含在纤维囊内(双边包膜泄漏,也称囊内破裂)。在 MR 上,植入物破裂最可

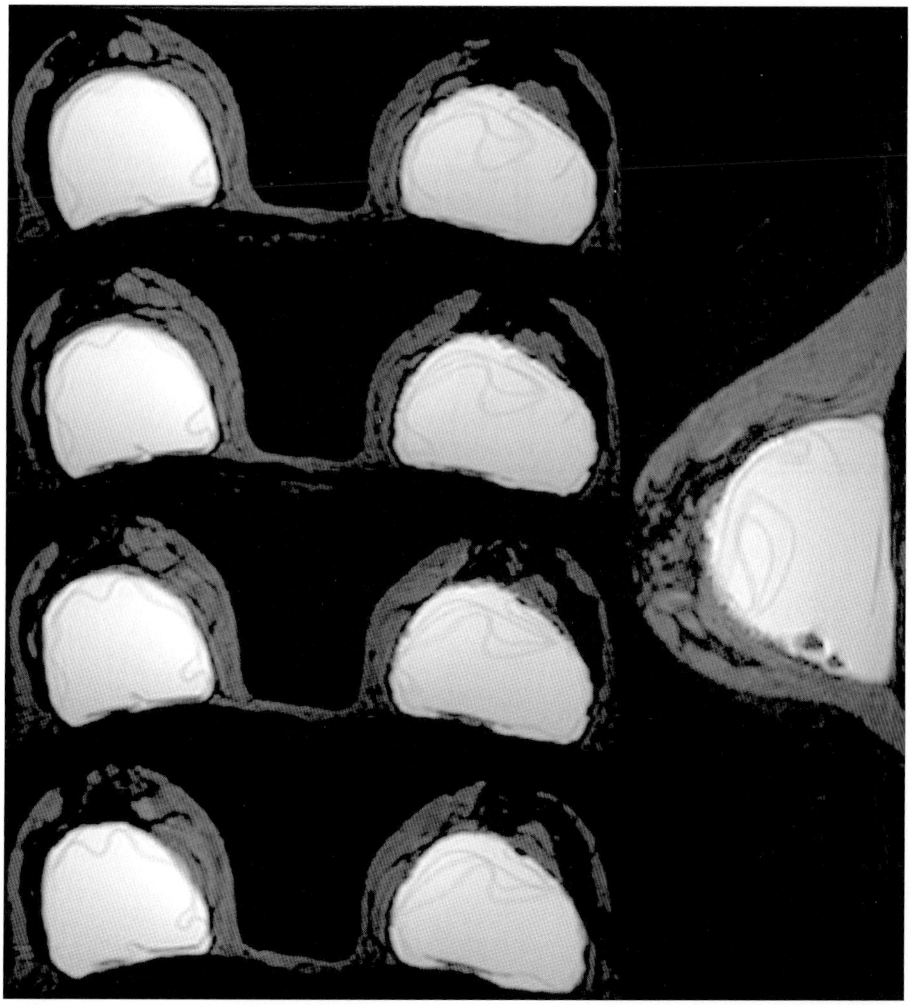

图 88.1

靠的征象是波浪线或“舌”状。如左乳所见，此特性征象为植入物内有许多细曲线，相对应的萎陷的植入物外壳由硅胶包围。

乳腺植入物 MR 的主要适应证是涉及硅胶植入物破裂可能性的评价。如果检测到植入物破裂，应该报告软组织内硅胶的数量和位置。植入物成像通常采用 2D 反转恢复序列（使用 FSE 技术，见第 29 章）。可以设置 TI 脂肪抑制（1.5T MR 上 TI≈100ms）或硅胶抑制（1.5T MR 上 TI≈400ms）。仅显示硅胶时（如图 88.1 所示），脂肪和水的信号必须被抑制。这通过采用反转恢复序列（对于脂肪抑制设置 TI，见第 42 章），结合使用频谱水抑制脉冲[如采用光谱脂肪饱和（见第 40 章），但要在 RF 脉冲应用之前将水的特定共振频率设置为自旋预脉冲激发，因此，在此频率达到饱和自旋]来实现。优异的主磁场的均匀性是使用该方法的前提条件。高浓度的脂肪或硅胶的存在会导致 MR 系统不正确的调置。因此，应当确认以水为中心的共振频率。当显示 MR 光谱时，在振幅–频率的曲线图（图 88.2 所示）上，可见 3 个峰值（从左至右为硅胶、脂肪和水）。脂肪峰约为 3.3ppm，硅胶峰（通常略微重叠于脂肪峰值）为 4.5ppm，比水峰值低。饱和频谱脉冲序列设定为水的共振频率，然后启动。

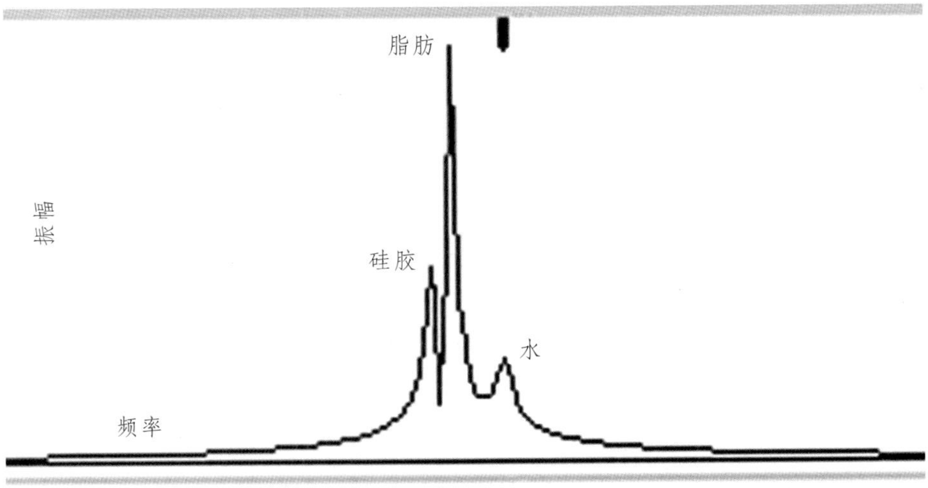

图 88.2

（彭林声 王骏 译 陈峰 吴虹桥 校）

第 89 章 介入性 MR

肿瘤消融可以在 MR 引导下采用 RF、聚焦超声、激光或冷冻(冷冻消融)来实现。射频消融治疗是非手术治疗肝细胞癌和肝转移癌的常规方法。无论是超声、CT 或 MR 均被用作该过程的成像模式,对肿瘤与正常实质显示和鉴别,以及残余肿瘤的识别(肿瘤切除不完全)都是至关重要的。不管何种方式的对比增强,都要可靠地识别非重要实质,但通常仅限于单次使用(在介入操作期间)。现在温度监测可能是 MR 监测治疗应用中的关键程序。就在 MR 上识别消融区而言,治疗后随即进行对比增强扫描作为金标准,采用未增强的 T1W 扫描对于监测消融是有效的。但是 T2W 扫描在介入治疗后的急性期往往会低估了消融区。图 89.1 表示一个 8mm 胆管细胞癌转移治疗前的图像(a),图(b)为介入治疗后 T1 增强扫描,图(c)为未增强 T1 扫描,图(d)为 T2W 图像。MR 提供的肝脏病变图像比 CT 或超声具有更高敏感性的优势,并且由于多个序列成像的性能,提高了治疗监测水平。

MR 引导下的经皮高强度聚焦超声肿瘤消融(MRI 引导聚焦超声,或 MRgFUS),无论是在欧盟还是在美国都批准用于治疗子宫肌瘤和肿瘤骨转移疼痛的缓解。目前,正在评估其用于脑部、乳腺、肝脏、胰腺和前列腺肿瘤的治疗。可以采用这种具有温度监测的热消融术,如射频消融和激光消融。沿射束路径与病变邻近的正常组织能够保留。射频消融术、靶区精确定位、实时引导、消融的热监控,以及术后疗效评价都可以通过 MR 来完成。凝固性坏死伴有去神经支配可减轻骨转移疼痛。

其他选择包括激光和冷冻消融。激光消融的主要优势是可进行磁共振实时温度监测的能力。采用水质子共振频率的温度敏感性,利用梯度回波采集相位差成像来监测温度。将相位的变化转换成评价逐个像素组织温度的变化。目前这种技术的临床实践经验有限,但该技术是有前景的。

出色的成果已在 MRI 引导冷冻消融肾脏小肿瘤的初步临床试验中被证实。尽管 CT 被广泛使用,CT 在该试验中不是理想的成像方式,这些肿瘤常含有等密度的正常肾实质。实时 CT 透视限于单个轴位平面,并且操作不可避免地涉及大剂量的电离辐射。当采用射频消融和 MRgFUS 时,在任何平面快速实时成像以及消融的实时监测中,MR 提供优越的软组织对比度。图 89.2 为矢状位 T2W 图像(a 为 bSSFP),(b)为 HASTE,在肾脏上极小的肾细胞癌的冷冻消融术。肿瘤在治疗前呈高信号,随后在 HASTE 序列中,由于缺乏移动质子而呈低信号

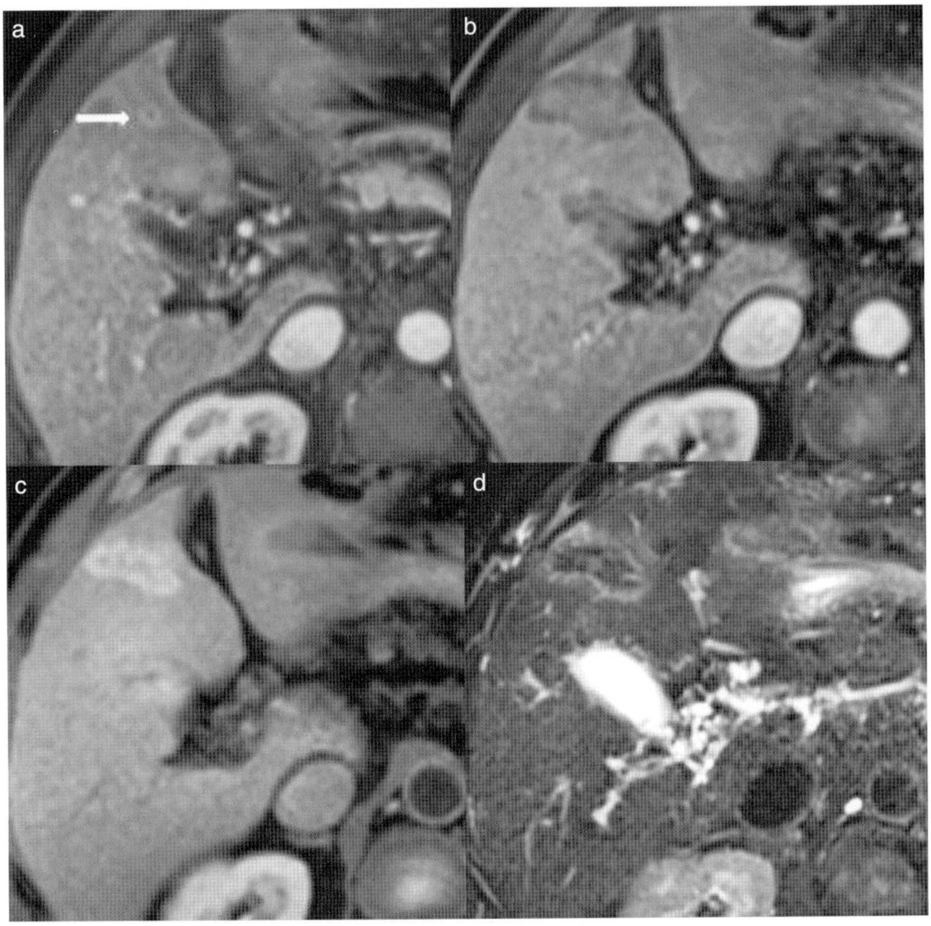

图 89.1 Reprinted with permission from Rempp H, et al. Invest Radiol 2013;48(6):429–436.

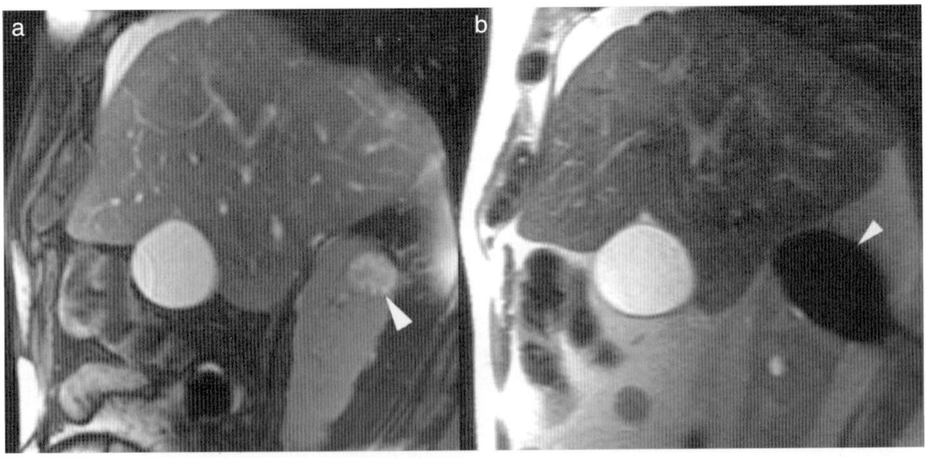

图 89.2 Reprinted with permission from Ahrark K, et al. Invest Radiol 2013;48(6):437–444.

的冰球,可以足够的覆盖病灶。

如今,常采用 MR 引导下为恶性疾病的诊断进行组织活检,具有许多适应证,特别是用于乳腺和前列腺检查。对 CT 和超声不容易看到的肝脏小病灶、肝穹顶病变、肾脏等密度肿瘤以及骨骼肌的病变,MRI 引导下活检是 CT 或超声检查的一个很好的替代方法。图 89.3 为肝脏第Ⅳ段可疑恶性病变的患者图像。如图依次为(a)MR T2W 图像,(b)CT 增强图像,(c)专门的 MR 活检轴位图像和(d)斜冠状位 bSSFP 扫描图像。图(a)中箭示病变在 CT 图像上很难识别,因此进行了 MR 引导下的组织活检,组织病理学证实是一个硬化的血管瘤。图 89.4 为膝关节疼痛并怀疑是色素绒毛结节性滑膜炎(PVNS)患者的(a)脂肪饱和 bSSFP 图像和(b)增强的 T1W 图像。图(b)可见活检针,组织病理学证实是急慢性炎症并不是 PVNS。

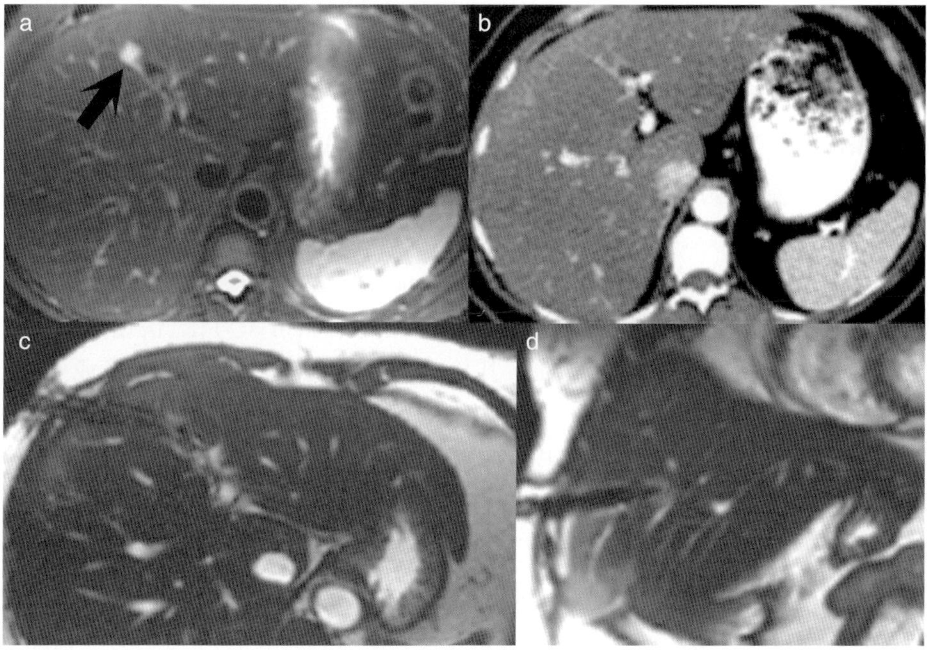

图 89.3　Courtesy of Kamran Ahrar.

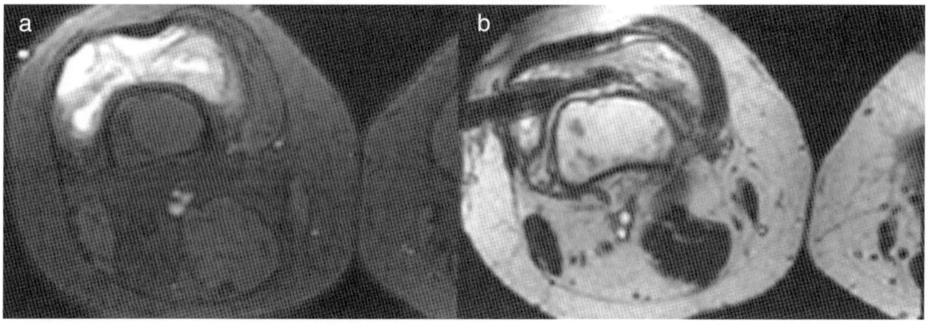

图 89.4　Courtesy of Kamran Ahrar.

MR 乳腺成像可见局灶性病变(尤其是 BI-RADS 4 级或 5 级),而乳腺 X 线摄影和超声却不可见,这样的患者可考虑行 MR 引导真空辅助的乳腺活检、术前定位和夹子置放。随着临床高成功和低并发症发生率,这些步骤已经成熟。乳腺 MR 对比增强是乳腺癌诊断中最敏感的成像检查,其敏感性>90%,特异性达 70%,可媲美乳腺 X 线摄影。在 MR 上,超过 40%的 BI-RADS 4 级或 5 级病变不能在乳腺 X 线摄影和超声上可见,推荐活检。为了组织学分类,可在手术活检后行 MR 引导的活检或病变定位。为避免不必要的外科手术,MR 引导的真空辅助活检是很好的介入方法。

目前,前列腺癌确诊的金标准是经直肠超声引导活检(TRUSBx),其敏感性较低、特异性较高。首次 TRUSBx 的前列腺癌漏诊率为 25%,因此,需要再次活检。对 PSA 升高的患者,TRUSBx 检查为阴性而在 MR 成像上怀疑为前列腺癌的病灶,如今常在高场条件(3.0T)下进行前列腺 MR引导穿刺活检。为实现高质量的检查,常采用直肠内表面线圈进行前列腺检查。

两项介入操作,特别是神经根注射和脓肿引流,以前是在 X 线引导下进行的,目前在一些中心改用 MR 引导下进行。为了治疗腰骶神经根的疼痛,迄今一直是在透视下或 CT 引导下进行经皮穿刺在周围神经根处注射糖皮质激素和(或)麻醉剂。这些以 X 线为基础的检查方法,提供高时间分辨率以及良好的骨组织对比。为了使软组织可见,即使是使用 CT,结果也不尽如人意,特别是年轻患者使用电离辐射检查时,应考虑到操作重复的可能性。介入性 MR 已被证实在这方面是安全、精确、高效,能提供优质的软组织对比、快速多平面成像以及监测注射对比剂(不用对比剂)的可能性。其检查效果可与采用的荧光透视或 CT 引导检查相媲美,但 MR 不使用电离辐射。

采用 CT 或超声,在图像引导下经皮穿刺引流,常用于无法手术介入的腹部和盆腔脓肿的患者。其治疗成功率大于 90%。超声的局限包括声窗、肥胖患者的图像质量下降。CT 透视引导局限于横断平面,并且可能会给患者和介入医师带来实质性的辐射剂量。MR 提供优质的软组织对比度和液体显示,没有成像面限制的任意角度,适宜引导。通过滴注盐水或稀释的对比剂,以及采用快速动态性 T1W 和 T2W 序列,可使引流导管可见。初步临床经验表明这种方法是可行、有效和安全的。

(彭林声 王骏 译 陈峰 吴虹桥 校)

第90章 连续移动检查床

具有连续移动检查床的MR成像，可以同时进行大视野扫描和全身成像。因此，可有效地评估多种器官系统或解剖结构。这种功能便于进行大段的血管造影和可移动的检查。

采用常规扫描技术，在z轴方向的磁场均匀性上有太多的固有限制，这些固有的局限性限制了视野的大小。视野超过均匀性磁场的范围时，唯一的补救方法是在检查中停止扫描，然后移动检查床。这样比较麻烦且容易发生错误。最大化每个层面的z轴范围是常用的方法，但也会导致图像质量随着等中心的距离而出现大的差异。畸变和模糊是经常出现的，同样也包括不均匀的脂肪饱和。图像融合步骤有可能会导致感兴趣的解剖位置和病理结构恰好位于两个层面的过渡区，因此，不能良好地重建图像。对于动态成像处理，特别是钆螯合剂首次通过时的成像，每个层面所描绘的时相都是间隔时间较长。

全景矩阵成像(TIM)的概念涉及多线圈电驱动的能力，可选择性地组合，并且可控停止运行。那种需要手动改变线圈来评估多器官系统的方法已不再使用。这项技术改写了那些只能将患者滑过磁场并且只能在磁场中心(等中心)获取图像的固有限制。这类数据采集的优势是在磁场中心最佳的磁场均匀性和梯度线性。

有多种技术可以使用，包括2D轴位序列扫描、2D轴位多层扫描、3D轴位扫描、2D和3D放射轴位扫描，以及3D冠状位扫描。这种序列模式采用快速扫描，例如，TurboFLASH、HASTE和单次激发EPI，不用暂停就可以完成一层图像的相位编码。每个轴位层面都可以在进行到下个层面之前被完整地采集，因此，每一层的扫描都是在等中心附近，且实现最优的图像质量。

对于有转移的肿瘤患者成像来说，这种方法是最理想合适的方法。图90.1展示的一个例子，超过解剖覆盖范围，该图像采用2D成像序列，具有冠状位重组T1脂肪饱和、轴位T1同相位、T1脂肪饱和、T1反相位和STIR扫描。

呼吸运动一直以来具有挑战性，需要专门的方法解决。一些检查在自由呼吸时可以表现得很好，而还有一些检查则需要屏气才可以。对于多个屏气来说，停止并且重启检查床的移动是必需的；在这里，连续移动的检查床已经添加了独立于z轴范围的可灵活选择屏气时间的功能，同样这种功能可以灵活地指定屏气时的成像范围。一个重要的未来目标是，将这项功能扩展到可以自由呼吸时采集数据，并研发这项技术，让它对呼吸运动不敏感或者可以进

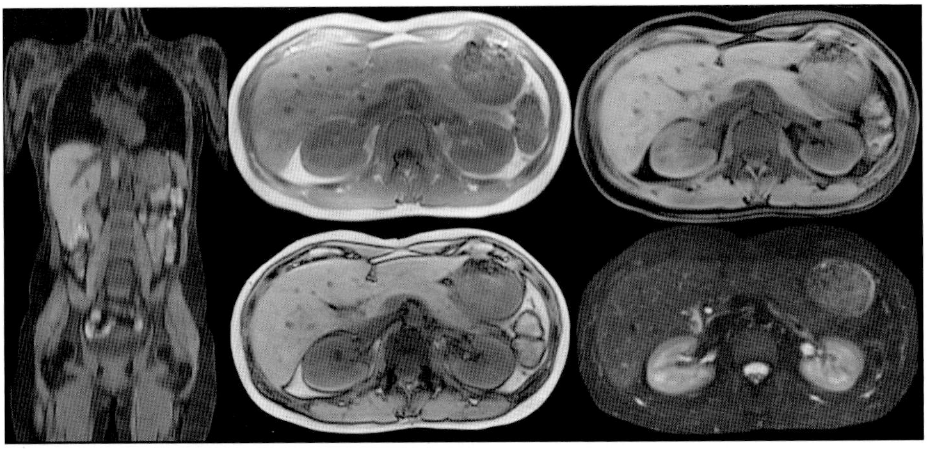

图 90.1

行补偿。

3D 冠状位扫描特别适合于在头尾方向（z 轴）和左右方向上，具有大范围兴趣区的 MRA，但是不用在前后方向上。如图 90.2 描绘了连续扫描，以增加冠状位 FOV 的子集。这些子信息被分享到混合 k 空间中，然后在 z 方向上的回波进行傅里叶变换和组合，以实现一个单独的全扫描范围的大视野图像。这个方法在扫描中是不暂停的；最大化扫描效率，全部的扫描范围是一个整体，且是“固有的组成”，减少了边界伪影的产生。

现在，在数分钟内进行全身成像是可能的，一些扫描可以在 1min 内完成。对于肿瘤患者涉及淋巴结和转移的筛查，这流畅的检查已经取代了先前的一步步的复杂采集。这个方法让患者更加舒适，并减少了检查时间，增加了患者的流通量。

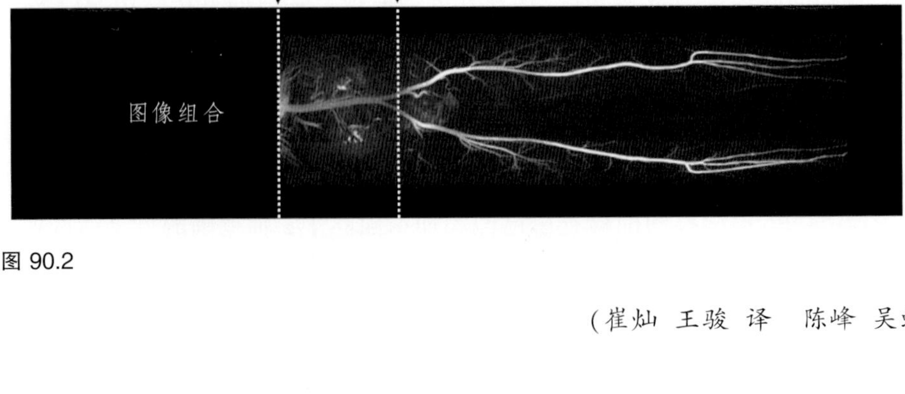

图 90.2

（崔灿 王骏 译　陈峰 吴虹桥 校）

支架。尽管合成材料不具备生物支架的天然生物相容性,但它们通常更容易大规模生产,并且可以进行改良以获得移植所需的性质。第一类合成支架是简单的生物材料,如明胶和软性水凝胶接触镜[56,57]。这些支架虽然能够黏附内皮细胞,但早期将其应用在动物模型中的尝试以移植排斥反应结尾[57]。为了降低这些免疫并发症的发生率,可以用生物活性物质合成载体。透明质酸是一种具有理想生物相容性的 ECM 蛋白, 已被加工成透明水凝胶盘用于 HCEnC 移植[58],尽管一些报道表明内皮细胞不能很好地黏附在该载体上[59]。作为 Descemet 膜的主要成分,胶原蛋白是一种颇受关注的基质[60]。在Ⅰ型胶原蛋白床上培养的猴 CEC 已成功移植到猴内皮缺陷模型眼中,且已证明角膜在第 2 年仍保持透明[13,14]。进一步提高移植物的透明性,可以用Ⅲ型胶原蛋白替代Ⅰ型胶原蛋白[61]。这些支架在人体中表现出高度生物相容性,正如Ⅲ型胶原蛋白前部角膜植入物的临床试验所证明的那样,该植入物在 4 年内没有出现排斥反应[62]。胶原蛋白床可以简单地使用塑料压缩等技术重复制作,以获得手术操作所需的机械性能[63]。然而,虽然高度生物相容,且易于生产,但纯胶原支架的机械强度与天然角膜相比显著降低[64]。

促进移植物整合的另一种方法是使用生物活性表面涂层。丝素蛋白是一种具有高拉伸强度的透明生物材料,涂有胶原蛋白或 FNC 后可显著改善内皮附着和形态[65,66]。在结合多种生物材料特性的设想下,现已经研究出了多种混合聚合物底物。这些混合物将生物活性物质(如胶原蛋白、壳聚糖)与机械强度物质(如磷酰胆碱、聚己内酯)结合起来[20,67-71],通过调整每种材料的相对含量,可以调节支架性能以获得最佳功能[20,72]。

除了用于制造支架的材料之外,角膜微结构的重建有助于合成支架模拟天然角膜的透明性和生物力学特性。不同于角膜基质规则排列的胶原纤维,静电纺丝技术创建了一种聚甘油癸二酸酯-聚 ε-己内酯[poly(glycerol sebacate)-poly(ε-caprolactone),PGS-PCL]纳米纤维支架。它具有与天然角膜相似的物理和化学性质[73,74]。这种 PGS-PCL 纳米纤维支架也有助于 HCEnC 单细胞层的形成,并且不刺激人粒细胞活化,证明了其生物相容性[75]。

一系列的改良技术也可以提高合成支架的存活能力。弧形模具的使用可制作形状与角膜相似的 3D 支架,减少了扁平支架导致的移植物折叠和不黏附等并发症[29]。支架可以通过整合肝素来实现功能化,肝素结合缓慢释放的生长因子可促进 HCEnC 生长[23]。另一个有用的改良是地图模式。这种方法模拟内皮细胞和 Descemet 膜之间的生物物理相互作用。将基于甲基丙烯酸明胶 (Gel-MA+)的水凝胶制成 1μm 和 250nm 圆形孔和柱模式, 发现改善的内皮均匀性和 ZO-1 表达(图 33.3)[76]。此外,通过化学和物理交联可显著提高其机械性能[76]。合成支架的发展带来了大量可定制的材料, 并展现出与 HCEnC 良好的相容性, 满足进行移植的机械要求。值得注意的是,尽管许多聚合物已经证明可以促进角膜特性的再生,但仍需要对合成支架进行头对头的比较,以确定最佳的载体材料。

33.6　细胞注射

将单个 HCEnC 细胞直接注射到前房是试验内皮细胞治疗的原始方法之一,表 33.2 列出了相应的一系列动物试验。HCEnC 注射最大的特点是简单:角膜再生治疗可以在全世界开展,即使是在没有技术精湛的角膜

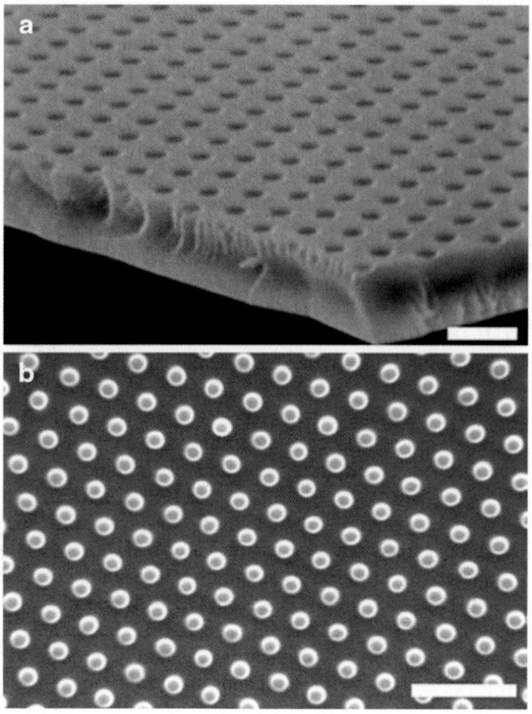

图 33.3 1μm 地形模式的 GelMa 支架的扫描电子显微镜(SEM)图像。(a)斜视图。(b)俯视图。

外科医生的地方(图 33.4)。McCulley 等人 1980 年出版的出版物中描述了将培养的兔 CEC 注射到兔模型眼中，意图在角膜后表面上产生单细胞层以替换丢失的内皮[77]。然而,内皮没有再生,除了角膜之外,在虹膜和晶状体上均可见异位 CEC 沉积物。这种初始失败强调了直接注射方法的主要挑战:将细胞定位于角膜后表面,而不是前房内的其他结构。细胞异位沉积减少了有效的单层内皮细胞形成,需要注入更多细胞。未附着的细胞很可能跟随水流进入小梁网(TM),TM 中的异位细胞沉积可能产生阻塞,并增加眼压(IOP),有继发青光眼的风险[21,78]。

细胞定位的一种简单方法是使受体面部朝下,依靠重力使注射的细胞下沉到 DM 上[79]。兔大疱性角膜病变模型的研究在细胞注射后保持面部朝下体位 6 小时,已成功产生新的内皮层,并减少角膜水肿[80]。然而,即使是轻微的运动也会干扰 HCEnC 的定位,因此,这不是预防内皮异位沉积的完美方法。

表 33.2 细胞注射的动物研究

CEnC 来源	动物模型	细胞数量	ROCK 抑制剂	定位技术	随访时间	参考文献
猴	猴	5×10^5	是	俯卧位	1 年	Okumura 等人[12]
人	猴	5×10^5	是	俯卧位	3 个月	Okumura 等人[12]
兔子	兔子	5×10^5	是	俯卧位	2 周	Okumura 等人[87]
人	兔子	1×10^6	是	俯卧位	48 小时	Okumura 等人[87]
猫科动物	猫科动物	2×10^5 1×10^6	是	俯卧位	1 个月	Bostan 等人[30]
兔子	兔子	2×10^5	是	俯卧位	2 周	Okumura 等人[24]
猴	猴	2×10^5	是	俯卧位	3 个月	Okumura 等人[24]
人	兔子	150 个球体	否	俯卧位	1 个月	Mimura 等人[80]
人	兔子	1×10^7 150 个球体	否	俯卧位	1 个月	Mimura 等人[79]
兔子	兔子	5×10^5	否	磁吸	1 年	Mimura 等人[22]
兔子	兔子	5×10^5	否	磁吸	2 个月	Mimura 等人[21]

缩写:CEnC,角膜内皮细胞。

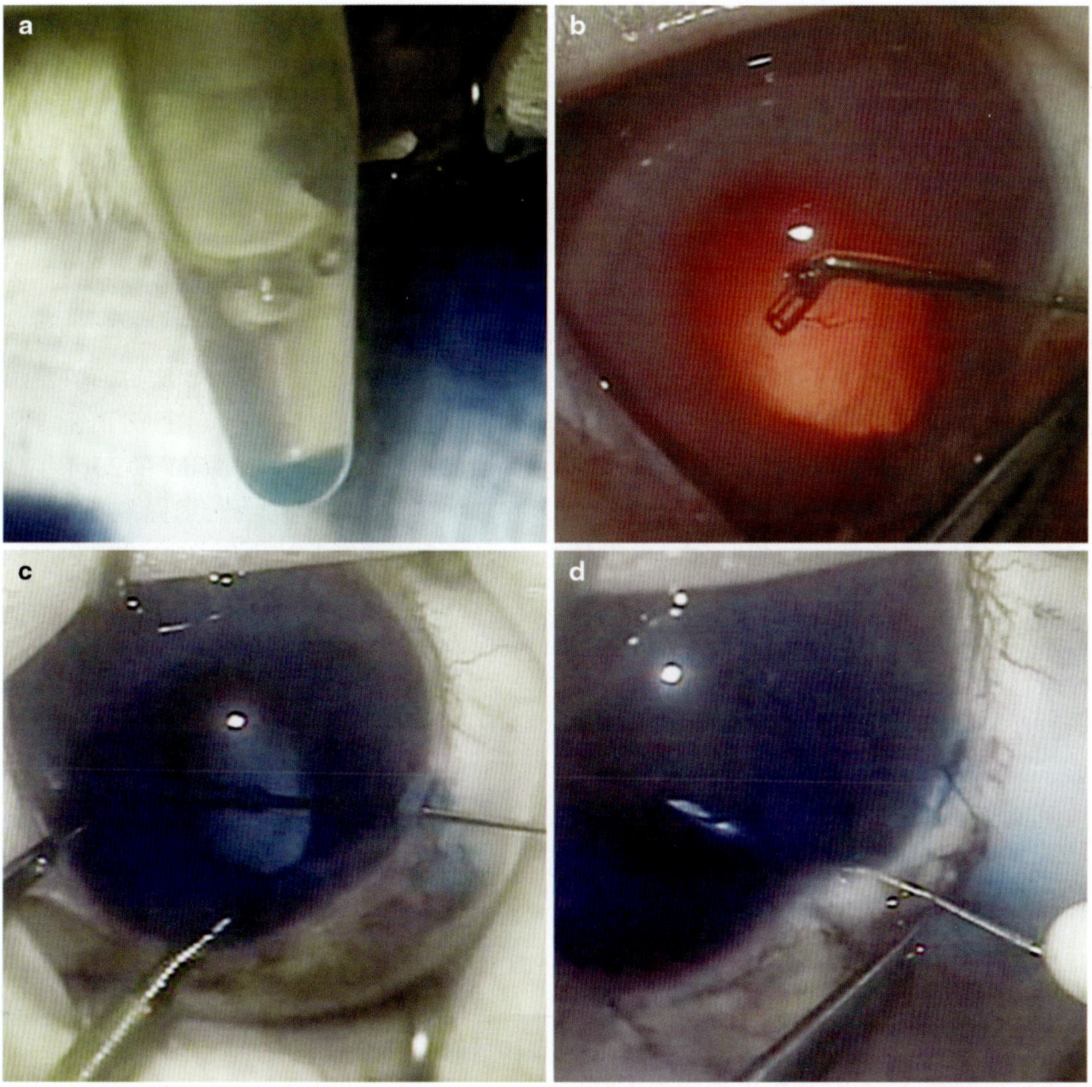

图 33.4　用兔内皮功能障碍模型进行细胞注射。(a)注射前保存在试管中的内皮细胞团块(蓝染)。(b)刮去兔内皮细胞。(c)台盼蓝染色确保彻底清除宿主内皮细胞。(d)将 HCEnC 注入前房,然后将兔子置于俯卧位 3~4 小时,以促进细胞黏附于宿主 DM。

另一种有潜力的定位技术是将磁性粒子整合到 HCEnC 中，并且施加外部磁场将细胞吸引到 DM 上。早期研究在兔模型中使用了加载磁性铁颗粒的 HCEnC,并获得成功,但这种方法存在眼部毒性反应的可能[21,22]。铁磁性材料即使在去除外部场后也能保持磁性,可能导致自发聚集和内皮形成不良[81,82]。作为改进,学者已经开发出对外部磁场没有“记忆”能力的超顺磁性微球及纳米颗粒[78,83]。这些纳米粒子对摄取后的 HCEnC 功能或活力的影响也很小[84]。然而,目前还需要做更多的工作来确定最佳的磁场产生装置,因为市售的永磁体[21,22]和定制电磁体[83]都已经进行了动物试验。必须确定磁铁的大小和形状，虽然目前使用小磁铁（直径为 10mm,长 5mm 的圆柱体)已在兔试验中达到了预期效果[21],但这是否适合人类尚不清楚。此外,需要明确施加磁场的时间。在离体人眼模型中试验持续时间常为2~7天[78],如果磁铁体积庞大或不舒服,可能会导致患者依从性下降。已经提出可供将来考虑的替代技术有多种,包括在注射之前将HCEnC悬浮在黏性材料中以限制细胞浮动。然而迄今为止,可行的方法只有两种,即重力和磁性纳米颗粒技术,这两种技术都在体外和体内试验中获得了成功。相比之下,重力法明显更简单实用,不需要将磁性粒子集成到精细的HCEnC中或使用外部磁体。并且磁性纳米粒子在注射后的长期活性和安全性也不是很清楚。尽管在这些方面已经取得一定成果,但我们必须进一步优化HCEnC的定位技术,以尽量减少接种细胞数量和注射方法的潜在不良反应。

除了将细胞定位于角膜后表面之外,HCEnC还必须附着于角膜表面,以形成功能性单细胞层。目前,认为抑制Rho相关激酶(ROCK)有调节HCEnC细胞骨架的功能,并可改善内皮细胞与基底的黏附,以及促进内皮细胞的增殖、迁移和伤口愈合[85]。在灵长类动物模型中同时注射猴CEnC与原型ROCK抑制剂Y-27632,比单独注射CEnC可显著减少角膜厚度[12,24]。然而,在猫模型中的试验中出现了相反的结果:单独使用Y-27632可能比共同给予CEnC和ROCK抑制剂更有益[30]。在该模型中,增加注射的CEnC数量导致表达非内皮标志物Ⅰ型胶原蛋白和α平滑肌肌动蛋白(α-SMA)异常的多层内皮细胞层形成。表明注射过量细胞可能降低治疗效果[30]。因此,有必要进一步研究HCEnC和ROCK抑制剂对于每种内皮再生疗法的相对贡献。2013年,Okumura等人获批用ROCK抑制进行HCEnC注射疗法的人体临床试验。

随着HCEnC注射临床试验的开始,许多安全性和有效性问题仍需解决。即使有ROCK抑制作用,也只有40%~50%的注射细胞黏附在角膜上[12]。这不仅降低了有效的细胞接种密度,阻碍了内皮再生,而且漂浮的细胞可能通过房水流入静脉循环引发全身不良反应(如免疫排斥、肺栓塞)。在美国使用基于ROCK抑制剂的疗法也需要使用FDA批准的药物,Netarsudil目前正在等待美国FDA批准,而Ripasudil在2014年已在日本获得批准[86]。此外,尽管多项体内研究显示存在未黏附的异位HCEnC[30],但眼压没有升高[21,22,24],但仍需长期监测眼内压,以确保人体安全性。此外,注射的HCEnC的有效性依赖于完整的宿主DM用于内皮细胞黏附[24,87]。Fuch角膜内皮营养不良是美国内皮移植最常见的指征[8],它会导致DM功能失调,产生特征性的角膜滴状赘疣[88]。虽然去除病理性DM对于Fuch角膜内皮营养不良的视力恢复是必须的,但它可能会阻碍基于注射细胞疗法的功效[89]。鉴于这些限制,再生内皮治疗的支架和基于注射的移植方法可能都有作用。

33.7 结论

目前,用于角膜移植的供体不足以解决全球的内皮功能障碍问题。HCEnC体外扩增的重大进步为细胞治疗打开了大门,以满足角膜内皮移植的需求(详见第8章)。为了将这项技术应用于临床,必须开发出一种可靠的方法将治疗细胞移植到角膜后表面。单层内皮细胞层的应用是潜在手段,尽管单细胞层脆弱的特点使其在技术操作方面存在很大难度。正因如此,现已研究出各种生物和合成基质，以最大限度地简化处理和扩大与宿主角膜的整合。最有希望的移植途径之一是将扩增的 HCEnC 直接注入前房。这种注射技术易于全球化开展，包括那些没有受过角膜外科专业训练的人。虽然我们仍在等待第一个内皮细胞治疗临床试验的结果，但这项新兴技术在未来的临床中具有重要的应用前景。

参考文献

1. Tan DT, Dart JK, Holland EJ, et al. Corneal transplantation. Lancet. 2012;379(9827):1749–61.
2. Ang M, Mehta JS, Lim F, et al. Endothelial cell loss and graft survival after Descemet's stripping automated endothelial keratoplasty and penetrating keratoplasty. Ophthalmology. 2012;119(11):2239–44.
3. Price MO, Fairchild KM, Price DA, et al. Descemet's stripping endothelial keratoplasty five-year graft survival and endothelial cell loss. Ophthalmology. 2011;118(4):725–9.
4. Guerra FP, Anshu A, Price MO, et al. Descemet's membrane endothelial keratoplasty: prospective study of 1-year visual outcomes, graft survival, and endothelial cell loss. Ophthalmology. 2011;118(12):2368–73.
5. Ang M, Wilkins MR, Mehta JS, et al. Descemet membrane endothelial keratoplasty. Br J Ophthalmol. 2016b;100(1):15–21.
6. Eye Bank Association of America. 2010; 2009 Eye Banking Statistical Report.
7. Eye Bank Association of America. 2016; 2015 Eye Banking Statistical Report.
8. Gain P, Jullienne R, He Z, et al. Global survey of corneal transplantation and eye banking. JAMA Ophthalmol. 2016;134(2):167–73.
9. Baum JL, Niedra R, Davis C, et al. Mass culture of human corneal endothelial cells. Arch Ophthalmol. 1979;97(6):1136–40.
10. Peh GS, Beuerman RW, Colman A, et al. Human corneal endothelial cell expansion for corneal endothelium transplantation: an overview. Transplantation. 2011;91(8):811–9.
11. Honda N, Mimura T, Usui T, et al. Descemet stripping automated endothelial keratoplasty using cultured corneal endothelial cells in a rabbit model. Arch Ophthalmol. 2009;127(10):1321–6.
12. Okumura N, Sakamoto Y, Fujii K, et al. Rho kinase inhibitor enables cell-based therapy for corneal endothelial dysfunction. Sci Rep. 2016b;6:26113.
13. Koizumi N, Sakamoto Y, Okumura N, et al. Cultivated corneal endothelial cell sheet transplantation in a primate model. Invest Ophthalmol Vis Sci. 2007;48(10):4519–26.
14. Koizumi N, Sakamoto Y, Okumura N, et al. Cultivated corneal endothelial transplantation in a primate: possible future clinical application in corneal endothelial regenerative medicine. Cornea. 2008;27(Suppl 1):S48–55.
15. Maurice DM, Giardini AA. Swelling of the cornea in vivo after the destruction of its limiting layers. Br J Ophthalmol. 1951;35(12):791–7.
16. Han SB, Ang H, Balehosur D, et al. A mouse model of corneal endothelial decompensation using cryoinjury. Mol Vis. 2013;19:1222–30.
17. Wu M, Hu ZL, Sun XM, et al. In vivo confocal microscopic evaluation of corneal endothelial dysfunction induced by phacoemulcification in rhesus monkey models. Zhongguo Yi Xue Ke Xue Yuan Xue Bao. 2016;38(1):42–8.
18. Zhang W, Hu Y, Lu L, et al. Rabbit model of corneal endothelial injury established using the Nd: YAG laser. Cornea. 2017;36(10):1274–81.
19. Ang M, Konstantopoulos A, Goh G, et al. Evaluation of a micro-optical coherence tomography for the corneal endothelium in an animal model. Sci Rep. 2016a;6:29769.
20. Kim do K, Sim BR, Khang G. Nature-derived Aloe Vera gel blended silk fibroin film scaffolds for cornea endothelial cell regeneration and transplantation. ACS Appl Mater Interfaces. 2016;8(24):15160–8.
21. Mimura T, Shimomura N, Usui T, et al. Magnetic attraction of iron-endocytosed corneal endothelial cells to Descemet's membrane. Exp Eye Res. 2003;76(6):745–51.
22. Mimura T, Yamagami S, Usui T, et al. Long-term outcome of iron-endocytosing cultured corneal endothelial cell transplantation with magnetic attraction. Exp Eye Res. 2005a;80(2):149–57.
23. Niu G, Choi JS, Wang Z, et al. Heparin-modified gelatin scaffolds for human corneal endothelial cell transplantation. Biomaterials. 2014;35(13):4005–14.
24. Okumura N, Koizumi N, Ueno M, et al. ROCK inhibitor converts corneal endothelial cells into a phenotype capable of regenerating in vivo endothelial tissue. Am J Pathol. 2012;181(1):268–77.
25. Zhou Y, Wu Z, Ge J, et al. Development and characterization of acellular porcine corneal matrix using sodium dodecylsulfate. Cornea. 2011;30(1):73–82.
26. Tuft SJ, Williams KA, Coster DJ. Endothelial repair in the rat cornea. Invest Ophthalmol Vis Sci. 1986;27(8):1199–204.
27. Werner L, Chew J, Mamalis N. Experimental evaluation of ophthalmic devices and solutions using rabbit models. Vet Ophthalmol. 2006;9(5):281–91.
28. Van Horn DL, Sendele DD, Seideman S, et al. Regenerative capacity of the corneal endothelium in rabbit and cat. Invest Ophthalmol Vis Sci. 1977;16(7):597–613.
29. Kimoto M, Shima N, Yamaguchi M, et al. Development of a bioengineered corneal endothelial cell sheet to fit the corneal curvature. Invest Ophthalmol Vis Sci. 2014;55(4):2337–43.
30. Bostan C, Theriault M, Forget KJ, et al. In vivo functionality of a corneal endothelium transplanted

by cell-injection therapy in a feline model. Invest Ophthalmol Vis Sci. 2016;57(4):1620–34.
31. Van Horn DL, Hyndiuk RA. Endothelial wound repair in primate cornea. Exp Eye Res. 1975;21(2):113–24.
32. Hsiue GH, Lai JY, Chen KH, et al. A novel strategy for corneal endothelial reconstruction with a bioengineered cell sheet. Transplantation. 2006;81(3):473–6.
33. Sumide T, Nishida K, Yamato M, et al. Functional human corneal endothelial cell sheets harvested from temperature-responsive culture surfaces. FASEB J. 2006;20(2):392–4.
34. Madathil BK, Kumar PR, Kumary TV. N-isopropylacrylamide-co-glycidylmethacrylate as a thermoresponsive substrate for corneal endothelial cell sheet engineering. Biomed Res In. 2014;2014:450672.
35. Teichmann J, Valtink M, Gramm S, et al. Human corneal endothelial cell sheets for transplantation: thermo-responsive cell culture carriers to meet cell-specific requirements. Acta Biomater. 2013;9(2):5031–9.
36. Tsaousis KT, Kopsachilis N, Tsinopoulos IT, et al. In vitro study of the deturgescence ability of cultivated human corneal endothelial cells. Cornea. 2016;35(5):669–72.
37. Lai JY, Lu PL, Chen KH, et al. Effect of charge and molecular weight on the functionality of gelatin carriers for corneal endothelial cell therapy. Biomacromolecules. 2006;7(6):1836–44.
38. Lai JY, Li YT. Functional assessment of cross-linked porous gelatin hydrogels for bioengineered cell sheet carriers. Biomacromolecules. 2010;11(5):1387–97.
39. Lai JY, Ma DH, Lai MH, et al. Characterization of cross-linked porous gelatin carriers and their interaction with corneal endothelium: biopolymer concentration effect. PLoS One. 2013;8(1):e54058.
40. Dua HS, Azuara-Blanco A. Amniotic membrane transplantation. Br J Ophthalmol. 1999;83(6):748–52.
41. Fan T, Ma X, Zhao J, et al. Transplantation of tissue-engineered human corneal endothelium in cat models. Mol Vis. 2013;19:400–7.
42. Ishino Y, Sano Y, Nakamura T, et al. Amniotic membrane as a carrier for cultivated human corneal endothelial cell transplantation. Invest Ophthalmol Vis Sci. 2004;45(3):800–6.
43. Zhang C, Nie X, Hu D, et al. Survival and integration of tissue-engineered corneal stroma in a model of corneal ulcer. Cell Tissue Res. 2007;329(2):249–57.
44. Bayyoud T, Thaler S, Hofmann J, et al. Decellularized bovine corneal posterior lamellae as carrier matrix for cultivated human corneal endothelial cells. Curr Eye Res. 2012;37(3):179–86.
45. Du L, Wu X, Pang K, et al. Histological evaluation and biomechanical characterisation of an acellular porcine cornea scaffold. Br J Ophthalmol. 2011;95(3):410–4.
46. Fu Y, Fan X, Chen P, et al. Reconstruction of a tissue-engineered cornea with porcine corneal acellular matrix as the scaffold. Cells Tissues Organs. 2010;191(3):193–202.
47. Ju C, Gao L, Wu X, et al. A human corneal endothelium equivalent constructed with acellular porcine corneal matrix. Indian J Med Res. 2012;135(6):887–94.
48. Yoeruek E, Bayyoud T, Maurus C, et al. Decellularization of porcine corneas and repopulation with human corneal cells for tissue-engineered xenografts. Acta Ophthalmol. 2012;90(2):e125–31.
49. Amano S, Shimomura N, Yokoo S, et al. Decellularizing corneal stroma using N2 gas. Mol Vis. 2008;14:878–82.
50. Sasaki S, Funamoto S, Hashimoto Y, et al. In vivo evaluation of a novel scaffold for artificial corneas prepared by using ultrahigh hydrostatic pressure to decellularize porcine corneas. Mol Vis. 2009;15:2022–8.
51. Pang K. Differentiation of human embryonic stem cells to corneal epithelium and endothelium like cells for cornea replacement construction. Invest Ophth Vis Sci. 2015;56:5831.
52. Bloomfield P, Wheatley DJ, Prescott RJ, et al. Twelve-year comparison of a Bjork-Shiley mechanical heart valve with porcine bioprostheses. N Engl J Med. 1991;324(9):573–9.
53. Booth C, Korossis SA, Wilcox HE, et al. Tissue engineering of cardiac valve prostheses I: development and histological characterization of an acellular porcine scaffold. J Heart Valve Dis. 2002;11(4):457–62.
54. He Z, Forest F, Bernard A, et al. Cutting and decellularization of multiple corneal stromal lamellae for the bioengineering of endothelial grafts. Invest Ophthalmol Vis Sci. 2016;57(15):6639–51.
55. Peh GSL, Ang HP, Lwin CN, et al. Regulatory compliant tissue-engineered human corneal endothelial grafts restore corneal function of rabbits with bullous keratopathy. Sci Rep. 2017;7(1):14149.
56. Jumblatt MM, Maurice DM, Schwartz BD. A gelatin membrane substrate for the transplantation of tissue cultured cells. Transplantation. 1980;29(6):498–9.
57. Mohay J, Lange TM, Soltau JB, et al. Transplantation of corneal endothelial cells using a cell carrier device. Cornea. 1994;13(2):173–82.
58. Lu PL, Lai JY, Ma DH, et al. Carbodiimide cross-linked hyaluronic acid hydrogels as cell sheet delivery vehicles: characterization and interaction with corneal endothelial cells. J Biomater Sci Polym Ed. 2008;19(1):1–18.
59. Watanabe R, Hayashi R, Kimura Y, et al. A novel gelatin hydrogel carrier sheet for corneal endothelial transplantation. Tissue Eng Part A. 2011;17(17–18):2213–9.
60. Kabosova A, Azar DT, Bannikov GA, et al. Compositional differences between infant and adult human corneal basement membranes. Invest Ophthalmol Vis Sci. 2007;48(11):4989–99.
61. Merrett K, Fagerholm P, McLaughlin CR, et al. Tissue-engineered recombinant human collagen-based corneal substitutes for implantation: performance of type I versus type III collagen. Invest Ophthalmol Vis Sci. 2008;49(9):3887–94.
62. Fagerholm P, Lagali NS, Ong JA, et al. Stable corneal regeneration four years after implantation of a cell-free recombinant human collagen scaffold. Biomaterials. 2014;35(8):2420–7.
63. Levis HJ, Peh GS, Toh KP, et al. Plastic compressed

collagen as a novel carrier for expanded human corneal endothelial cells for transplantation. PLoS One. 2012;7(11):e50993.
64. Hayes S, Lewis P, Islam MM, et al. The structural and optical properties of type III human collagen biosynthetic corneal substitutes. Acta Biomater. 2015;25:121–30.
65. Kim EY, Tripathy N, Cho SA, et al. Bioengineered neo-corneal endothelium using collagen type-I coated silk fibroin film. Colloids Surf B Biointerfaces. 2015;136:394–401.
66. Madden PW, Lai JN, George KA, et al. Human corneal endothelial cell growth on a silk fibroin membrane. Biomaterials. 2011;32(17):4076–84.
67. Chen J, Yan C, Zhu M, et al. Electrospun nanofibrous SF/P(LLA-CL) membrane: a potential substratum for endothelial keratoplasty. Int J Nanomedicine. 2015;10:3337–50.
68. McLaughlin CR, Acosta MC, Luna C, et al. Regeneration of functional nerves within full thickness collagen-phosphorylcholine corneal substitute implants in guinea pigs. Biomaterials. 2010;31(10):2770–8.
69. Ozcelik B, Brown KD, Blencowe A, et al. Ultrathin chitosan-poly(ethylene glycol) hydrogel films for corneal tissue engineering. Acta Biomater. 2013;9(5):6594–605.
70. Wang TJ, Wang IJ, Chen S, et al. The phenotypic response of bovine corneal endothelial cells on chitosan/polycaprolactone blends. Colloids Surf B Biointerfaces. 2012a;90:236–43.
71. Wang TJ, Wang IJ, Lu JN, et al. Novel chitosan-polycaprolactone blends as potential scaffold and carrier for corneal endothelial transplantation. Mol Vis. 2012b;18:255–64.
72. Wang TJ, Wang IJ, Hu FR, et al. Applications of biomaterials in corneal endothelial tissue engineering. Cornea. 2016;35(Suppl 1):S25–30.
73. Salehi S, Bahners T, Gutmann J, et al. Characterization of structural, mechanical and nano-mechanical properties of electrospun PGS/PCL fibers. RSC Adv. 2014a;4(33):16951–7.
74. Salehi S, Fathi M, Javanmard SH, et al. Generation of PGS/PCL blend nanofibrous scaffolds mimicking corneal stroma structure. Macromol Mater Eng. 2014b;299(4):455–69.
75. Salehi S, Czugala M, Stafiej P, et al. Poly (glycerol sebacate)-poly (epsilon-caprolactone) blend nanofibrous scaffold as intrinsic bio- and immunocompatible system for corneal repair. Acta Biomater. 2017;50:370–80.
76. Rizwan M, Peh GS, Ang HP, et al. Sequentially-crosslinked bioactive hydrogels as nano-patterned substrates with customizable stiffness and degradation for corneal tissue engineering applications. Biomaterials. 2017;120:139–54.
77. McCulley JP, Maurice DM, Schwartz BD. Corneal endothelial transplantation. Ophthalmology. 1980;87(3):194–201.
78. Patel SV, Bachman LA, Hann CR, et al. Human corneal endothelial cell transplantation in a human ex vivo model. Invest Ophthalmol Vis Sci. 2009;50(5):2123–31.
79. Mimura T, Yokoo S, Araie M, et al. Treatment of rabbit bullous keratopathy with precursors derived from cultured human corneal endothelium. Invest Ophthalmol Vis Sci. 2005b;46(10):3637–44.
80. Mimura T, Yamagami S, Usui T, et al. Necessary prone position time for human corneal endothelial precursor transplantation in a rabbit endothelial deficiency model. Curr Eye Res. 2007;32(7–8):617–23.
81. Clement O, Siauve N, Cuenod CA, et al. Liver imaging with ferumoxides (Feridex): fundamentals, controversies, and practical aspects. Top Magn Reson Imaging. 1998;9(3):167–82.
82. Wang YX, Hussain SM, Krestin GP. Superparamagnetic iron oxide contrast agents: physicochemical characteristics and applications in MR imaging. Eur Radiol. 2001;11(11):2319–31.
83. Moysidis SN, Alvarez-Delfin K, Peschansky VJ, et al. Magnetic field-guided cell delivery with nanoparticle-loaded human corneal endothelial cells. Nanomedicine. 2015;11(3):499–509.
84. Bi YL, Wu MF, Lu LX, et al. Functions of corneal endothelial cells do not change after uptake of superparamagnetic iron oxide nanoparticles. Mol Med Rep. 2013;7(6):1767–72.
85. Okumura N, Ueno M, Koizumi N, et al. Enhancement on primate corneal endothelial cell survival in vitro by a ROCK inhibitor. Invest Ophthalmol Vis Sci. 2009;50(8):3680–7.
86. Garnock-Jones KP. Ripasudil: first global approval. Drugs. 2014;74(18):2211–5.
87. Okumura N, Kakutani K, Inoue R, et al. Generation and feasibility assessment of a new vehicle for cell-based therapy for treating corneal endothelial dysfunction. PLoS One. 2016a;11(6):e0158427.
88. Adamis AP, Filatov V, Tripathi BJ, et al. Fuchs' endothelial dystrophy of the cornea. Surv Ophthalmol. 1993;38(2):149–68.
89. Rizwan M, Peh GS, Adnan K, et al. In vitro topographical model of Fuchs dystrophy for evaluation of corneal endothelial cell monolayer formation. Adv Healthc Mater. 2016;5(22):2896–910.
90. Lange TM, Wood TO, McLaughlin BJ. Corneal endothelial cell transplantation using Descemet's membrane as a carrier. J Cataract Refract Surg. 1993;19(2):232–5.
91. Vazquez N, Rodriguez-Barrientos CA, Aznar-Cervantes SD, et al. Silk fibroin films for corneal endothelial regeneration: transplant in a rabbit Descemet membrane endothelial Keratoplasty. Invest Ophthalmol Vis Sci. 2017;58(9):3357–65.
92. Mimura T, Yamagami S, Yokoo S, et al. Cultured human corneal endothelial cell transplantation with a collagen sheet in a rabbit model. Invest Ophthalmol Vis Sci. 2004;45(9):2992–7.

索 引

第91章 集成全身 MR-PET

利用 MRI 软组织高对比结合 PET 获得的功能信息，在各种适应证中可以提高诊断信心，即那些 MRI 优于 CT 的形态学成像。作为一项新技术，MR-PET 在全世界的临床和研究中的影响目前仍是未知。将 PET 技术整合在一个 MR 单元中的技术要求较高，部分原因是因为标准的 PET 探测器利用光电倍增管来读出的闪烁晶体块组成很易受磁场的影响。这些探测器必须被 MR 兼容的 PET 探测器所取代，例如雪崩光电二极管(APD)，它可以承受高达 9.4T 以上的高磁场。

PET 数据需要进行衰减校正(AC)，以允许示踪剂活性的量化。当 PET 示踪剂发射一个正电子并在电子湮灭后，发出两个 511keV 的光子。这些光子在穿过组织时被衰减，但仅有到达探测器的光子才能产生 PET 信号。衰减由组织特性(电子密度、组织厚度)和光子能量决定，而且在人体的中心衰减可以高达 90%。衰减图代表通过人体的不同衰减系数，所以校正重建后的 PET 数据是必需的。

放射活性物质用于进行穿透扫描来进行 PET 扫描仪的衰减校正。CT 值可以转换为 PET 湮灭光子的 511keV 的能量水平，并用于 PET/CT 扫描仪的 PET 数据的衰减校正。这是目前可能的最精确的 AC，并且被作为参考标准。在任何患者中，由于 MR-PET 这种混合系统不能测量线性衰减，所以 AC 需要不同的处理方法。

刚性和固定设备的 PET 信号衰减，如 RF 脊柱阵列和 RF 头/颈部线圈可以用直接的 AC 方法进行补偿。这些设备可以用 CT 扫描，然后计算得到一个 3D 衰减值的图(即所谓的 μ-地图)。柔性设备矩阵射频阵列更是问题，因为线圈的几何形状和位置取决于患者个体解剖，因而不能精确预测衰减，所以，线圈的设计必尽可能的“PET 可穿透”。

最复杂的步骤是做出一个准确的患者特定的衰减图，因为没有可用的线性衰减系数作为基础 CT 信号。特殊组织的衰减校正必须基于 MR 信息，这些信息是基于质子密度和弛豫特性，而不是 X 线在组织中的衰减。在 MRI 中，空气、肺组织和骨实质具有非常低的信号，因此，这些本质上就不同类的组织很难区分。在当今实行的一体化临床 PET/MR 系统中，组织产生的衰减和散射线的校正是利用了“二点 Dixon-VIBE”(见第 43 章和第 59 章)技术，提供两组图像，一组是水和脂肪同相位，另一组是水和脂肪反相位。这就可以重建出脂肪图像、水图像和脂肪水图像，最终达到可以区分空气、脂肪、肌肉和肺组织的目的。而且对于基于

Dixon 的 MR-AC 的方法，皮质骨被忽略，皮质骨被当成软组织分类。图 91.1 呈现了采用连续移动检查床技术得到的冠状位图像（见第 90 章），(a)为 T1W TSE 图像，(b)为非衰减校正的 PET 图像，(c)为基于 MR 衰减校正的 μ-图，(d)为衰减校正的 PET 图像，(e)为融合了 T1W 和 AC-PET 数据的图像。超短 TE 序列也已被提出用于进行空气、肺和骨的鉴别，但这样的序列当前的采集时间对于全身成像耗时太长。

在 PET/CT 中，患者定位通常是头先进，仰卧，臂膀上举不动，置于一个特殊的头支架垫上。数据采集的时间是每个床位 3min，总共 7 个床位，包括了从头顶部到下面的盆底。在 PET/CT 中，常用的体素大小约为 4mm×4mm×2mm。在 PET/MR 中，患者定位是头先进、仰卧、臂膀平行于躯干。在胸部和腹部的呼吸状态下，PET/MR 数据被同时采集。患者覆盖一个刚性的头/颈部线圈(16 通道)，一个刚性的脊柱阵列线圈(24 通道)，以及 4 个以上的柔性体矩阵 RF 线圈(6 通道)。这 3T 集成全身 PET/MR 系统具有 50cm×50cm×45cm 的扫描野。8 个探测器环（每环由 56 个镥氧正硅酸 APD 探测器块）和每块 64 个晶体元素（每块为 32mm×

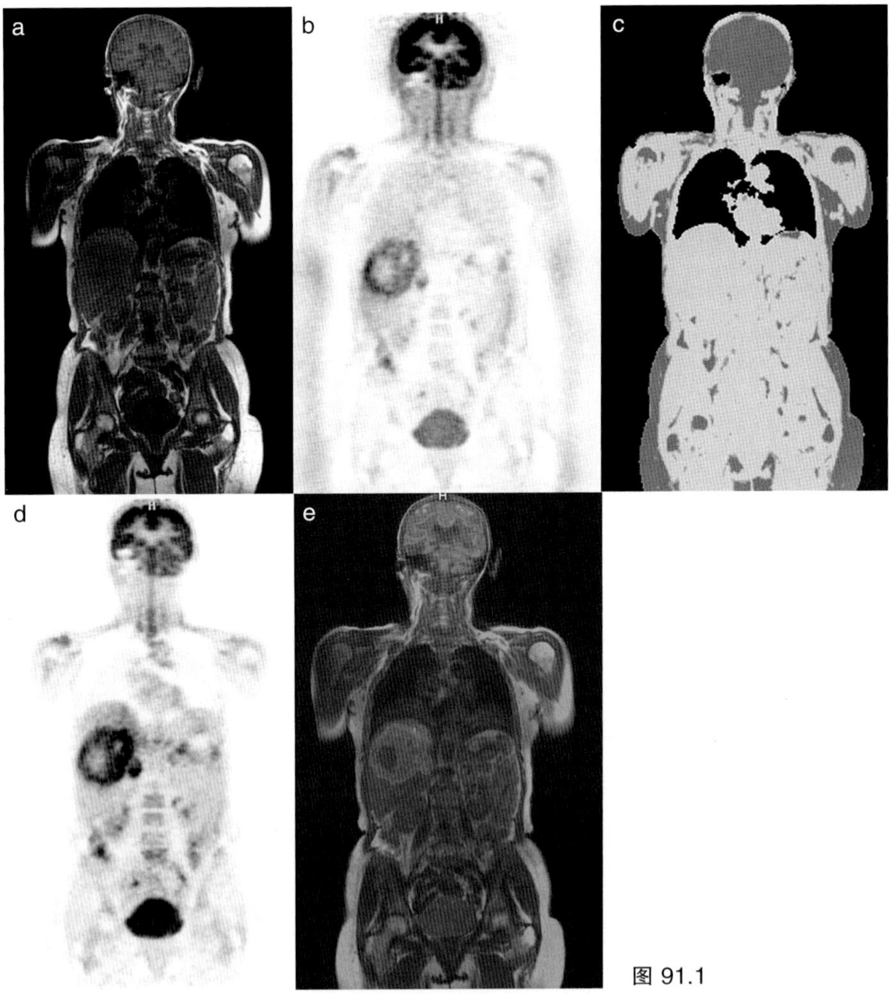

图 91.1

32mm 的区域）构成 PET 探测器单元，在 z 轴方向上宽度为 25.8cm 的 FOV。在 PET/MR 数据中，通常体素大小类似于 PET/CT，约为 4mm×4mm×2mm。

在 3 个图像方向上，对每个床位的侦查扫描用来进行衰减校正。在冠状位方向上采用多层 3D Dixon-VIBE 序列的方法。当 PET 数据采集时，可以进行 Dixon-VIBE 及形态学上高分辨的 T1W 和 T2W 序列扫描。更多的的 MR 序列，如多相位对比增强 T1W、FLAIR（用于脑部成像）和 DWI 可以加入，同样也包括灌注加权扫描、BOLD 和 MR 波谱成像。图 91.2 显示正常 PET/MR 采集的工作流程：T1W 和 T2W TSE 图像可以同时在 PET 数据采集时获取。对比增强序列和其他序列可以用于全身（例如，DWI）或用于特定的位置（对于 CNS 中 FLAIR，多相位 CE-T1W GRE 腹部成像等）。因为 PET 和 MR 数据采集被同时进行，大部分情况下采集时间是由 MR 序列确定的。在 PET/MR 混合系统中，PET 数据采集时间是类似于 PET/CT（每床位约 3min）。同步数据采集弥补了示踪剂积累和生理排泄带来的变化。附加的运动校正可以用来补偿呼吸运动，因此改善量化和图像判读。图 91.3 显示了 PET 和 MR 数据在同时采集后的完美结合。左上肺叶肺肿块可以显示 FDG 摄取增高。

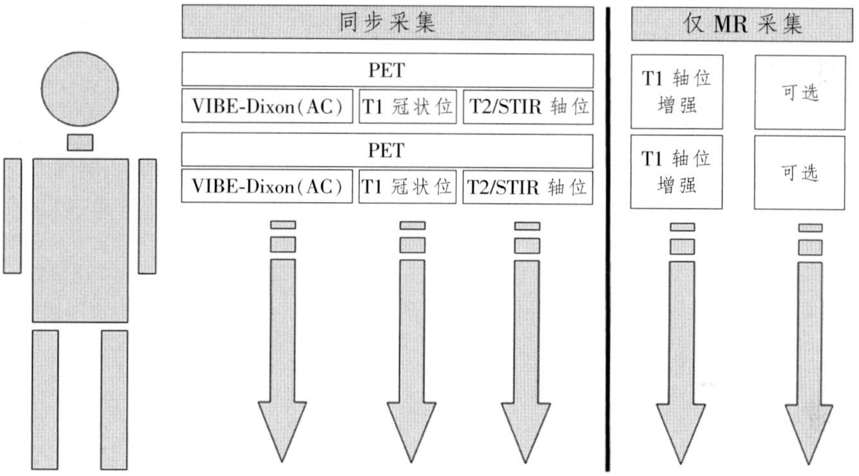

图 91.2

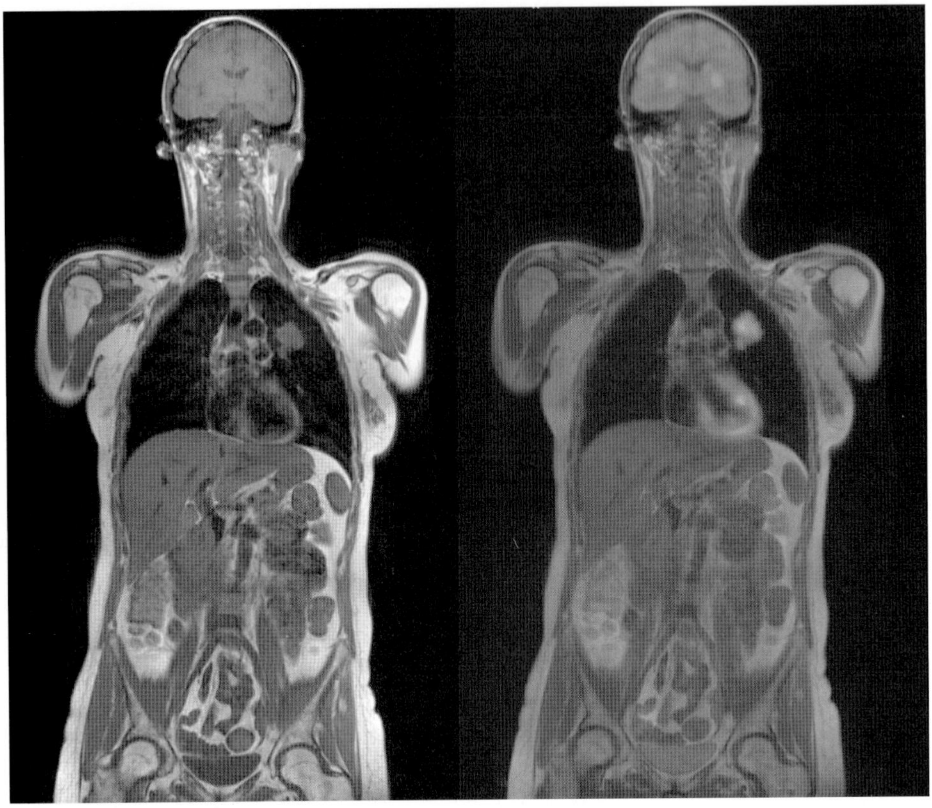

图 91.4

（崔灿 王骏 译 陈峰 吴虹桥 校）

第 5 部分

伪影减少策略

第 92 章 混叠伪影

图 92.1 和图 92.2 呈现的是混叠伪影的例子，被定义为混入了特定 FOV 外的来自对侧结构的图像。图 92.1 中相位编码方向是沿水平方向，图 92.2 中是沿垂直方向。在图 92.1a 中，一个 3T 磁场下的对比增强冠状位 T1W 图像中(1 例 5 岁患儿)，头部左侧的结构被混叠覆盖在右侧头部，反之亦然。来自耳的混叠伪影(白色)掩盖了低信号强度区(在患者的右侧)和加强(在患者的左侧，黑箭)的脑桥胶质瘤区。在图 92.2a 中，颈部被混叠在图像的顶部(箭)。在图 92.2(c)中，脊椎的顶部被混叠到图像的底部，反之亦然。通过增加 FOV 的过采样方法消除混叠伪影(图 92.1b，图 92.2b、d)。

混叠伪影可以发生沿任意轴，包括频率编码、相位编码，以及沿着层面选择轴的 3D 成像中。在频率编码轴，采样的回波发生率被称为采样带宽。随着更高的采样带宽，采样频率也会增加。可以明确地进行采样的最高频率值被称为奈奎斯特频率。频率高于奈奎斯特频率，与之相对应组织就会超出指定的 FOV，错误地表现为从一个较低的频率发起。在图像上最终的结果，这样的组织信号会沿频率编码轴回绕到相反一侧。然而，在现代的 MR 系统下，沿着频

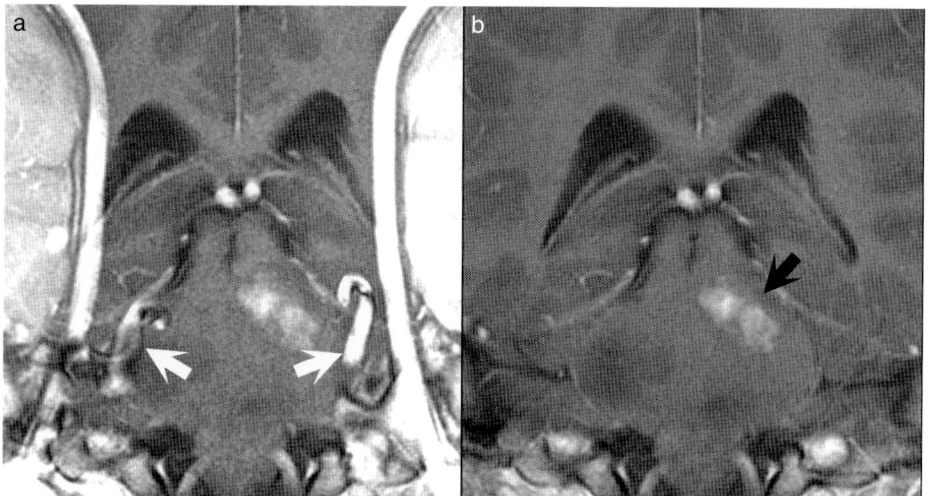

图 92.1

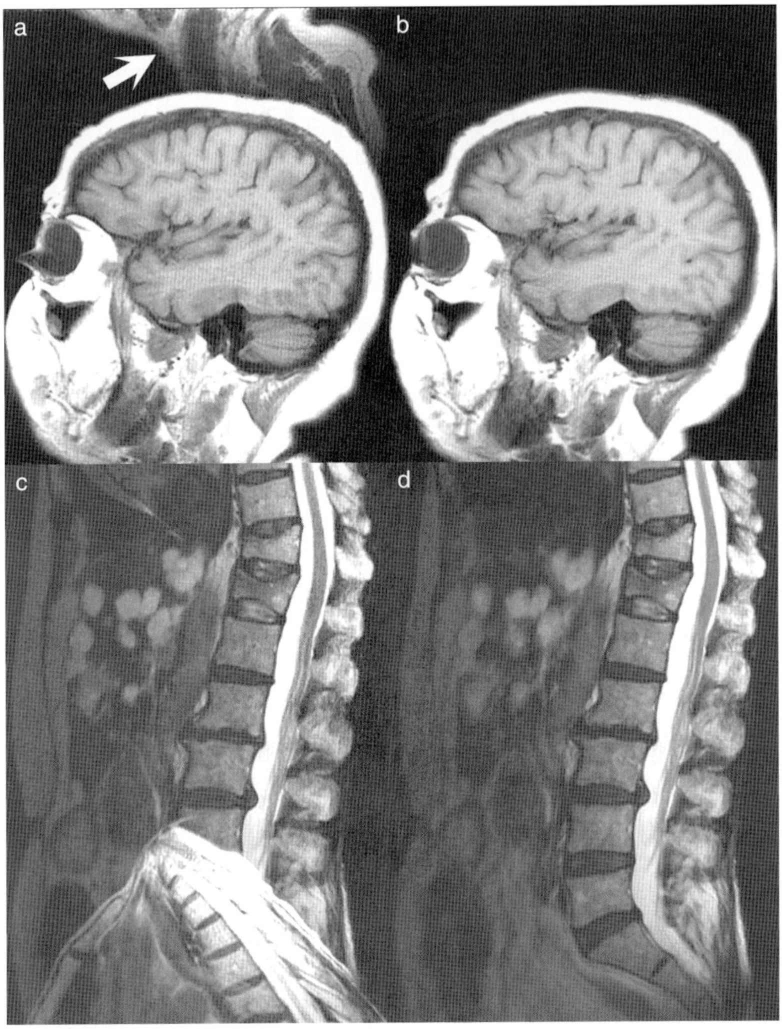

图 92.2

率编码轴的混叠伪影已经通过自动过采样技术基本上消除。过采样涉及增加 FOV，并因此增加了采样频率的数目。这通常是通过增加采样速率完成的，不会改变整体的采集时间。

在相位编码轴上，混叠也可以基于相同的原理而发生，正如先前指出的频率编码方向(即，该信号未被"好好地"充分采样，以致在逻辑上不能代表原始数据的信号分配)。在频率编码轴上，过采样可以消除重叠。在相位编码轴上，过采样的缺点是扫描时间随着过采样的百分比的增加而增加(所有其他因素保持不变)。还好，它还有相应提高 SNR 的优点(见第 24 章)。

在 3D 成像，如果激发层面包含了超出相位编码的结构，混叠伪影也可能沿着层面选择轴出现。此外，过采样就是通过增加相位编码步数来使所有被激发的层面被编码，因此，过采样也能移除伪影。以及使用饱和脉冲在每次层面激发后达到除去多余的层面，是一种消除混叠伪影的交替方法。

（崔灿 王骏 译　陈峰 吴虹桥 校）

第 93 章 截断伪影

图 93.1a 中所示为截断伪影(黑箭),以一种环形(或“振荡波”)的形式出现,看上去在脑部的外围出现明暗交替的带状结构。图 93.2a 所示的是一张 T1W 矢状位扫描图像,在脊髓的中心是类似脊髓空洞的一个伪影(白箭),这是一个经典的截断伪影,它是明暗交替的信号带覆盖在脊髓上的结果。这种伪影很容易被误认为是脊髓积水(中央管扩张,更多情况下被误称为“瘘”),其实这幅图像来自一名正常的健康志愿者。在这两幅图像中,这种伪影都是因为对像素大小选择不适当(太大)造成的。截断伪影会随着 FOV 的变小而减少,或随着矩阵变大而减少,后者的方法如图 93.1b 和图 93.2b 所示。

对一幅 MR 图像来说,k 空间采集的数据(见第 14 章)是有限的数字信息,因为真实的 MR 信号是在一定的时间限制内被采集的,这不可避免地留下了(截断)波形的数据。傅里叶变换是从相位编码和频率编码中的信号(在 k 空间中)来重建 MR 图像,但是使用的是这些不完整的或者截断的数据集。最终的结果,在图像中,对于给定的图像像素,是与理想信号强

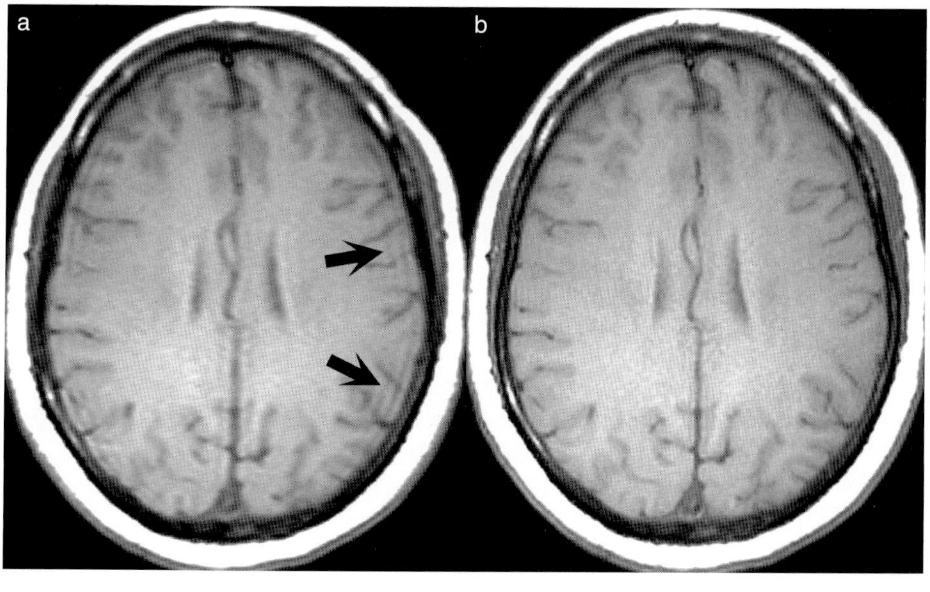

图 93.1

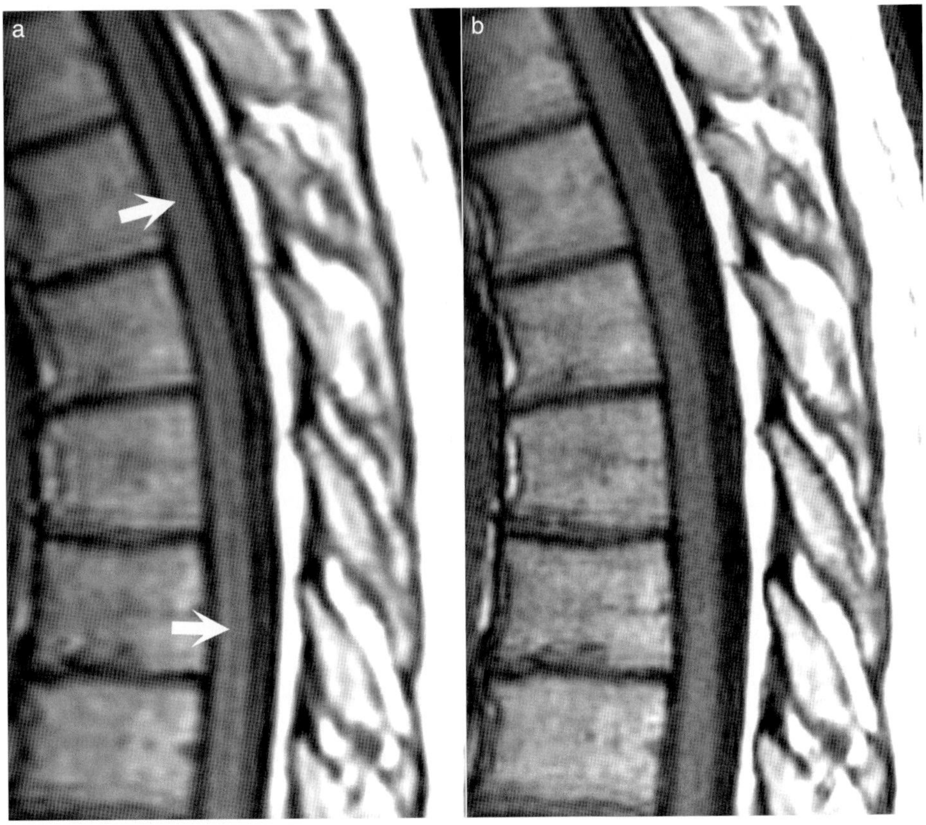

图 93.2

度有偏离。这种现象会导致伪影，尤其是在那些信号突然改变的区域，因为傅里叶变换不能很好地分析这种突变(它更适合用于逐渐变化的信号强度)。

截断伪影也被称为 Gibbs 环状伪影或边缘振荡伪影，像“振荡”样出现在 MR 图像中，其意味着明暗带交替。其结果是，也有可能会出现低信号和高信号区域之间的边缘增强。截断伪影往往也与图像模糊和结构的大小、形状失真相关，通常用低分辨率矩阵时会导致这两个结果。截断伪影可以通过一些机制来削弱。在图像中，减少相对于几何结构的像素大小，通过降低 FOV 或增加矩阵的大小来实现，在最终图像上减小了伪影的表现。然而，增加矩阵的尺寸会增加扫描时间并降低 SNR。也许降低 FOV 可能引起混叠伪影。在图像质量方面必须权衡利弊，以消除截断伪影。使用过滤器来消除伪影频率也是一个减少截断伪影的方法。

(崔灿 王骏 译　陈峰 吴虹桥 校)

第 94 章 移动：鬼影和模糊

鬼影一般发生在相位编码方向上，在 94.1a 图中沿垂直轴，在图 94.1b 中沿水平轴。需要注意的是，卷曲伪影(见第 92 章)在两幅图像上也表现为沿各自相位编码轴。图 94.1 和图 94.2 显示的是在数据采集过程中编码边缘信息(在 k 空间边缘的高频部分)时，由于运动所产生的鬼影(箭)。因此，运动伪影的表现是，与高信号强度结构的边缘相关的鬼影。图 94.2a 是脑部轴位 T1W 无运动伪影的图像。在少量运动的情况下(图 94.2b)，出现数个鬼影，但是在更多运动的情况下(图 94.2c)，鬼影的数量增加并且变得更加明确。整个空间信息中的离散的鬼影(无图)是由于在数据采集期间发生运动，导致周期性改变 MR 信号。这也经常在搏动伪影中可见(见第 107 章)。模糊伪影(无图)或其他形式的鬼影，是由于整个数据采集中信号的缓慢调制，丢失了边界的精确信息。模糊伪影(无图)发生在 k 空间中心线采集期间出现严重的信号干扰。它表现为穿越轴的主要部分 (通常是相位编码轴)的斑点，产生信号的任何结构都会出现，不只是那些在图像的边缘。

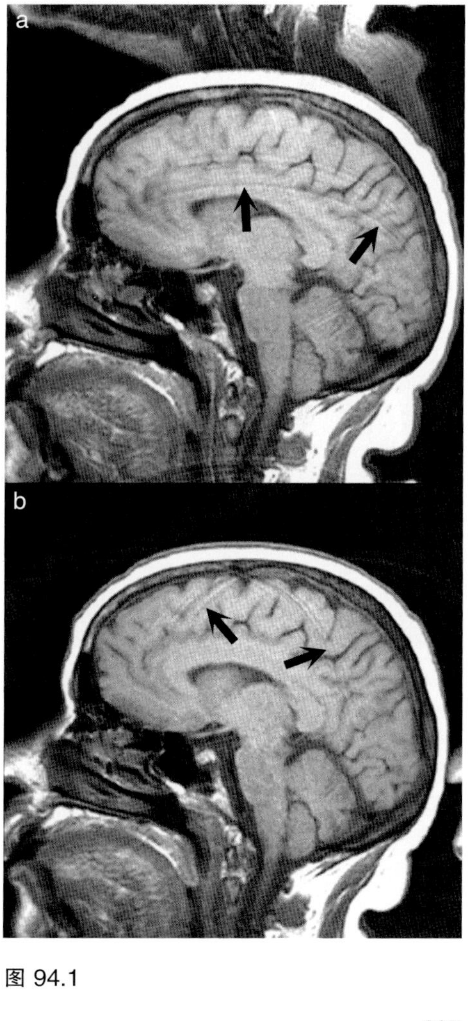

图 94.1

鬼影或鬼影伪影是给定图像中的部分或全部结构错误地变换信号。鬼影的表现取决于在数据采集过程中，信号是何时以及如何变化。具有高信号强度的结构(例如，脂肪的 T1W 扫描)极有可能造成鬼影。虽然鬼影在理论上可能发生在频率编码(读出时)或相位编码方向，但它几乎总是发生在相位编码方向上。在相位编码方向上，数据的获取花费相对长的时间(数百毫秒至数分

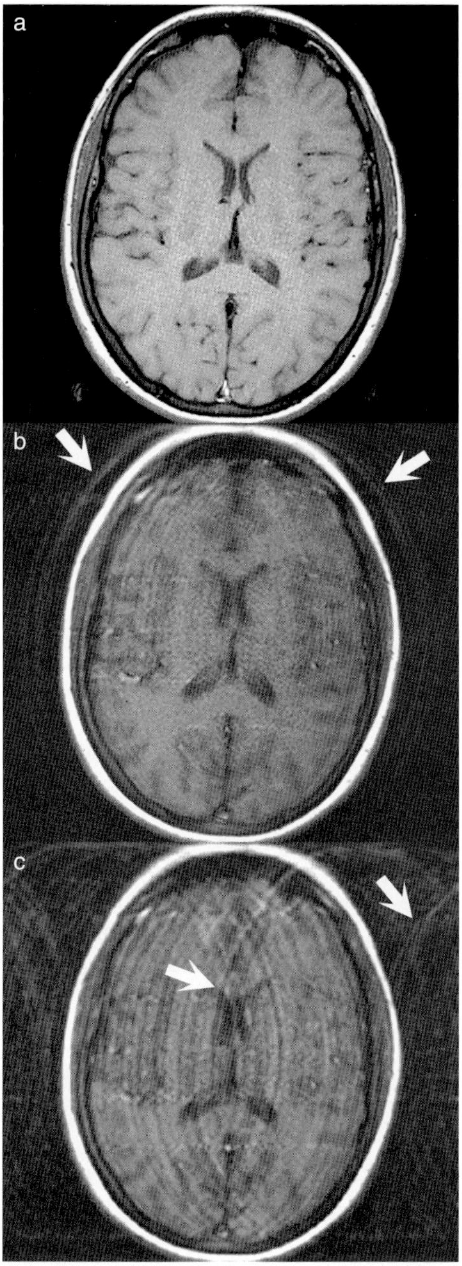

图 94.2

钟),因此运动有足够的机会发生,达到改变 MR 信号引起伪影。相比在频率编码方向上,它的数据采集仅需几个毫秒。在这么短的时间周期内,运动是不可能造成任何显著伪影的。理论上,如果在频率编码方向上的数据采集使用了较长的时间,那么在该方向上也可能出现移动伪影。然而,临床 MR 上这情况通常不会发生。鬼影伪影可能掩盖真正的异常,甚至类似病理表现。此外,这样的伪像减低了来自兴趣结构的信号强度(较低的 SNR),并因此降低了邻近组织之间的区分能力。

由于 MR 单元错误诱导或环境引起的不合适的编码也会导致鬼影。回波采样期间或之间的运动也会导致鬼影。当运动在 MR 回波采样之间发生时,图像中一个结构的单个点实际上可能来自不同结构或同样结构的不同区域。因此,每一个可视的数据点将包括具有不同强度的 MR 信号,这也会导致一种形式的鬼影。回波采样之间的运动可能是宏观物理运动引起的。在扫描过程中的宏观物理运动可能来自患者的运动、呼吸、心动周期、肠蠕动或大血管搏动(见第 107 章)。大血管的搏动也可能造成伪影,是由于在回波采样间期发生运动,导致相位的移动和饱和效应。

(崔灿 王骏 译　陈峰 吴虹桥 校)

第 95 章 减少移动伪影：触发、门控、导航回波

一直以来，MRI 的一个主要缺点是由于患者的运动产生的伪影。这些运动可能继发于患者的不适、疼痛、神志不清或缺乏配合。此外，心脏运动、呼吸运动、肠蠕动也可能显著地降低图像质量。尽管现在有一些带有运动校正的扫描序列有了较大的发展（如 BLADE，见第 96 章），可以允许一些不配合的患者进行诊断性成像，然而，在不配合的患者中进行胸腹部的 MR 检查常必须专门的触发和门控技术以获得诊断性图像。

◆ 心动触发

尽管 MR 序列已经实现了一次采集时间<1s，但一般来说，心脏 MR（见第 82~86 章）需要特殊的触发技术来提供具有足够的空间分辨率和 SNR 且无运动伪影的诊断性图像。原则上来说，心脏触发门控技术需要监控相应的心脏跳动的生物信号，心电图或脉搏监测这两者任何一个都是可行的。对于心电监控，MRI 兼容的 ECG 导联是必要的，可以防止监控应用位点的灼伤。通常情况下，R 波被用来触发序列采集，因为一般来说它们提供最高的电压，因此，最容易被检测到。除此之外，脉搏信号也可以通过施加在手指或足趾的脉冲监控触发序列采集来获得。虽然易于使用是它的优点，但主要缺点包括手指运动的不一致性，由于外周动脉疾病或四肢发冷导致的虚弱脉搏，以及与心电图 R 波检测相比触发的轻微延迟。

在心脏 MR 中，必须决定是否要应用一个单相位或多相位（电影）成像方法。然而，请注意，在这种情况下的相位是指心动周期内不同时间，而不是质子自旋或角度的某种相位。电影成像是一种多相位技术，用于获得关于心室功能和形态、心脏瓣膜功能的信息，并量化血流量和描述流动模式，这个模式包括心腔、心瓣膜，同样也包括大动脉。

该技术采用了很短的 TR 进行电影成像（如 SSFP）。这样就可以在不同次数的心动周期中获取相同的层面。SSFP 序列可以使用任一种前瞻性触发或回顾性门控的技术，也可以选择脉搏或 ECG 信号中的任一个监控。对于后者来说，在连续的心动周期中，数据采集是同 ECG 信号监测同时进行的。因此，这样获得的 k 空间数据，被添加了一个同心动相位相关的时间标记。完成所有傅里叶线的采集后，第二步是将所获得的数据分类放入不同的 k 空间矩阵中，为心动周期中显示为不同次数的不同图像进行编码。在使用前瞻性触发方法电影

SSFP 序列时，可以选择心律失常抑制这一选项，这一技术是基于心动周期平均持续时间来实现的。在异常的过长或过短的 RR 间隔的情况下，在相应的心动周期相位中，所获取的数据会被回顾性地抑制。此外，这种应用被称为心律失常抑制，可以在之后的前瞻性触发相位编码步骤中，自动地扩展扫描时间来采集被抑制的数据。

对于单相成像方法的选择是预触发。有了这个成像技术，只需要一次屏气就可以获取一个层面的被称作黑血图像的数据，这种图像对心肌形态的描绘是很棒的。在前瞻性 ECG 触发技术中，图像采集开始就伴随着 QRS 复合波的检测。在一次触发延迟后，这种触发延时虽然由用户决定，但应在 RR 间期的 60%~80%之间，在心脏相位舒张末期进行分段数据采集。在心动周期的这个阶段，心腔不会主动收缩，心脏舒张的充填结束，没有明显的血液流动经过心腔。因此，图像是不容易形成心脏运动和血液流动的伪影。伴随着每个触发脉冲，一定数目的相位编码步骤被获取，用来给需要重建的层面提供信息。这意味着，随着每次心跳，都会获得一个确定的 k 空间段。假设使用一个矩阵大小为 256×160，每个 ETL 为 32 的 FSE 序列，然后 5 个(160/32)触发脉冲必须充满 k 空间采集。用 1 个 TR 覆盖 2 个 RR 间期，则整个 k 空间采样需要 10 次心跳。

如图 95.1 是 51 岁急性肺水肿女性患者的心脏 MR 检查图像。图(a)为心脏收缩，图(b)为舒张期期间，采用回顾性 ECG 门控技术获得的四腔电影 SSFP 扫描图像。注意到在心舒期左心房内，有一个大的非均质低信号团，跨二尖瓣脱垂到了左心室。而在相应的图(c)二腔电影 SSFP 扫描中，可以清晰显示团块附着于左心房后壁。在这个例子中，多相动态 SSFP 序列

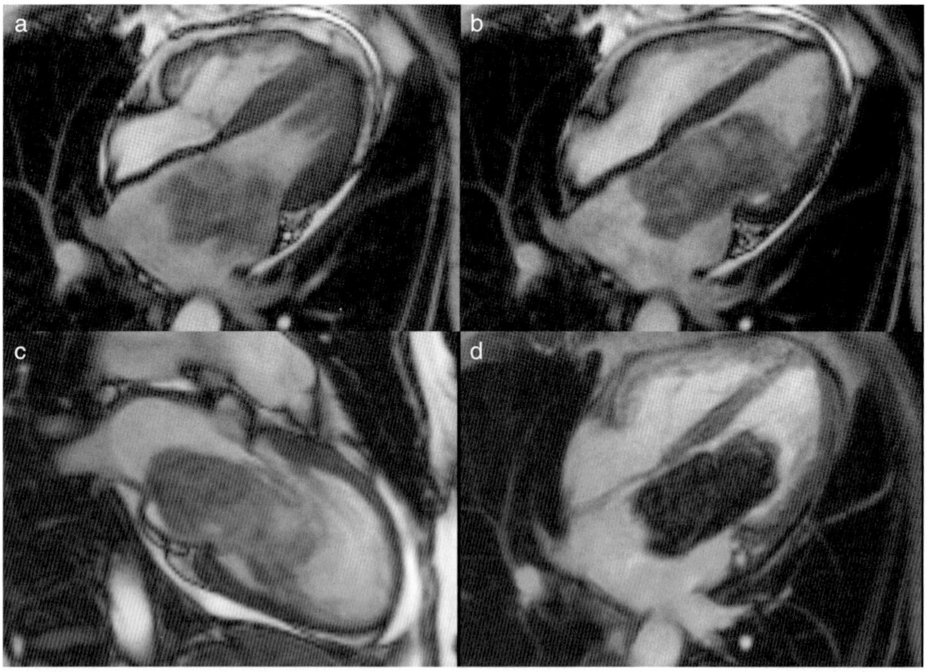

图 95.1

更清楚地证明了团块(左心房大黏液瘤)的位置,其附着于左心房壁,并且其脱垂跨过了二尖瓣,导致肺静脉的阻塞和随后的肺水肿。图 95.1(d)显示的是 T1W 反转恢复序列下,利用前瞻性心电门控触发技术获得的造影图像。在这个从心舒期获取的单相图像中,这个团块与周围增强的血液相比呈低信号。

◆ 呼吸门控

胸部和腹部的 MR 成像特别容易受呼吸运动影响。在新生儿和儿童中,MRI 较 CT 检查更受欢迎,是由于 MRI 无电离辐射且软组织对比佳。但是,呼吸运动伪影是主要的缺点,特别是在该人群中,因为患者不能屏气合作。此外,在那些不能进行适当屏气的成人患者中,由于呼吸运动伪影,MRI 检查的质量可能会明显受限。然而,也有几个方法可能会克服这些困难。

其中一个最简单的减少呼吸运动伪影的选择就是, 在序列采集期间减少每次数据采集的扫描时间,或者是将某种解剖部位的检查分解成许多更短的采集节段。这种方法对于那些能较短时间屏气的半顺从的患者来说,可能是成功的。

对于不合作的患者,一个替代屏气扫描的方案是,增加信号平均数(NSA)。增加 NSA 便增加了静态解剖图像的信号,而因运动所致的鬼影的 SNR 被削弱。然而,由于该技术的局限性,如今已很少使用,包括增加了扫描时间,且伪影并不能被避免或消除。

限制患者运动的进一步成像技术是基于呼吸监控。呼吸门控和呼吸补偿(或重排序)是两个可用的用于提高图像质量的技术。对于这两种技术,呼吸运动被呼吸囊或呼吸带记录下来,呼吸带通常捆绑在胸部。吸气和呼气引起呼吸囊先扩张再收缩,这会被记录下来并随后变换成电信号。

在呼吸门控中,序列的采集仅仅在一部分的呼吸循环中进行,通常是呼气末期。在呼气末期,胸部和腹壁几乎是不动的,从而限制了降低图像质量的鬼影伪影。TR 至少由部分呼吸速率决定。由于结果的不一致,并且时间需要被设置和用扫描来获取,呼吸门控技术现在很少使用。

呼吸补偿或呼吸相位重排也被称为呼吸有序相位编码(ROPE),用来减少呼吸伪影的另一种技术。利用这种技术,图像采集或更精确的相位编码,可以在整个呼吸周期中进行。相位编码中最值得肯定的是吸气期间的数据采集,而呼气过程中获得的数据是最没价值的。对比呼吸门控技术,该序列的采集在呼气期间也可以进行,这些呼吸周期中的中间相位也可以用作连续 k 空间的采样。这使得该技术在时间上更高效。对于该技术的进一步改进,是利用更长的呼气周期来作为 k 空间中心的采样, 从而可以改善图像质量。与呼吸门控一样,ROPE 在今天已很少使用。

◆ 导航回波

呼吸也可以以一个非常复杂的方式来监测,通过在扫描采集时增加一个额外的回波“导航”。从回波导航中附加的信息可以利用回顾性校正或者前瞻性的方式来改善图像质量。对于膈肌运动的腹部成像的监控，为最常见的临床应用，已得到广泛的认可。在这种情况下，横跨膈肌并在头尾方向上，采用导航回波获取该样本的小组织柱。其结果是一个一维的，胸腹之间的组织边界的图像，信号强度可随时间改变来提供膈肌的位置参照。这样的技术被称为前瞻性采集校正(PACE)。

图 95.2(a)显示下胸部和上腹部的冠状位图像。覆盖了肝脏右圆顶的垂直小柱，作为导航回波的参考。图 95.2(b)所示，在自由呼吸期间从导航回波中获得时间(一维)数据。图 95.2(c)展示了一幅轴位腹部图像，这幅图像是在正常呼吸期间采用导航回波技术获得的，相对于隔膜的位置，在用户选定的接收窗内采集图像。图 95.2(d)所示的是相同的扫描技术下，在正常呼吸期间所获得的，但是没有使用导航回波的图像。尽管导航回波技术序列采集提供优质的腹部器官图像，但在没有导航回波技术的情况下进行扫描采集，由于运动伪影的存在，图像的质量显著下降，且不能用于诊断。

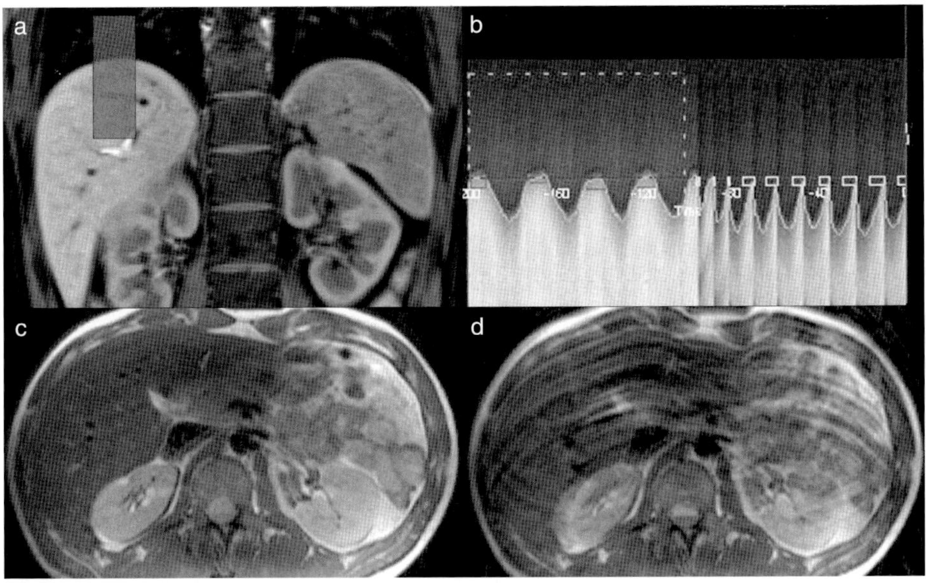

图 95.2

(崔灿 王骏 译 陈峰 吴虹桥 校)

第 96 章 刀锋(螺旋桨)技术

尽管扫描时间减少,但移动伪影仍然降低临床扫描质量。刀锋(螺旋桨)技术可以减少运动伪影。依据多回波链旋转采集 k 空间,用的是部分重叠的方式(如螺旋桨旋转)而不是标准的直线方式。刀锋技术在减少运动伪影方面的优势主要在于:①就产生的鬼影方面 k 空间轨迹更加平稳;②其次,能够校正平面内的旋转和平移运动。

刀锋技术首先在 FSE 序列 T2W 成像中得到应用,随后扩展到 FLAIR 成像中。图 96.1 显示了患者大脑中动脉急性梗死(箭)的重 T2W 图像,图(a)为常规技术图像,图(b)为刀锋 FSE 序列图像,二者比较,刀锋序列技术使得常规图像上的鬼影明显减少。图 96.2 显示了 FLAIR 序列扫描时获得的常规图像(a)和刀锋技术图像(b)。急性脑桥梗死(黑箭)在刀锋技术扫描的图像上能够更加清晰地显示,而在常规扫描技术的图像中,由于严重的运动伪影和突出的搏动伪影(白箭)使得扫描图像质量降低。如果所有其他参数保持不变,由于 k 空间中心有固有的过采样,一次刀锋技术扫描时间将延长 50%,以提高 SNR。

有效的 T1W 刀锋技术仍在研发之中。SE 序列成像和 FLASH 成像是 T1W 脑部成像的两个主要方法,但由于缺乏回波链,二者皆不适用于刀锋技术成像。图 69.3 为广泛增强的 MS 斑块患者在 3T 条件下获得的(a)FLASH 和(b)turboFLASH BLADE 图像。由于忽略了患者的运动,尽管扫描时间在 1min 以内,但 GRE 序列图像的质量下降,并且伴随着明显的模糊和鬼影(箭)。刀锋扫描技术能够消除伪影。

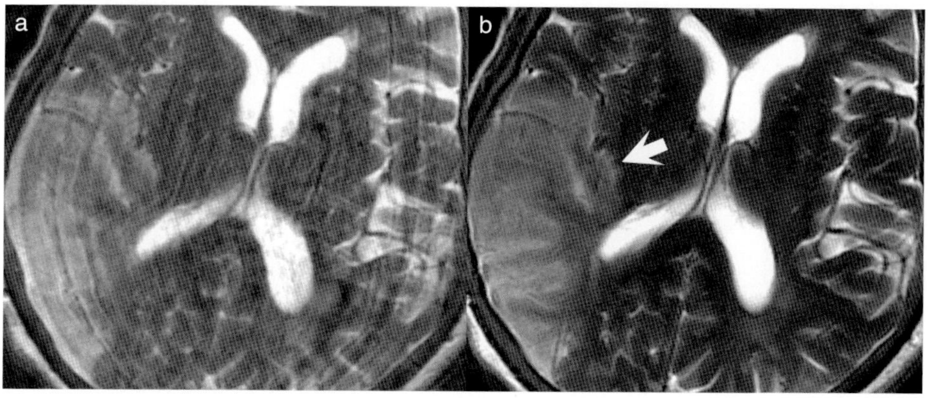

图 96.1

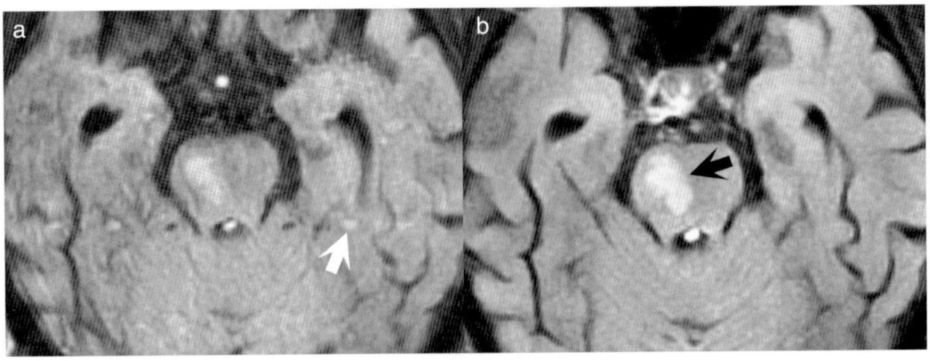

图 96.2

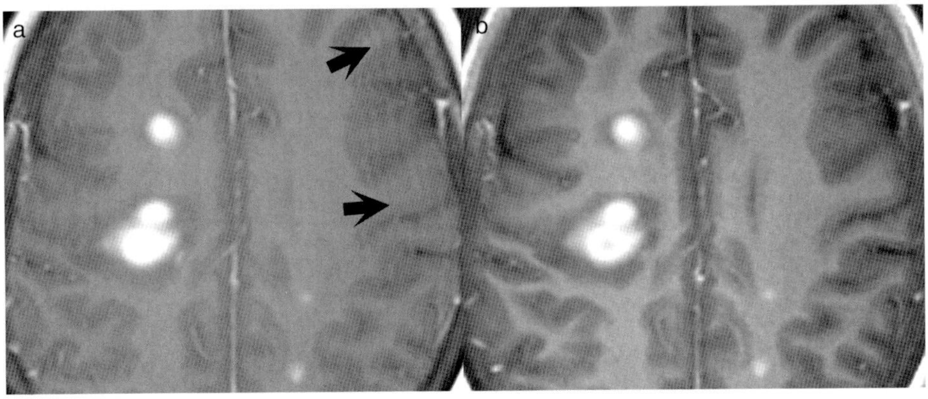

图 96.3

刀锋技术在 DWI 中的附加应用替代了 EPI 技术，并解决了相关的伪影问题——几何失真和容积磁化率。然而，此应用的缺点是降低了 SNR 并且延长了扫描时间。图 96.4 为患者急性左侧丘脑梗死灶（白箭）在轴位弥散加权（a）平面回波序列图像和（b）刀锋 FSE 序列图像之间的比较。尽管平行成像因子为 4，在 EPI DWI 图像上，来自额窦（黑箭）的磁化率伪影仍很明显。这与刀锋技术的消除功能有关。这样的伪影特别是在后颅窝影响图像判读。

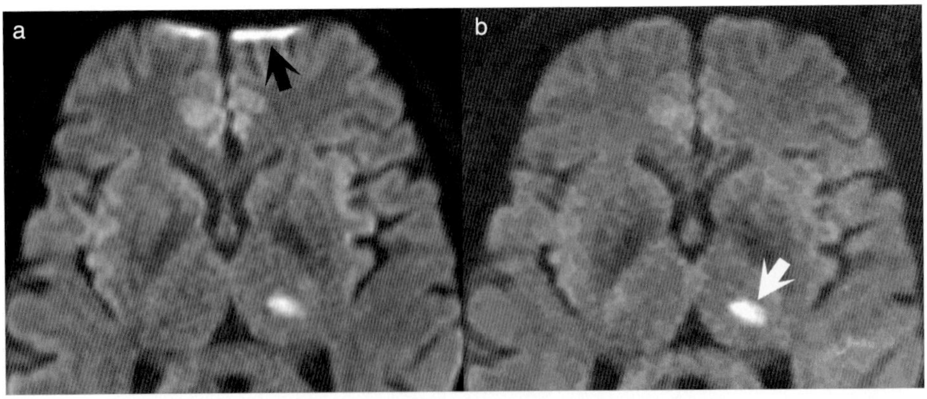

图 96.4

（曹雄锋 王骏 译 陈峰 吴虹桥 校）

第 97 章 腹部：运动校正

生理性运动（如呼吸和心脏搏动）可导致伪影，并降低 MR 图像的诊断质量。大多数 MR 系统提供硬件、软件和基于序列的选项，旨在尽量减少或消除扫描采集过程中生理性运动的影响。MR 图像上的运动伪影是由数据采集过程中成像结构位置的转变或移位造成的。常规 SE 和 GRE 序列通过笛卡尔（Cartesian）方式按一定的间隔时间（TR）采集每行数据，并编码后填充 k 空间。在 FSE 成像中，每个 TR 间隔内都会采集部分行的数据，而并非所有行都会采集。因为整个层面上的所有数据不是同时获得，TR 时期内解剖结构的位置变化可导致空间编码失调。将以上采集到的数据重建后，将导致最终的图像上出现模糊和鬼影（见第 94 章），如图 97.1 所示。

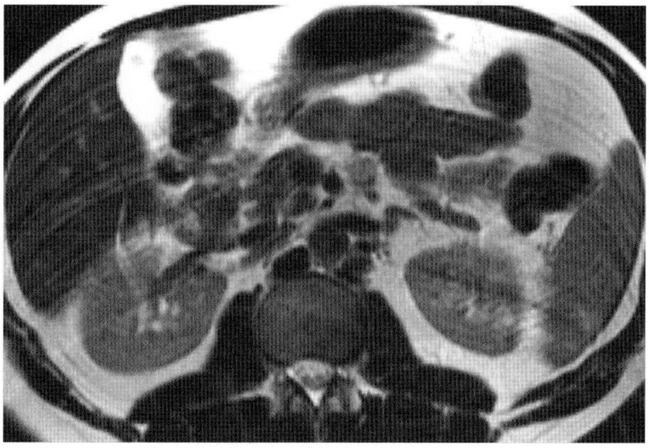

图 97.1

为消除呼吸运动产生的伪影，最简单、最有效的方法就是让患者屏住呼吸。快速获得 GRE 序列 T1W 和 T2W 图像的技术被用于呼吸暂停过程中采集数据，从而最大限度地减少运动伪影。然而，直到最近才发现，这种方法要求每例患者的扫描时间平均为 25s 以下，这将导致空间分辨率和（或）扫描层数受限。这种方法的使用还会受到患者的健康状况和精神状态，以及他们的年龄情况的限制。单层技术，如 HASTE（见第 34 章）、True FISP（见第 51 章），以及 EPI 是在下一个层面数据采集之前对该层面进行数据采集。在大多数情况下，快速采集数据将足以冻结呼吸运动，这极大地减少每个层面的运动伪影。然而，这些方法都没有考虑到层面之间解剖位置会发生改变。另外，加入诸如基于门控技术的软件或硬件是很有必要的，以确保扫描层面解剖结构覆盖的一致和完整。

基于门控技术的硬件利用放置在患者胸部周围的一个波纹管装置来追踪呼吸运动。该装置将在呼吸周期内特定期间进行数据采集，呼吸周期在安装过程中已经设置好序列参数。这种方法能极大地减少呼吸运动伪影；然而，扫描时间将会延长 2 倍以上，所以这种方法一般情况下不使用。

为了减少与呼吸运动相关的图像伪影，基于门控技术的软件，如导航回波或弹性组织标记，将成为屏气技术和超快速成像技术重要的替代方法，这些方法不需要额外的硬件或患者的配合。其中，最简单的，包含了附加射频脉冲序列的一维导航（见第 95 章）追踪能力优于以膈肌位置为基础的胸腹结构平移运动。来自导航回波的信息可用于呼吸周期的特定部分期间以触发数据采集，或用于调整扫描层组的解剖（头尾）位置，以跟随呼吸期间发生的变化。

总之，目前共有 5 种可行的主要方法用来补偿呼吸期间的运动和器官移位：

1.指导患者屏住呼吸。

2.触发使用来自呼吸带的信号。

3.用“导航器”回波追踪呼吸周期，并选择或拒绝采集数据。

4.用“导航器”回波追踪呼吸周期，并随着呼吸器官的移位来调整扫描层面的位置。

5.利用软件工作重复动态采集，以后处理方式纠正解剖移位。

鉴于导航回波器的相对重要性和复杂性（见第 95 章），对其更深层次的使用说明有必要给出，其能追踪到肝肺界面的运动情况，从而达到提高腹部图像质量的目的。对于导航回波，通过肝脏具有一维头尾向延伸的圆顶放置，激发“组织柱”，一维信息在平行于用作呼吸指示器的肝肺界运动成像序列上被读出。用户可以定义是否应接近于呼吸周期的吸气或呼气部分激活数据采集。通常以毫米为单位的肝偏移偏差作为指示数据采集是否要切换开启或关闭。

用来减少屏气时间的导航回波软件是将大量多层面的测量数据拆散成多个层组，从而降低了每组相应的屏气持续时间（而不仅仅只是如这种方法描述的那样，它采用自由呼吸的方式）。梯度系统能够校正由于吸气量不同导致的膈肌位置测量值之间的差异，从而降低层面覆盖时多层面重叠或过大间距的可能性。

某些类型的临床研究中，例如，肝脏病变的诊断受益于动态成像。这样的检查通常是在静脉注射对比剂期间，迅速采集多个方向上的 3D 数据集，同时要求每个数据集采集的过程中屏住呼吸。通常，在每次采集中，患者不可能做到在同一吸气量的情况下屏住呼吸，这也使得层间比较和层间影响的消除变得困难。最新的弹性运动，校正软件通过改善每个层面解剖位置的相关性来校正这些差异，使检查中读片和数据操作变得更加容易。

（曹雄锋 王骏 译 陈峰 吴虹桥 校）

第98章 滤过图像(以减少伪影)

各种滤过器都可用于大多数MR扫描仪,以提高图像的显示并减少伪影。虽然来自每家供应商的滤过器特性各不相同,但是它们都有内在的相似之处。滤过器可以是以k空间为基础,称为原始数据过滤,或者是以图像为基础,称为图像数据过滤。这里所描述的几种滤过器的设计是为了减少与图像采集和硬件限制相关联的伪影。

第一种滤过器能处理与不完全数字化及MR回波截断相关的伪影(见第93章)。这种伪影被称为Gibbs环状伪影或截断伪影,是一些可见的附加线条或组织容积边缘或界面强度急剧变化的组织附近出现的环形(例如,空气颅骨交界面、脊索脑脊液交界面)。截断伪影是由于对突然启动和停止的信号进行离散采样所产生的。这种类型的伪影在低分辨率图像中更为突出,特别是沿着一个大尺寸像素轴分布,因此,伪影常沿相位编码方向分布。通过使用钟形滤波器,比如汉宁滤波器和高斯滤波器,可以滤过k空间中出现的Gibbs环状伪影。滤波的结果是使k空间边缘的信号得到衰减从而创建出平滑的过渡。

第二种滤波器是用来处理由于在MR硬件的FOV边缘附近获取图像所造成的空间失真(插图和细节见第99章)。这种失真可能是由于线性梯度场的改变或者是主磁场B_0的衰减所致,并可能导致图像的终端变形和FOV边缘信号丢失。图像过滤器能够校正这种情形下所产生的变化,它通过计算空间失真的程度并将其校正,从而使组织呈现更加精准的空间结构。虽然滤波器对空间失真校正很管用,但当失真程度很严重时,其也有诸多限制。例如,在失真区域,空间分辨率无法保证,而且通常很差。因此,操作者必须尽量使被检部位尽可能靠近主磁场中心。大多数MR厂家会用线性梯度场进行失真校正,而不用主磁场B_0校正,这更为复杂。

第三种滤波器是用来处理扫描野内信号强度的差异。随着多通道相控阵列表面线圈(见第12章)的出现,这种滤波器承担着越来越重要的作用,并且经常被采用。信号差异在腹部扫描时尤为明显,接近线圈的身体前部和后部组织在图像上的显示是明亮的,而远离线圈的人体由于没有足够的线圈,在图像上显示是黑暗的。信号标准化滤过器能够平衡图像中心邻近线圈亮像素与暗像素之间的像素强度,以产生整个图像更均匀的强度。图98.1为采用8通道线圈获得的FLAIR图像,图(b)为应用标准化滤过器所获得的图像,图(a)为未使用滤过器所获得的图像。在未滤过的图像上可见沿着颅脑周围信号强度不自然地增加,因而术后神经胶质增生在右侧枕叶窗口上显示变得困难。图 98.1(b)可见标准化图像在整个视野内呈现更加均匀的信号强度。另一个例子如图 98.2 所示，椎间盘左侧突出的术后患者在腰 5~骶 1 水平面的轴位 T1W 对比增强，骶 1 神经根周围(箭)，可见增强的瘢痕组织。标准化滤过器的应用可以充分地改善如胸椎和腰椎这种靠近表面线圈的组织的图像质量。这样，通过单个窗宽、窗位的设置，检查所有的视野成为可能。如图 98.2 所示，在未滤过图像上(a)皮下脂肪被高强度信号标记。随着标准化滤过器的应用(b)，在图像的整个视野内，组织信号强度变得更加均匀，这样对于任何异常情况，靠近线圈的组织都可以被检查到。

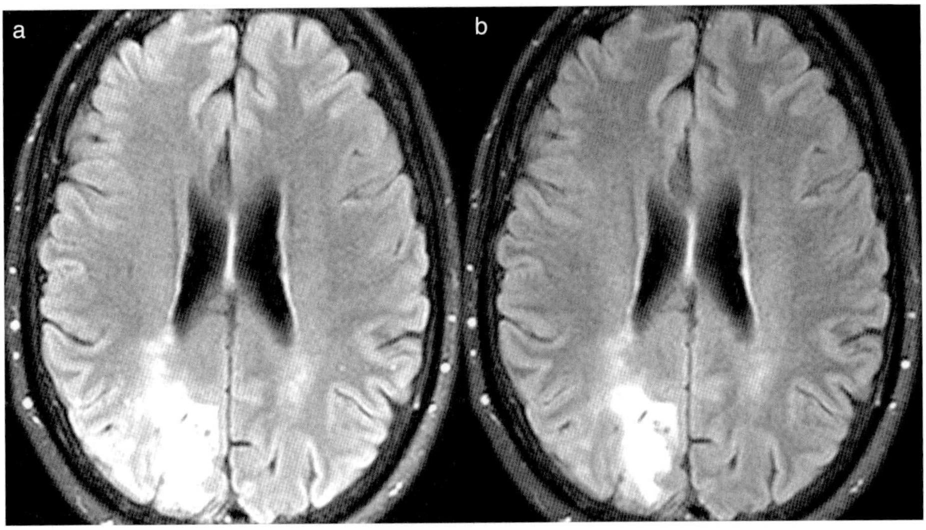

图 98.1

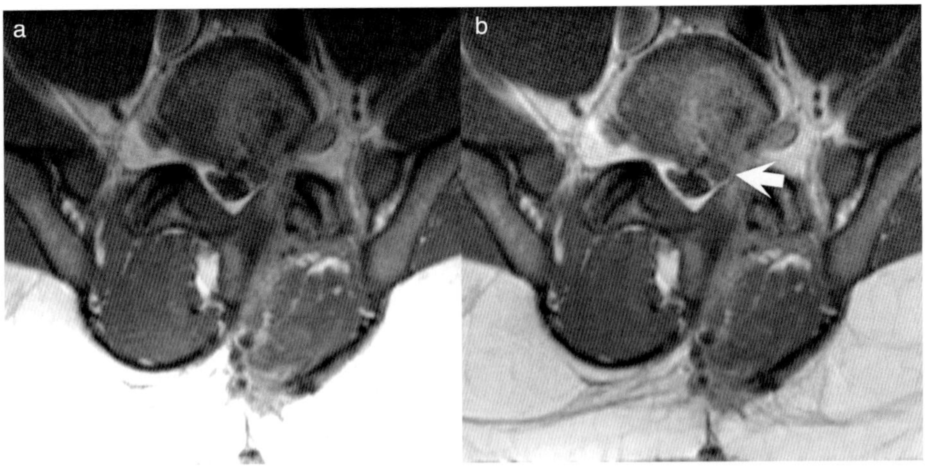

图 98.2

(曹雄锋 王骏 译 陈峰 吴虹桥 校)

第 99 章 几何失真

在图 99.1(a)和图 99.2(a)中有大量的图像失真,第一幅图的图像失真在底部,第二幅图的图像失真在顶部。这导致了在图 99.1(a)中股骨不自然地向内侧弯曲(箭头),在图 99.2(a)中上腰椎出现逐渐变小(箭)。在每个例子中,图像失真是由非线性的梯度场造成的。几乎所有的 MR 系统都会受到梯度场非线性的影响,而且常归因于为了优化梯度场性能的其他方面而进行的线圈设计。实际上,很难对任何一个 MR 系统所获图像上的空间失真进行描绘,因为后处理技术将在用户不知情的条件下被用于校正图像的显示(图 99.1b 和图 99.2b)。

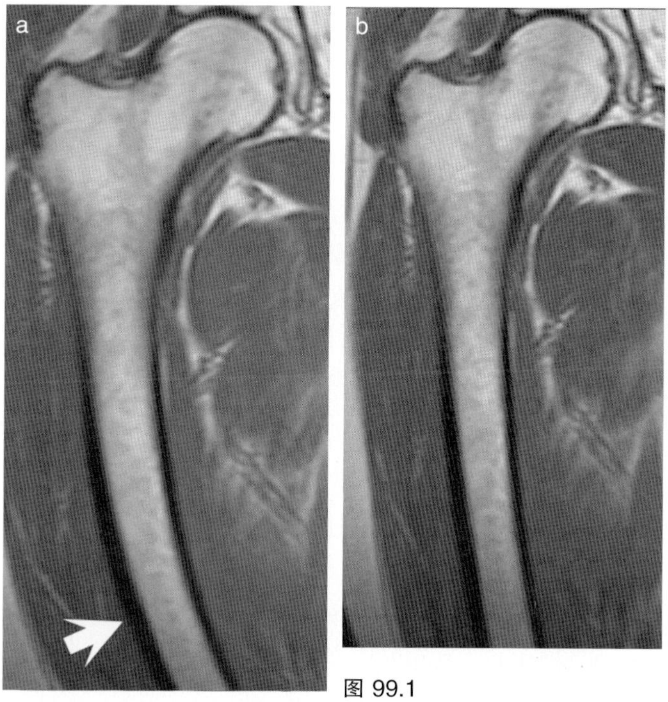

图 99.1

几何失真常发生在 MR 图像上。因为发生了相位或者频率错误,所以所有形式的空间失真信号数据无法投影。失真可能是由于多种因素的影响,对于受检者来说,一些是内在因素,还有其他外在因素。在磁铁的生产过程中,尽管试图制造出非常均匀的磁场,但是小的不均匀性还是不可避免地会发生。在梯度线圈的设计过程中,梯度场的非线性也可能会存在。使用非线性梯度场时,梯度线圈产生的磁场不会以线性方式增加。由于主磁场 B_0 不均匀,图像失真不易校正。然而,梯度场非线性产生的几何失真是可预测的,并且不会因不同患者而异,这使得图像校正成为可能。对于后一种情况,大多数制造商会用后处理的方法来校正失真的根源,重新投影不正确的空间位置,以使最终的图像更准确地反映实际的空间位置。然而,重要的是,这项技术尽管能够校正空间定位误差,但是不能校正在空间编码非线性区域发生原始错误而造成的空间分辨率损失。例如，在图 99.2 中，图像上半部分的空间分辨率降低。就梯度场非线性导致的几何失真而言，问题的严重性最可能在沿 z 轴方向上可用磁铁孔的两端。

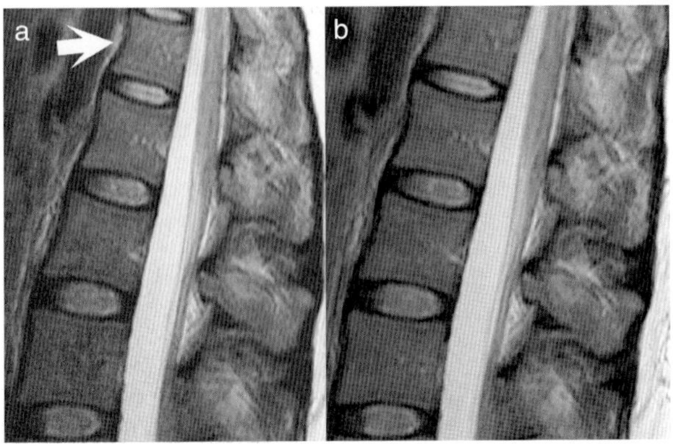

图 99.2

造成失真的不可测因素本来就很难纠正。有很多这样的因素，包括：

(1)组织间磁化率的差异导致的内部扭曲(见第 101 章)。

(2)受检者运动。

(3)患者周围有金属物体(见第 103 章)。

(4)在梯度场电流快速接通和断开时产生的涡流。

(5)错误的调整和校正梯度场。因为用户没有意识到这类问题，最后一种因素有时很难被校正。

几何失真是所有放射科医师都必须意识到的重大问题，因其可能会改变对检查的解读。例如，在空间失真图像上，某个特定轴的层面实际上可能会显示为一个曲面，即使后处理方法使最终的图像不出现失真。因此，在某个特定层面与 MR 系统显示的该层面图像之间有可能会出现不匹配。这可能会导致该层面上真实存在的小病灶在图像上发生缺失。意识到这种普遍现象是极其重要的。图 99.3 展示了一种可能会导致层面发生失真的方式，受前饱和带上几何失真可视化的影响(见第 106 章)。值得注意的是，在未校正图像(a)和校正图像(b)上第 5 腰椎峡部(黑箭)缺陷的可视化，下腰椎的解剖失真不是很明显。然而，饱和带自身在校正图像上厚度并不均匀，而是在末尾向外展开(白箭)。

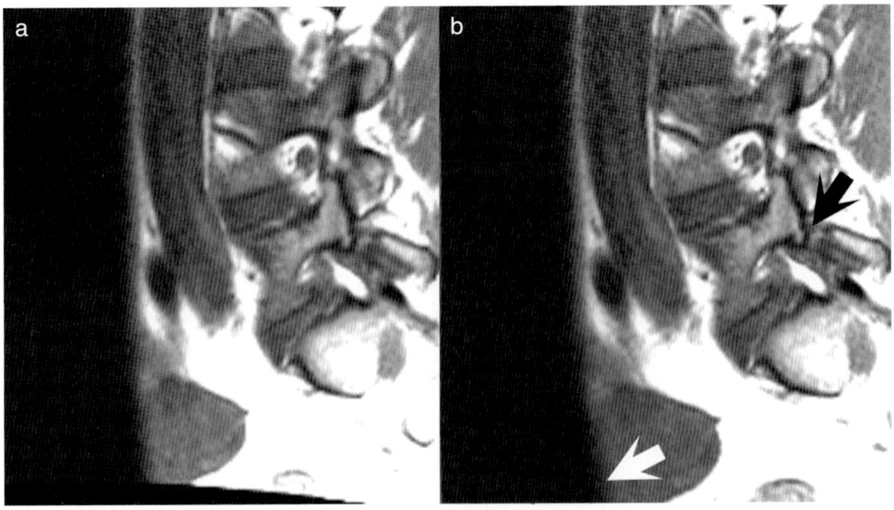

图 99.3

(曹雄锋 王骏 译 陈峰 吴虹桥 校)

第 100 章 化学位移：采样带宽

化学位移是一切伪影的共同源头，常发生在信号读出方向上。化学位移产生的伪影在MR图像上常发生在脂肪量和含水量明显不同的组织交界处。在图100.1和图100.2上，化学位移读出方向从上到下。脉冲序列（每个图像上的赫兹/像素已给出）通过对事先指定的采样带宽扫描采集，来控制化学位移的影响程度。采样带宽越窄，伪影越明显。化学位移伪影在图

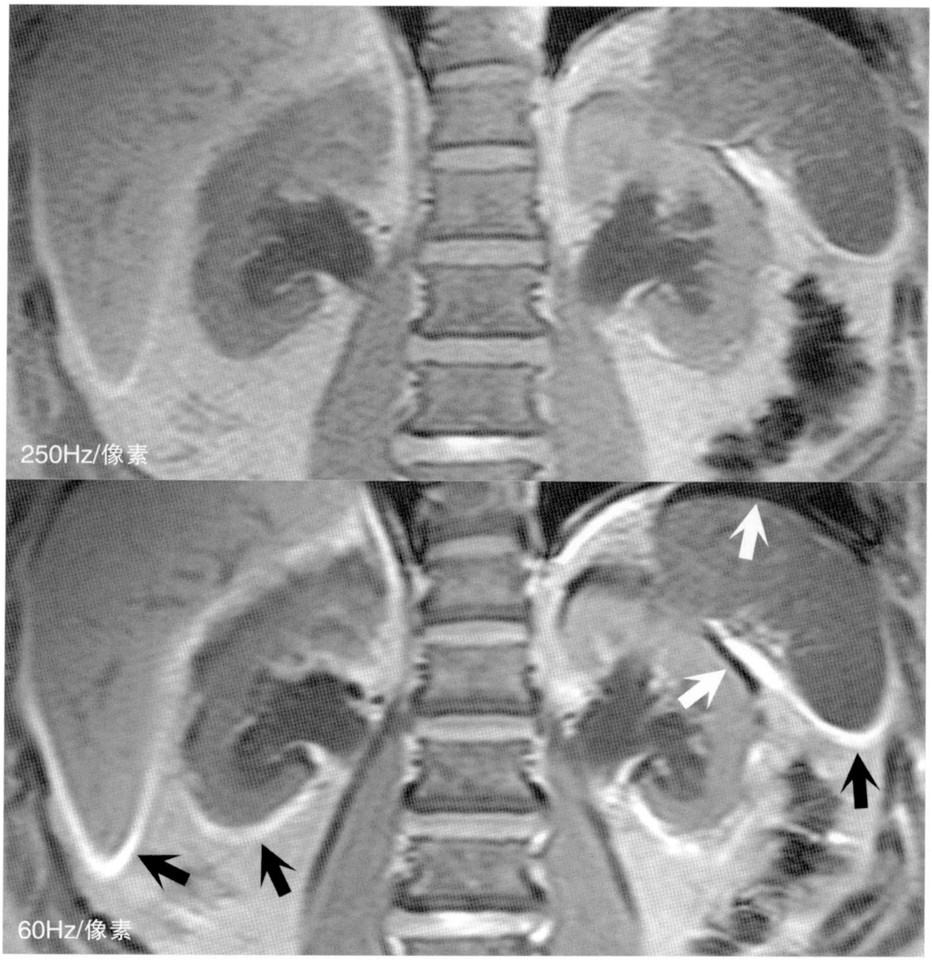

图 100.1

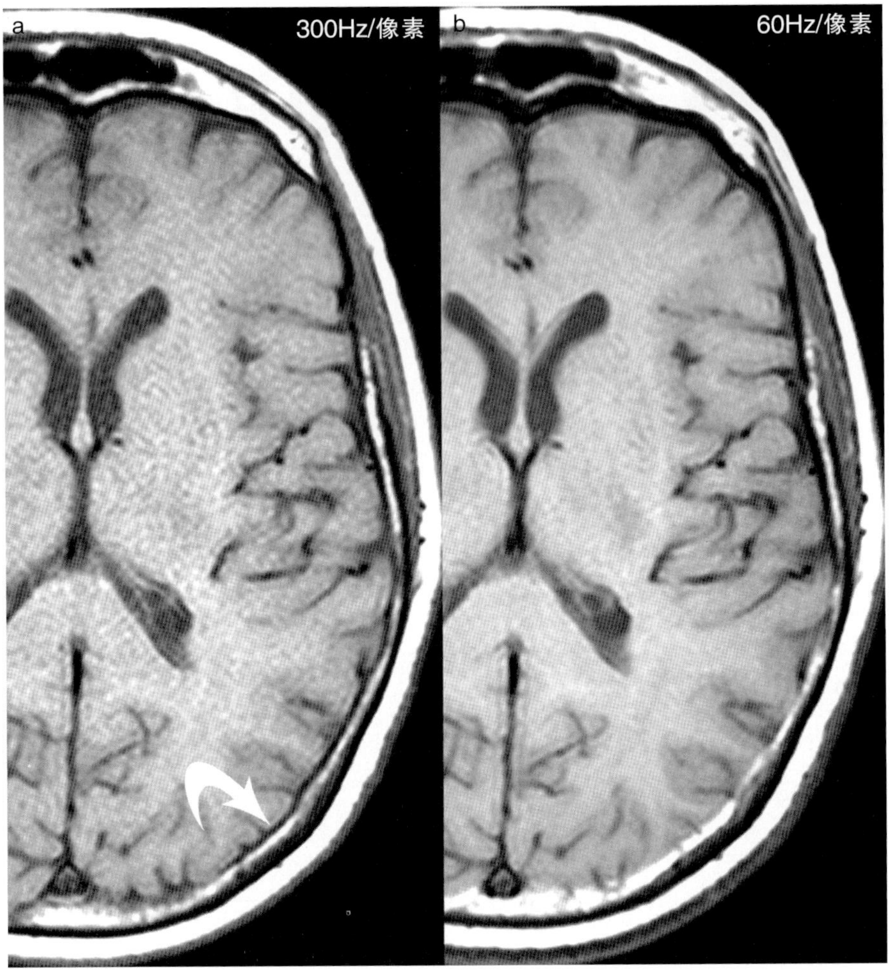

图 100.2

像上表现为明亮的移位(黑箭)或者在水-脂肪界面处的黑色线条(图 100.1,白箭),或相对于脂肪图像水图像被取代(图 100.2)。在图 100.2 中,颅脑相对于头皮脂肪和颅骨板障出现后移,在窄带宽图像上(图 100.2b),颅骨内表面(弯箭,图 100.2a)向后不可见。对于供应商提供的 MR 设备,带宽的频率/像素比是固定的,总频率范围单独编码(Nyquist)。例如,当获取 1 幅 130Hz/像素带宽的图像,1 幅 256 像素的图像具有±16kHz(128 像素×130Hz/像素)的图像带宽。

通过使用宽带宽可以将化学位移降低到不再明显的程度。这样做的缺点是,宽带宽的图像具有较低的 SNR,图像上会出现“颗粒”,以上两个例子皆是如此。因此,要在可接受的化学位移与 SNR 之间折中选择带宽。这个概念本身也并不难理解。对于 MR 能检测到的单个回波或信号,通常进行 256~512 个采样(在读出方向上限制分辨率),Nyquist 带宽为连续数据样本之间的时间倒数。在大多数 MR 应用中,主磁场强度为 1.5T 时,带宽选择为 130~195Hz/像素,主磁场强度为 3.0T 时,带宽会更高。因此,化学位移伪影没那么明显,如果采用饱和脂肪,伪影确实不会引起注意。

(曹雄锋 王骏 译 陈峰 吴虹桥 校)

第 101 章 磁化率伪影

物质的磁化作用与外部施加的磁场之间的关系已作为磁化率的物理性质给出。相邻组织或结构之间磁化率的差异被称为梯度磁化率，它可能导致局部磁场不均匀和谐振频率非线性分布。因为梯度场被用于空间编码,所以梯度场的任何非线性分布都会引起图像失真和信号不自然的变化。图 101.1 为磁化率发生重大改变的结果。图 101.1(a)为组织内磁化率发生轻微变化的正常影像表现,以及位置与局部磁场梯度之间的线性关系。图 101.1(b)为回形针放置于视野内的影响。由铁磁性物质构成的磁偶极子对磁场的改变远超于回形针本身。换句话说,就是在磁性物质周围的磁场被极大地加强了。图像重建会认为在磁场与位置之间呈线性关系,并且被强化的磁场导致了解剖移位。在回形针的附近,只有较少的组织达到了预期的共振频率,该区域内的信号发生了显著地减少而变成了无效信号。远离铁磁性物质,这种效果就会消失。最终,在磁场被强化的区域内,组织信号极大地干扰了来自同一谐振频率组织的信号,从而在该位置出现了一个高信号。图 101.2 显示这种效应,为部位带有螺钉金属板的术后患者的 3.0T 矢状位 FSE T2W 图像(层厚 2mm,扫描时间 3min)。黑箭示 C6~C7 水平的颈椎间盘突出。C5 和 C6 椎体前方(白箭)放置的金属螺丝周围产生了不自然的高信

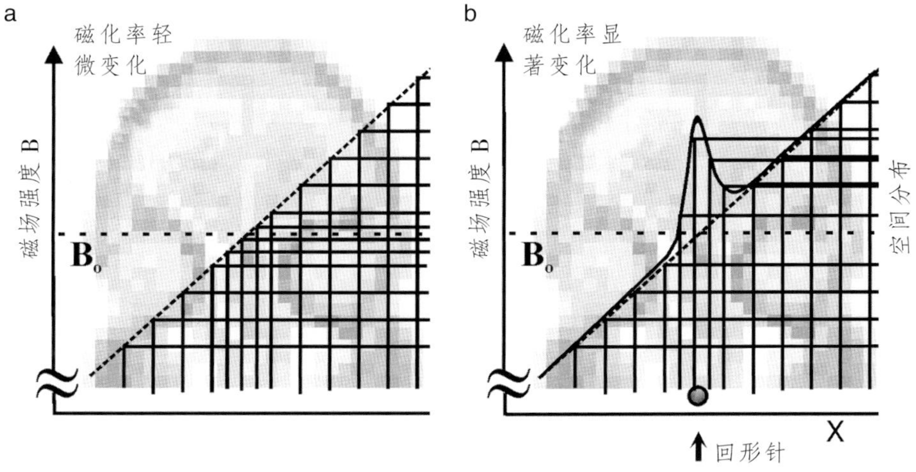

图 101.1

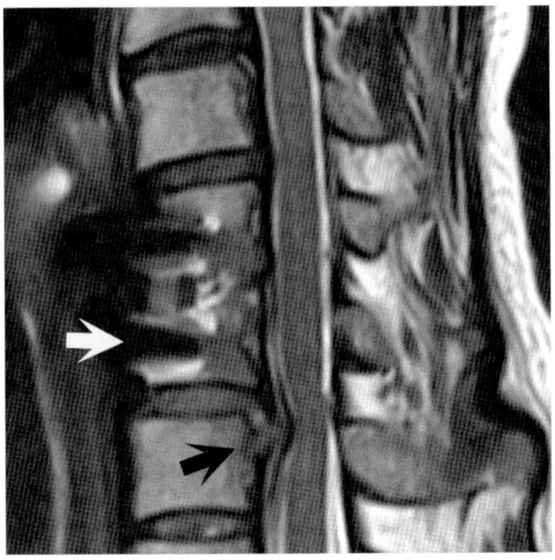

图 101.2

号,使相应信号缺乏。

铁磁性物质导致梯度场非线性所造成的后果,远超出它对频率编码的影响。梯度场的选层功能也受影响, 层面图像的轮廓出现明显的扭曲。此外,在 GRE 序列图像上,共振频率引起巨大差异仅局限在一个非常小的位置,但是相位快速分散则会形成一个巨大的信号后缺失。GRE 序列用于检测梯度场易感的结构(例如,出血性损伤)的敏感性时,可通过等待更长时间的去相位过程来进一步增强其敏感性,具体操作为使用较长的回波时间。这可以与增加 SNR 的方法相结合,因为低带宽序列(其具有更高的 SNR)需要一个较长的采集窗口,导致回波时间延长。

图 101.3 展示了使用脉冲序列改变带宽的效果。当给定选层梯度(GS)、射频脉冲和相位编码梯度(GP)后,窄带宽会导致采样窗口增加和 TE 延长。图像读出方向上,整个 FOV 的频率范围称为序列或图像的带宽。单个像素的频率跨度通常也称为带宽, 单位是赫兹/像素, 有时可能会混叠。图像的噪声被均匀地分布在所有频率中。由此可以得出,如果窄带宽成像的测量频率范围越小,图像的噪声越少,SNR 更高。

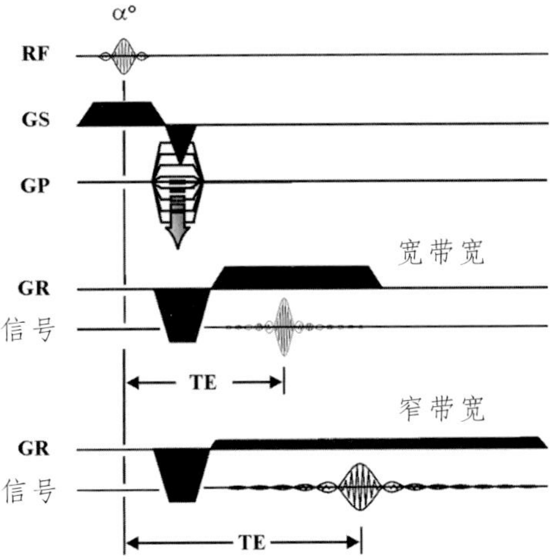

图 101.3

(曹雄锋 王骏 译 陈峰 吴虹桥 校)

第 102 章　最大磁化率

图 102.1 为在 1.5T(a,b)和 3.0T(c,d)条件下,多发性海绵状血管瘤患者的 FSE(a,c)和 GRE(b,d) T2W 图像。低信号强度的异常小病灶在 GRE 序列图像上会更加明显,归究于局部梯度的去相位效应(磁化率效应)。其结果是划定区域内信号发生损失,病变的敏感性增加。因为磁化率效应在高场强扫描时比较突出, 所以 3.0T 条件下,GRE 扫描的敏感性最高(d)。图像磁化率效应的先进技术见第 57 章。

出血在 MR 图像上的表现取决于出血的时间,从超急性期(<24h)到慢性期(>14 天)发生显著变化。大量出血视觉的变化,甚至进一步取决于出血发生的解剖部位。发生实质出血时,血液呈现几种不同的形式。随着时间的进展,血液由氧合血红蛋白变为脱氧血红蛋白,再到细胞内高铁血红蛋白,再到细胞外血红蛋白,最后形成含铁血黄素。出血超急性期和急性期的 T1W 图像上都是等信号,是由于水含量相对较高导致了长 T1。当脱氧血红蛋白转化为高铁血红蛋白时, 由于水和细胞内高铁血红蛋白的顺磁性三价铁相互作用的能力,T1 被缩

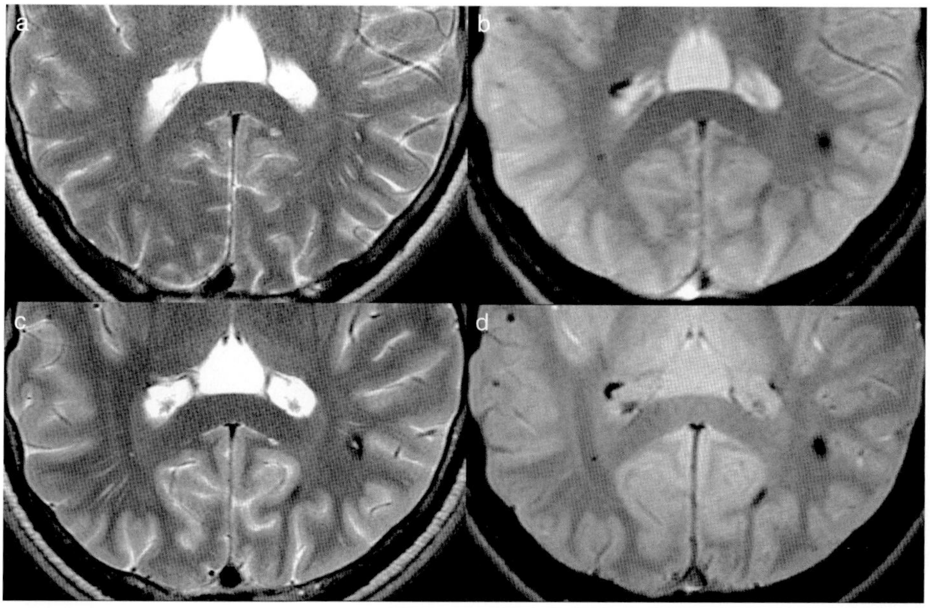

图 102.1

短导致高信号强度。

对出血 T2W 扫描征象的解释更为复杂。在出血区域内，顺磁性血液分解产生的顺磁性物质引起磁化率变化，因此磁场也变得不均匀。磁化率(X)是对一个物体或一种物质在磁场中被磁化的能力的一种度量。在数学术语中，它被定义为感应磁场(B_0)和外加磁场(H_0)的比值[严格意义上讲，$B_0 \propto (1+X)H_0$]。因为磁化率的可变性，静态的局部磁场变化会引起相位相干性损失。随着血凝块的吸收缩小，这些现象会有效的降低 T2 成为 $T2^*$，从而引起急性期(脱氧血红蛋白)、亚急性早期(细胞内高铁血红蛋白)和慢性期(含铁血黄素和铁蛋白)区域内信号丢失。

与金属伪影可视化一样(见第 103 章)，信号丢失的程度取决于扫描技术、成像参数和场强。有时，在出血成像上，为了改善病灶的检测而增加 $T2^*$ 信号损失是有用的。FSE 序列扫描可以校正局部梯度场的相位分散，因为使用了一个相位反转的 180°(或者，对于更一般的情况，重聚)RF 脉冲。需要区别的是，GRE 序列扫描不可以用来校正这样的相位分散。这将导致信号损失增加，因此增加检测出血成像的敏感性 $T2^*$ 更好。$T2^*$ 对比成像，也会因为使用了长 TE、大尺寸像素和高场强而被放大。这解释了 3.0T 条件下，来自苍白球、黑质、红核和齿状核的铁元素成像会被改善，这些核在弥散成像和 FLAIR 扫描中常呈现弥漫的低信号强度。随着 $T2^*$ 对比成像被优化，2D GRE 序列扫描中可以显示出血中的铁，而在 FSE 序列扫描中无法显示。图 102.2 分别为 1.5T 条件下，对散在蛛网膜下腔出血(脱氧血红蛋白和细胞内高铁血红蛋白)的患者进行 FSE(a)、FLAIR(b)、GRE(c) 扫描的 T2W 图像。虽然在 FLAIR 扫描图像上，蛛网膜下腔出现了细微的异常高信号强度，但是，伴随着多个脑沟和外侧裂出现异常的低信号强度(箭)，在 GRE 扫描图像上出血的显示是最好的。然而，来自 $T2^*$ 图像的信号损失效应可能会掩盖邻近的脑组织，而被误认为是其他的病变，甚至可能对出血本身难以定性。因此，在临床实践中，FSE 扫描和 2D GRE 扫描在出血成像上相辅相成。

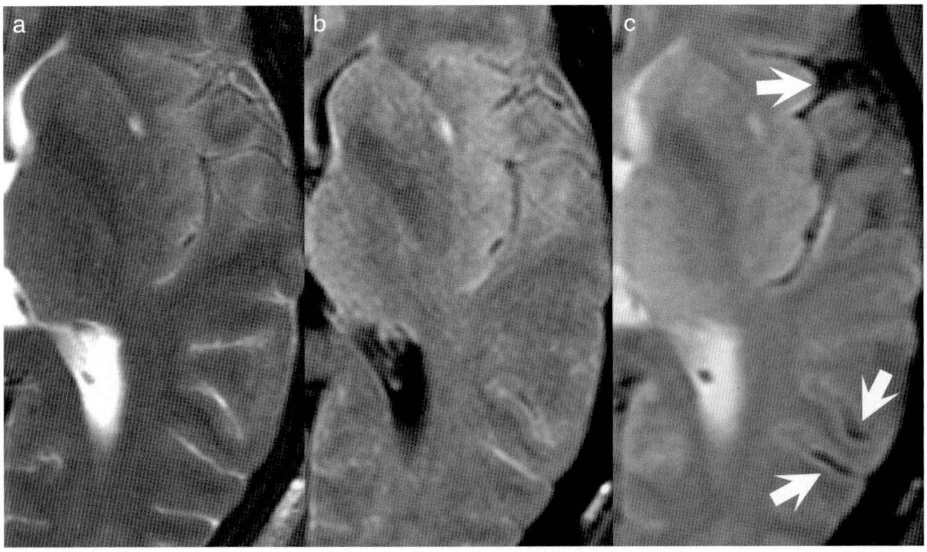

图 102.2

(曹雄锋 王骏 译 陈峰 吴虹桥 校)

第 103 章 金属伪影

在 1.5T 磁场下,非磁性的动脉瘤夹造成的伪影(白箭)如图 103.1 所示。图(a)FSE 序列具有以上失真的原因是存在多个 RF 重聚脉冲。图 (b) 是一个扩散加权单次激发 EPI 图像(见第 44 章),在所有如图所示的技术中失真最明显。然而,在这种情况下,平行成像已经被用来大大地减小图像伪影(但仍大于 FSE)。图(c)由于没有射频重聚脉冲,GRE 序列扫描会产生非常严重的伪影。与 2D GRE 序列扫描相比,3D TOF MRA(见第 66 章)采用了短 TE 和小体素,以减少伪影面积,从源图像(d)中可见。远侧右颈内动脉(黑箭,d)变得可见,但是银夹伪影遮挡了左侧的相应器官。这导致了左侧大脑中动脉上的 MIP 重建不显影。虽说金属伪

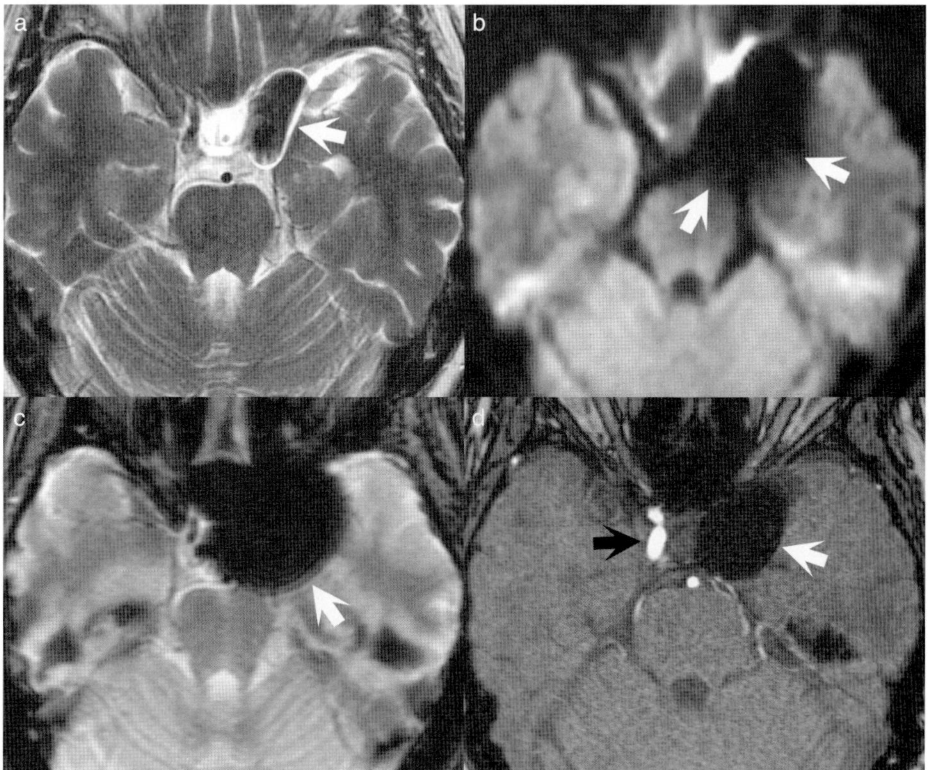

图 103.1

影往往是局灶性，并集中于引起失真的物体，但与金属片距离很远的解剖也可能受到影响。该情况也说明了查看 MRA 源图像的重要性。

在 MRI 中磁性和非磁性材料可引起显著伪影，如图所示。伪影的严重程度与磁化率相关(见第 101 章)。金属伪影可能以 3 种方式出现在 MR 图像中：几何图像畸变，特别是在物体的边界；物体周围信号逐渐减弱消失；且相邻物体出现清晰的高信号强度(信号堆积)，几何失真也将在层面编码方向产生弯曲的层面伪影(像土豆片一样)。

根据定义，磁性材料表现出极大的正磁化率。在金属与周围组织之间的磁化率引起局部磁场梯度的差异，改变目标区域中的磁场。由磁场梯度产生的特有的共振频率，因编码空间数据而丢失。这导致空间误传，从而产生伪影。另外，接通和断开梯度磁场导致电流在金属物体中流动(涡流)，进一步改变局部磁场。非铁磁性金属，表现出更小的正磁化率，通过与上述相同的两种机制造成图像失真，尽管程度较轻。

需意识到，金属伪影的加剧或降低取决于成像技术的选择，这是重要的。采用小的体素进行扫描，短 TE 短回波间隔和(或)宽采样带宽可显著降低伪影的严重程度。此外，一个常见的误解是金属伪影在 3.0T 上一定比 1.5T 上更严重。如果相同的扫描结果相比，这是对的。然而，在 3.0T 和 1.5T 上却很少使用相同的扫描技术。图(a，b)为脑部矢状位 T1W 图像，图(c，d)为脑部轴位 T2W 图像，图(a，c)在 1.5T 上进行，图(b，d)在 3.0T 上进行，如图 103.2所示。在这种情况下，伪影是由于皮下组织中非常小的金属片所致。在 T1W 扫描时，伪影在 3.0T (黑箭)下明显增加，但本质上并不因为场强，而是由于在 3.0T 上使用 GRE 序列扫描，在 1.5T 上使用自旋回波扫描。而相反的，在 T2W 扫描中伪影在 3.0T(白箭)上却不甚明显，主要的原因是从 81~355Hz/像素的带宽变化。

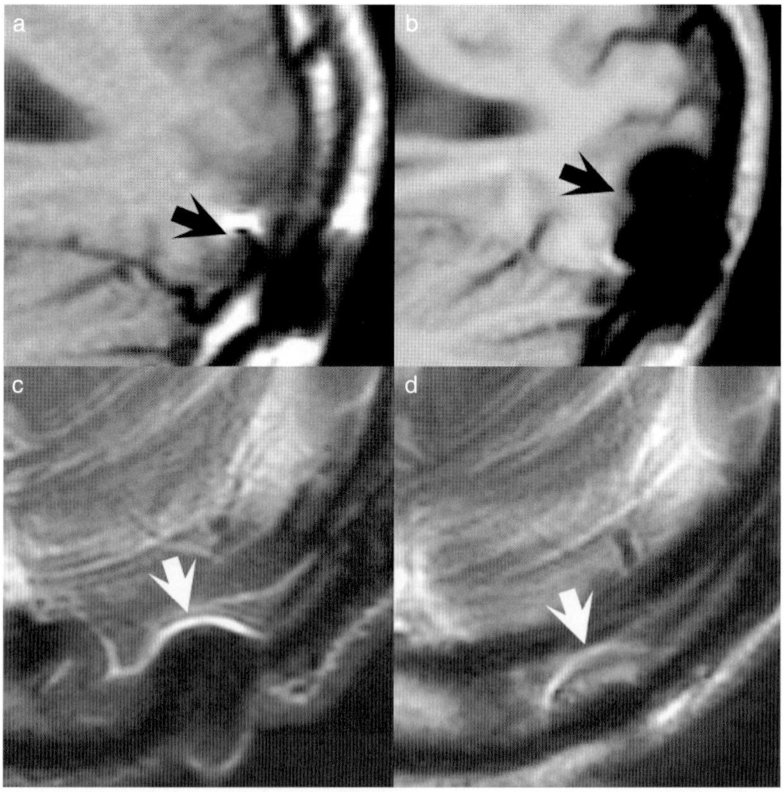

图 103.2

(吴昊鹏 王骏 译 陈峰 吴虹桥 校)

第 104 章 最小金属伪影

随着金属植入物变得越来越普遍，降低金属磁化率伪影并使成像接近理想的技术变得可行。历史上选择宽带宽来减少 MRI 图像中的金属伪影。然而，增加带宽也有缺点，包括 SNR 的减小和更高的 SAR。最近，用于进一步减少金属相关伪影的技术已被研发。视角倾斜(VAT)和用于层面编码金属伪影校正(SEMAC)提供金属伪影消除方法的独特组合。无论 VAT 和 SEMAC 都可以单独或混合(SEMAC-VAT)用于金属植入物的 2D 成像。图 104.1 显示不锈钢螺丝图像与传统 FSE 序列(a)、VAT(b)和 SEMAC-VAT(c)的 PD 加权图像。小插图显示一个 MPR 在层面方向上的平面失真。图 104.1 清晰显示平面内的几何失真和信号丢失的降低，以及采用 VAT(b)的堆积伪影，通过应用 SEMAC-VAT 进行平面失真校正以进一步减少伪影。

在不增加扫描时间的前提下，VAT(图 104.1b)在读取期间施加在层面编码方向一个补偿梯度校正平面内的几何失真。其缺点包括图像模糊和缺乏穿透平面失真校正。SEMAC 使用在层面编码方向上附加的 z 相位编码步骤，以校正几何穿透平面失真。其缺点包括增加 SAR 和扫描时间，后者取决于使用额外的相位编码步骤的数目。附加相位编码步骤也增加 SEMAC 在减少普通金属伪影的能力。SEMAC 往往与并行成像相结合，否则采集时间将被大幅延长。VAT 和 SEMAC 技术的组合被称为 SEMAC-VAT(图 104.1c)，提供了在几何平面内

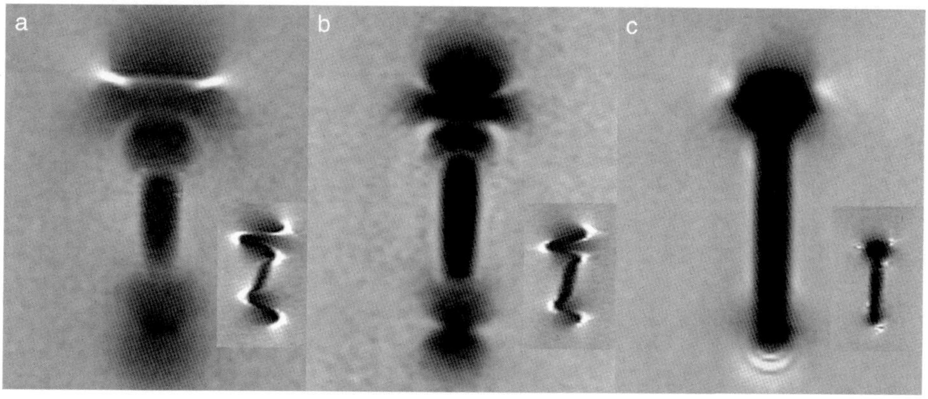

图 104.1

和贯通面的金属伪影的校正。

两种策略在金属伪影校正中均已证明有效。图 104.2 显示采用传统 2D 序列(a)和 VAT(b)的前部颈椎融合术的 T2W 图像。传统图像显示的信号堆积区和几何失真(图 104.2a,箭)的大量信号缺失。仅从这一图像还无法明确判断脊柱内的高信号是来自脊髓空洞还是伪影。VAT 图像显示减弱了信号缺失和伪影，几乎没有信号堆积伪影和可忽略的几何失真。虽然 VAT 技术不能完全消除伪影，但大大降低金属伪影,因此使病理表现更为明显。

图 104.3 显示了采用传统的 2D 技术(a)和 SEMAC-VAT(b)采集的人工全膝关节置换 STIR 图像。SEMAC-VAT 与传统的 2D 图像相比伪影校正更为优秀。注意,仅通过 SEMAC-VAT 技术证实的异常信号强度组成的不规则线(图 104.3b,箭),与正在愈合的假体周围骨折一致，而该线在传统成像(a)中不可见。

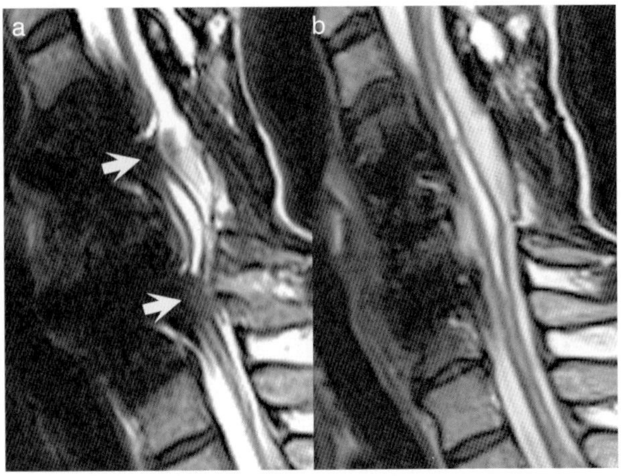

图 104.2 Courtesy of Yair Safriel.

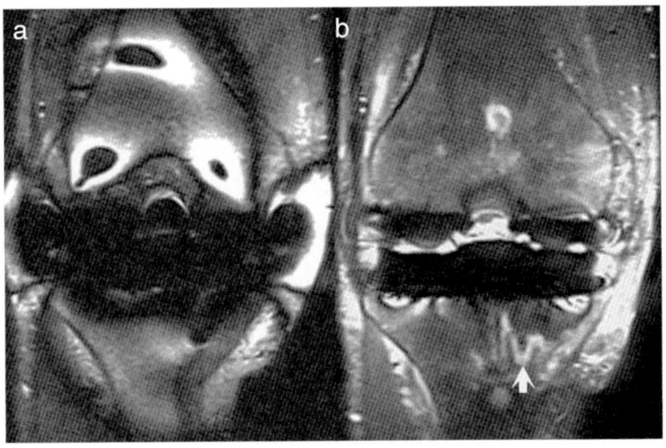

图 104.3

(吴昊鹏 王骏 译 陈峰 吴虹桥 校)

第 105 章 梯度磁矩归零

自旋回波对比增强 T1 和无造影的 T2W 图像分别如图 105.1a 和 105.2a 所示，均在沿相位编码方向上突出的运动伪影(箭)。梯度磁矩归零(GMN)的使用，使伪影显著减少，信号强度返回到需关注的动态结构，如血管(图 105.1b)和 CSF(图 105.2b)。强化病灶(黑箭)如图 105.1b 所示，由于从颈动脉和横窦鬼影的减少，良性神经瘤(三叉神经鞘瘤)在 GMN 图像上显示更加清晰。值得一提的是，GMN 的使用显著改善 CSF 的显示，如图 105.2b 所示，现在可见前部和后部的颈束均具有均匀的高信号强度。

扫描静止物体时，复相位梯度脉冲成功校正初始梯度脉冲中出现的失相位。但是在流动中复相位梯度脉冲不能校正额外的相位变化，导致失相与相位编码方向(见 107 章)的伪影。梯度采集期间因运动产生的相位位移和梯度磁矩有关。流动相关的运动有 3 个主要运动成份产生伪影：恒速(一阶)、速度变化或加速(二阶)和变化的加速度，以及痉挛和搏动(三阶)。应用某个梯度场时，每一阶层的运动都会随梯度场被施加的时间段产生一相位成份。每个相位成份被称为梯度磁矩，都相对于与其相关的运动阶层(一阶运动和一阶梯度磁矩相关，以此类推)。一个自旋的总相位是所有梯度磁矩的总和。

GMN 也被称为流量补偿，梯度磁矩复相位(GMR)和运动伪影抑制技术(MAST)表示以减少流动相关的各种不同的序列运动产生错误的常用方法，这些运动产生梯度磁矩。这种技

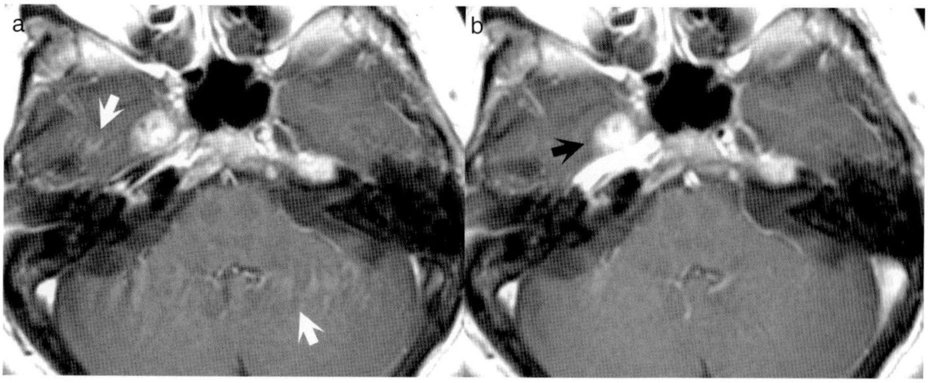

图 105.1

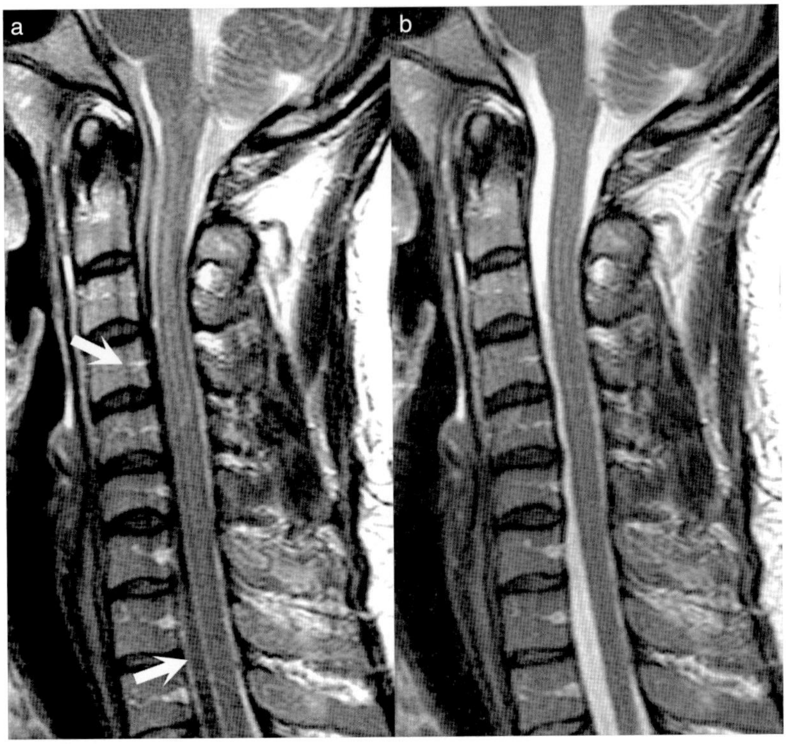

图 105.2

术减少鬼影的数目，并从鬼影的产生中返回初始结构的信号强度。GMN 涉及使用附加正和负梯度在数据采集期间使运动和静止的原子核的净 GMN。如果静止和运动的自旋具有相同的相位，信号将被正确映射。GMN 可以用于校正不同的运动伪影。在临床实践中，校正一级运动通常是足够用于诊断目的。这是由于相位移动发生的梯度脉冲的应用程序之间的时间很短，流速在这样的时间内几乎恒定。对于某些扫描技术（例如，在心脏成像），校正高阶运动可能是有利的。但是，梯度应用的复杂性和数量也不断增加了高阶运动。

虽然在 x，y 和 z 轴方向上随机运动，当在频率编码和层面选择方向采用时，GMN 是有效的。它很少用在相位编码方向上，因为在这个方向上的梯度短而弱，因此对整体相位移动作用不大。

GMN 不会增加检查时间。然而，可以增加使用尽可能最短的 TE，尤其是复杂的梯度脉冲。在 TE 中增加 T1W 检查尤为敏感。因为它们依赖于使用很短的 TE。这限制了 GMN 来减少在 T1W 扫描中的流动伪影的能力。GMN 对于 T2W 扫描特别有用，在颈椎和胸椎的最大 CSF 流动（脉动）则更是如此。需要注意的是，GMN 增加流体的信号强度，所以在观察所得图像时必须牢记。

（吴昊鹏 王骏 译　陈峰 吴虹桥 校）

第 106 章 空间饱和

空间饱和对于运动伪影的减少，特别是鬼影的减少是一项重要的技术(替代人体部分的假图像)。在此方法中，在脉冲序列的开始额外施加 1 个 RF 脉冲，以消除来自非成像组织的信号。磁化在指定块的区域没有足够的时间去恢复(脉冲序列的实际成像前)，因此不能作用于被观察的信号。

预饱和脉冲可以应用于成像平面内(图 106.1)或平行成像平面(图 106.2)。图 106.1 中的 2 幅图像之间的唯一区别在于，图(b)在采集期间施加了一个预饱和脉冲(由标签图形显示)。这去除了颈椎软组织信号，防止运动鬼影扩散至整个图像。在这种情况下，鬼影主要来自吞咽、呼吸和口部运动。注意，采用空间饱和怎样才能更清晰地描绘椎体和脊束。为了平面

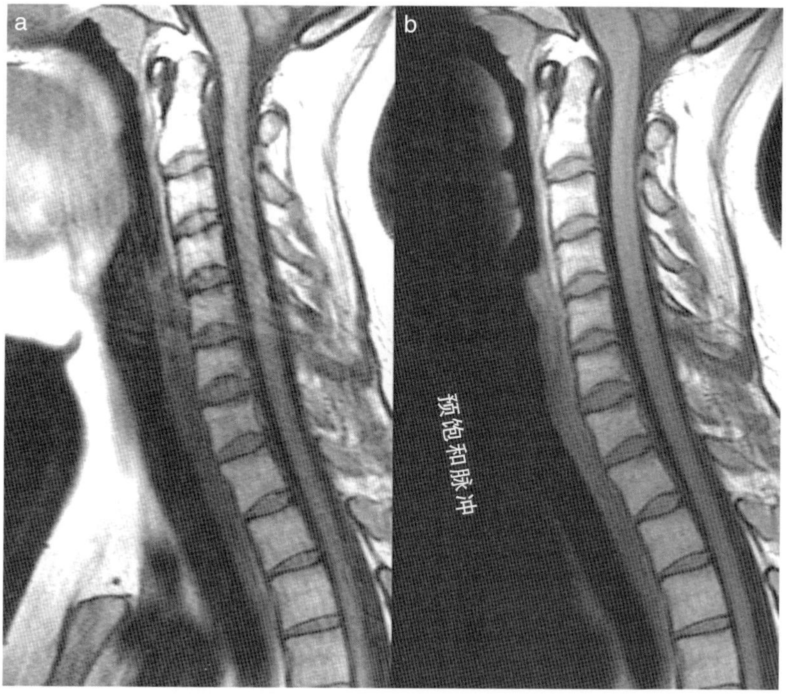

图 106.1

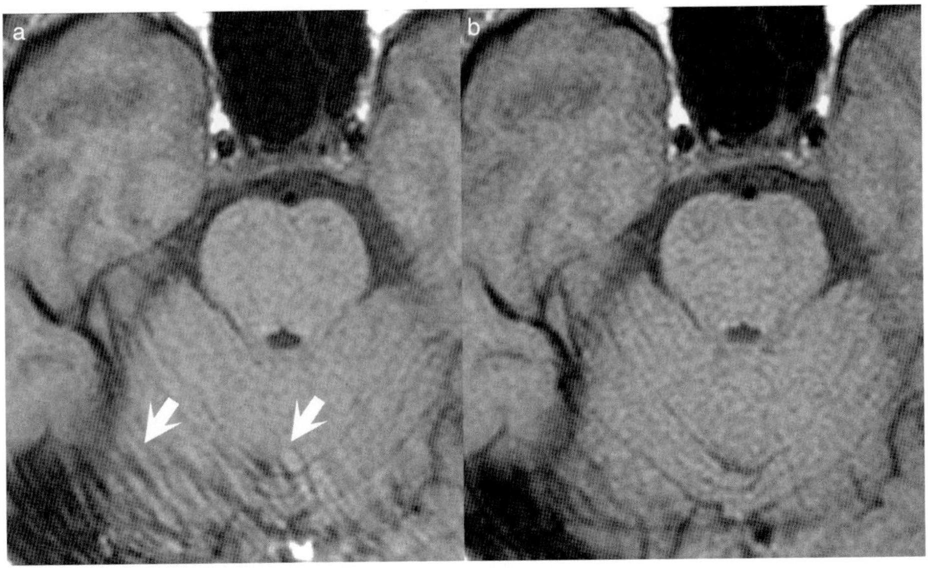

图 106.2

内预饱和脉冲有效，相位编码方向必须置于鬼影扩散和叠加在感兴趣组织的方向。通常，应用包括脊柱（如果相位编码方向是前后方向，进行矢状位或轴位成像）、腹部（以消除来自腹壁前的鬼影）和胸部（以消除心脏的鬼影）。

空间饱和的应用不那么难理解，如图 106.2 所示，在图（b）施加平行于成像的预饱和脉冲。注意，图（a）未采用平行预饱和脉冲，从横窦的脉动伪影（白箭）降低图像中小脑的可视化，但图（b）中应用了预饱和脉冲，此伪影消失。在这种比较中，颈动脉的成像也略有改善。血液流入一个层面可具有较高的信号强度，此现象是基于 TOF MRA。血流是动脉还是静脉，这可能会产生相当大的脉动伪影，降低图像质量。通过应用空间饱和采集层面的上下层块，动脉和静脉的脉动伪影可以显著降低。常见的应用包括蝶鞍成像、内部耳道、腹部和骨盆（全部仅为平扫）。

增加了一个预饱和脉冲，由于它需要在脉冲序列内完成，所以在给定的 TR 中所采集的层面数减少。如果 SAR 被制约，那么另一个可能的缺点是额外的热量沉积。

（吴昊鹏 王骏 译　陈峰 吴虹桥 校）

第 107 章 流动伪影

腹部 T1W 轴位 GRE 序列扫描如图 107.1a 所示。在层面的上下施加额外的空间饱和脉冲，导致主要血管内流动相关增强消失(图 107.1b)。在轴位 T1W FSE 图像(图 107.1c)的方向上进行相位编码，下腔静脉和主动脉鬼影明显。层面上饱和脉冲的放置消除了主动脉的鬼影，但不是腔静脉(图 107.1d，箭)，而层面下饱和脉冲的放置消除了腔静脉鬼影，但不是主动

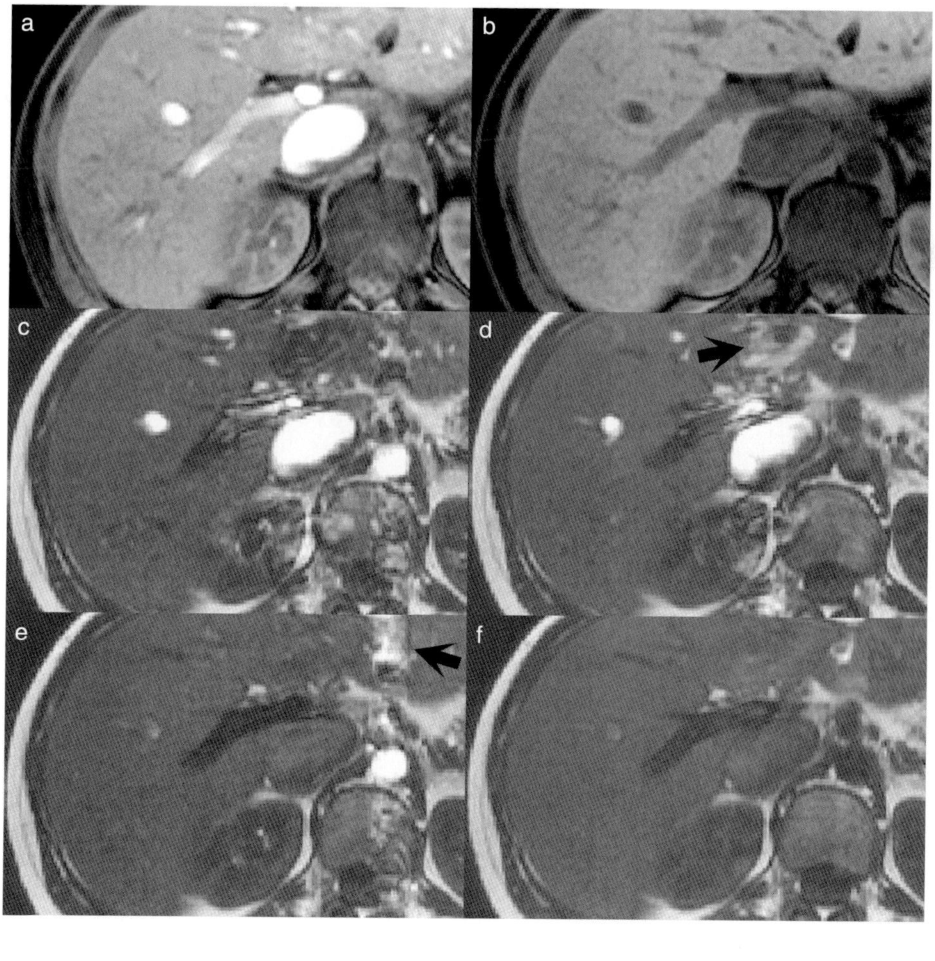

图 107.1

脉(图 107.1e,箭)。层面的上方和下方采用饱和脉冲很大程度上消除了这些血管鬼影(图 107.1f)。饱和脉冲导致流入的血液信号明显降低。相位离散导致血管鬼影减少,并呈低信号(由于采用了饱和脉冲)。

流动可能会导致鬼影借助多种机制,包括相位位移、TOF 以及饱和效应。在大血管中的快速流动,生理搏动的宏观运动可能也会产生伪影。鬼影可能是明亮的或暗的,取决于它们发生与背景相关的相位。在脉动血流中,鬼影之间的距离取决于 TR 和 RR(心脏搏动之间的时间)之间的差异。如果 TR 和 RR 完全同步,不会产生鬼影。

对于不运动的物体,复相位梯度脉冲或自旋回波序列成功地校正失相位。然而,随着流动,会进一步发生相位改变。当未校正时,这些将导致鬼影。然而,如在第 105 章中所讨论的,沿频率编码和层面选择轴施加额外的复相位梯度,从而减少由于流动所致的相位位移,并因此减少鬼影。

TOF 和饱和效应也可能导致流动伪影。随着流速减慢,最初的射频脉冲过程中存在的质子部分饱和,因而具有较低的信号强度。然而,非激励的质子进入已经激励的层面未被饱和(完全磁化),具有较高的信号强度。这种现象被称为流入增强,且在自旋回波和 GRE 序列扫描时可见。流速快,在自旋回波成像中,质子仅暴露于 90°激励脉冲,而不是 180°重聚脉冲,导致低信号强度(流空效应)。在 GRE 序列扫描中,如在 2D TOF 血管造影中,由于未饱和血液流入成像平面产生流入增强,并可见快速和慢速流动。因此,流动的信号强度可能是高还是低取决于扫描技术和流速。现实中,流动不严格遵守任何期望的信号强度。但是,当流动导致成像平面内的高信号强度,是否是由于血流甚至是 CSF 流动,如果未采用适当的流动补偿去校正相位位移,则会产生鬼影。

流量效应具有现实意义。图 107.2 显示鞍内脑膜瘤在 3.0T 冠状位对比增强成像。在 3.0T 上突出的搏动伪影(图 107.2a,白箭)限制了自旋回波扫描的作用。为此,采用短 TE GRE 序列扫描,偶尔会影响一些动脉所具有的高信号强度(图 107.2b,黑箭)。

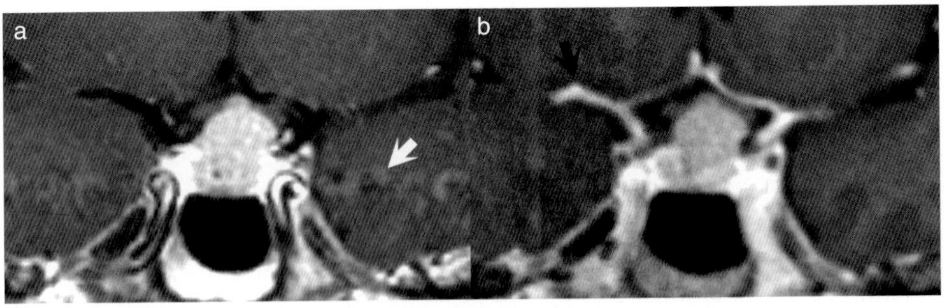

图 107.2

(吴昊鹏 王骏 译　陈峰 吴虹桥 校)

第 6 部分

改善图像质量

第 108 章 快速高强度梯度：第 1 部分

描述梯度系统强度的两个主要因素是梯度的最大振幅和上升时间。图 108.1 示在 GRE 序列的成像能力中更强和更快的梯度系统的结果。频率范围对于激励层面通常不受影响，决定振幅为层面选择梯度（GS）。同样的情况适用于每个像素所选择的带宽，在读出期间决定振幅为读出梯度（GR）。因此，梯度能多快达到其正常值这是重要的，以便其激发可以开始，然后可采集数据。梯度越快（图 108.1b），任务之间的时间越短，TE 越短（可实现的），层面循环越短，以及 TR 越短（可实现的）。用 FSE 技术，更短的 TE 或回波间隔也有助于改善 SNR。更强的梯度也能够使一些预脉冲变短，允许进一步减少 TR 和 TE（图 108.1c）。此外，依据同样带宽用于小 FOV，如果在 SNR 可行，更强的梯度能够保持高分辨率。同样，更强的梯度允许较薄的层面。更强的梯

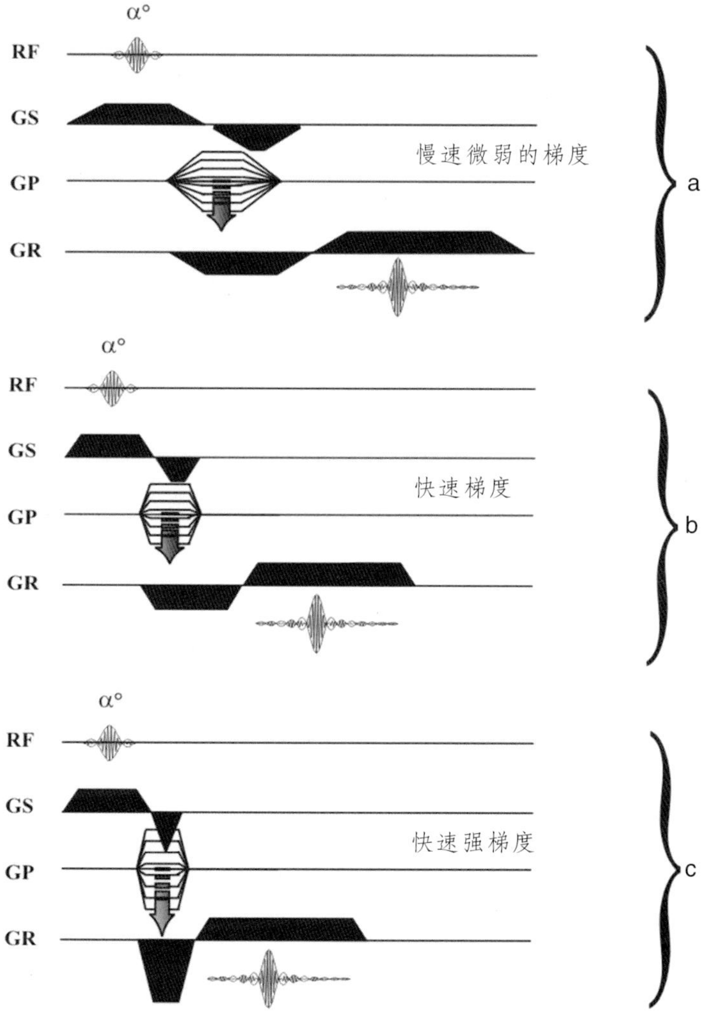

图 108.1

度系统对于一些特定的应用,如 DWI 也可能是有益的。

图 108.2 是健康志愿者采用不同的梯度强度进行 trueFISP 或平衡 GRE 成像的比较。图 108.2a 采用“强”梯度获得,而图 108.2b 采用微弱梯度获得。应用弱梯度场的结果使最小 TE 从 2.15ms 增加至 2.59ms。因为 TR 也依赖于 TE,所以后者 TR 从 4.3ms 增加至 5.18ms。尽管这些变化似乎是轻微的,但必须记住的是,平衡梯度回波成像依赖于一个短 TR 获得从组织具有长 T2 的额外的信号。在这种情况下,减少 TR 施加更强的梯度(图 108.2a)仅需 0.88ms,但对于具有长 T2 的组织所获得的 SNR 在视觉上很明显,具有相当高的信号强度的 CSF(图 108.2a,箭)与采用较弱的梯度(图 108.2b)进行序列采集所得的图像进行比较。

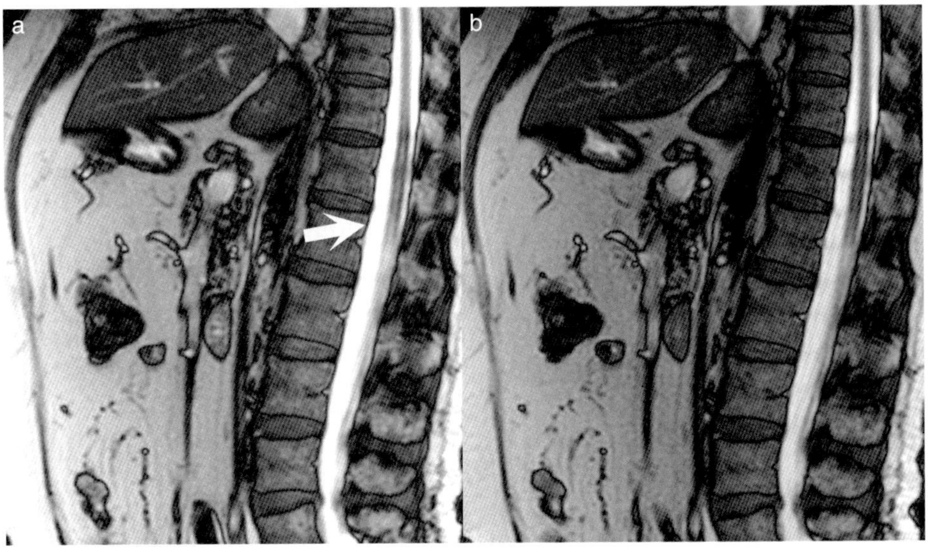

图 108.2

(吴昊鹏 王骏 译 陈峰 吴虹桥 校)

第 109 章 快速高强度梯度：第 2 部分

本章论述在 FSE 技术中，更快更强的梯度系统的效果(图 109.1)。该技术的优点可应用于单个回波序列，如第 108 章所述，也有助于多回波技术的改进，如 FSE。就多回波技术而言，最重要的因素是“更快”的梯度，也就是说，用最短时间使梯度达到其正常值。一旦梯度场达到其标称值，激发或重聚脉冲即可应用，数据采样也可启动。

梯度场的强度对采集速度影响较小。具体而言，对于读出梯度预脉冲，只有时间–幅度积分是重要的。施加一个幅度增加的脉冲，当这个脉冲引起相同的横向磁化失相位时，该脉冲的持续时间可能会缩短。这对于相位编码梯度场同样适用，用更短的持续时间可能得到更高的梯度幅值。

如图 109.1 所示，一个更快更强的梯度系统使多回波成像中更短的回波间隔成为可能。比较两幅脉冲图，下图采用的是更快、更强的梯度系统。改进后的梯度性能允许在同样时间采集更多的回波。这既可以用于降低扫描时间，又可用于在给定同样的 TR 内增加采集的层数。关于后者，层数的增益通常较小。采用 FSE 技术的图像质量受梯度系统的速度与强度的影响最小。

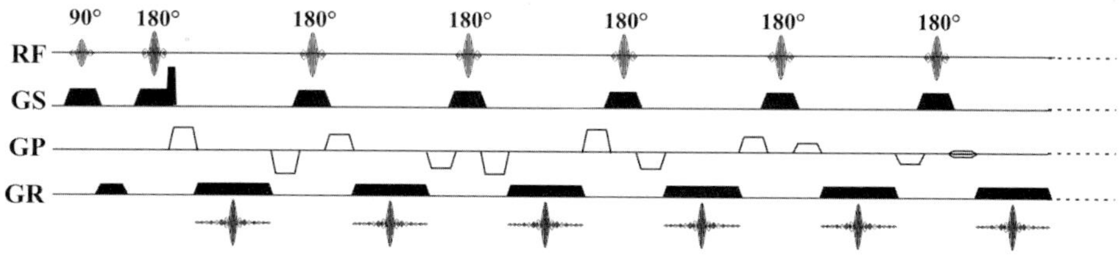

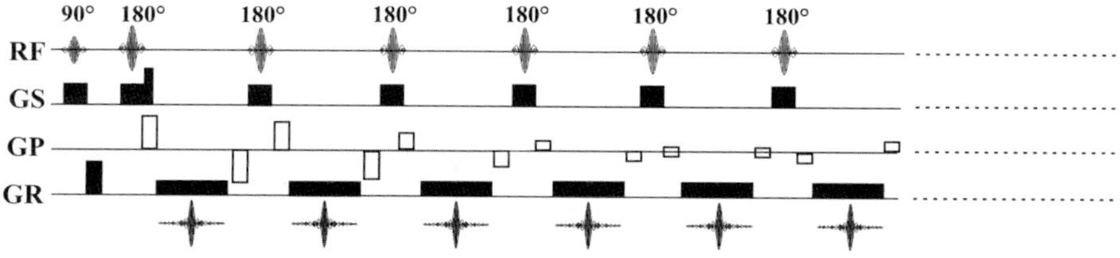

图 109.1

图 109.2 显示采用两种 T2W FSE 序列采集的层面定位(a,b),图(c,d)为两种不同的梯度设置所得图像。应用弱的梯度场在给定 TR(a,c)的条件下,可获得的总层数为 21 层。通过改变梯度性能使其由弱至强(b,d),在所有其余基础序列参数未改变的情况下,可获得的总层数为 23 层。增加梯度场强度可以减小回波间隔,从而缩短回波链长度。随后,层循环时间亦随之缩短。因此,在不改变图像质量的条件下,单位给定 TR 内可采集更多的层数(c,d)。

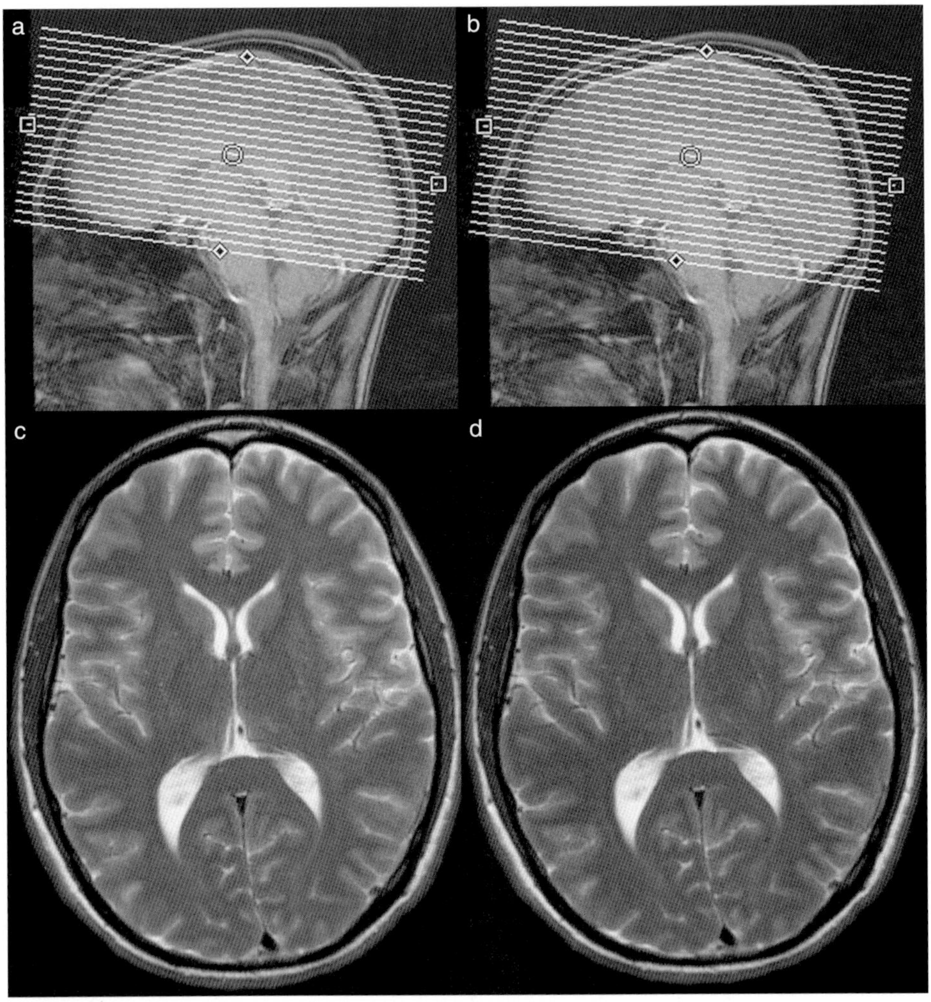

图 109.2

(吴昊鹏 王骏 译 陈峰 吴虹桥 校)

第 110 章 图像合成

图像合成是一种后处理的应用程序，其对不同时间采集的相干 MRI 数据集进行组合，以显示解剖系统的不同部位。由于 FOV 的限制，采用一个序列采集以显示整个解剖系统(例如整个脊柱)并不总是可行的。当然，今天，技术的进步已经使得在合理的扫描时间内完成全身 MR 成像成为可能。这打开了诊断领域的新的大门，如利用全身扩散筛查转移，以及 STIR 序列和全身 CE-MRA。此外，全脊柱成像也变为可行，一次设置即可采集所有的颈椎、胸椎以及腰椎的高分辨率扫描。

这些成像方法共享连续采集的多个断面，以实现对更大的解剖部位进行评估。有效的工作流程要求线圈或线圈的矩阵覆盖整个部位以便评估，实质上在大多数情况都是整个人体。第二步，在现代软件的帮助下，所获取的数据可以组成一个单一的数据集，以提高图像质量或是给诊断提供更好的解释。

然而，序列参数对于图像合成的某些限制是人们需要考虑的。不同的 MR 图像不能被任意合成，要求一些基础的序列参数必须与其他的序列相符。这就意味着在序列采集之前必须知道该图像数据是否需要被合成。简单地说，对于图像合成受一些数据集的限制。例如，不同的层厚和像素大小会阻碍图像的合成，这取决于所使用的软件。2 幅图像合成的设置需限制其相关的倾斜。还有，如果对几何失真进行校正，那么，校正和未校正的图像就不能混合。

图 110.1 显示 1 例 76 岁患有进行性动脉粥样硬化男性患者的腹部、盆部以及下肢血管的 CE-MRA。采用压力注射器静脉注射钆螯合物后，采用 3D FLASH 在不同解剖层面连续扫描采集 3 个冠状面，从下腹部和盆部开始，覆盖腿上部再到腿下部最后到足。采用这种技术，MR 扫描就能随对比剂团注从主动脉到小腿的远端血管。图 110.1(a~c)显示了在冠状位相应的 3 个原始数据集相减的 MIP 重建的图像。注意，图中各自的 FOV 的上下边界，解剖结构显示了 2 次：上一幅图像及其相邻的下一幅图像(箭)。这是由于相应 MRA 序列的采集有重叠，以确保病灶解剖能完全覆盖。当然，在这种设置中，放射科医师解释这种检查必须清醒地意识到，能够整合扫描的正常解剖序列，将出现两次的病灶误诊为单个病灶的两次。图 110.1(d)显示采集和减去数据集经图像合成后的连续图像。由于这 3 幅图各自数据集之间的轻微差异，仍可检测到获取的这张 MRA 图像源自 3 幅连续的图像采集。然而，由于序列采集中的重叠外已被删减，FOV 边界的间隙(箭头)和 3 次扫描界面处的相邻解剖结构的重复显示(箭头)已不存在。

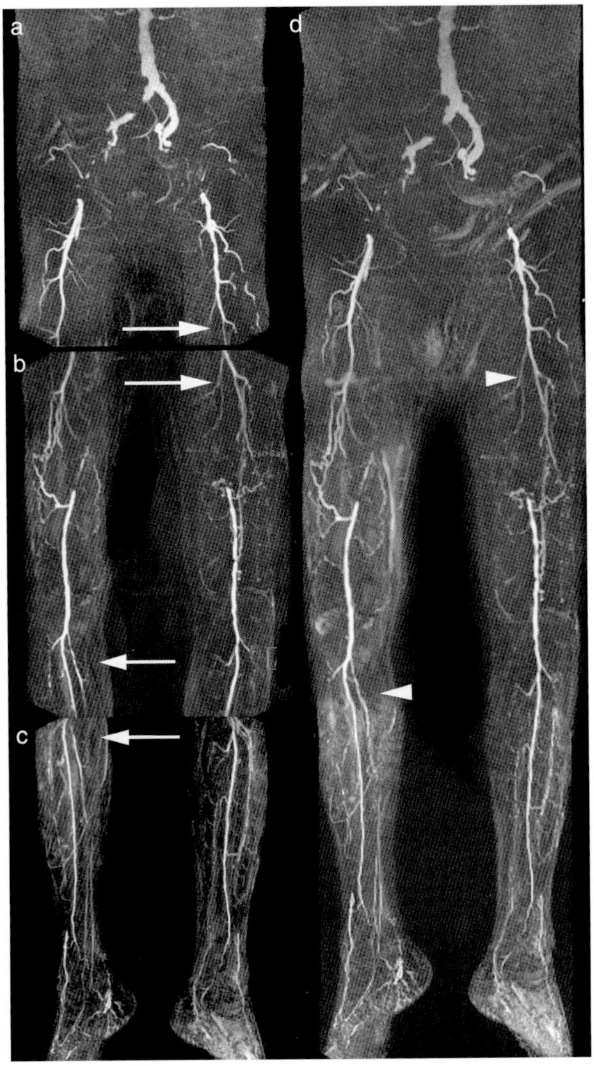

图 110.1

（黄思泓 王骏 译 陈峰 吴虹桥 校）

第 111 章 滤过图像(提高 SNR)

过滤器仅为提高图像的 SNR 而存在。这类过滤器通常是基于 k 空间,它可以从 k 空间的角落开始清除数据,该处为大部分图像的噪声起源。图 111.1(a)显示了用滤线器之前单层扫描的 k 空间数据。图 111.1(b)应用了旨在最小地补偿边缘清晰度来减少噪声的"椭圆"过滤器(由生产厂家设计)。这个简单的应用或是类似的过滤器可以将 SNR 提高 20%。操作者是否可以控制过滤器的应用取决于厂商,无论其是基于 k 空间还是基于图像。大多数操作者可选择的以 k 空间为基础的过滤器要在图像采集之前设定(因为它们应用于原始数据)。

后期处理(基于图像)的过滤器是在图像采集和重建后减少噪声以及提高整体图像质量,如果合理应用,图像的 SNR 以及整体图像质量将有所提高。图 111.2 显示应用降噪过滤器随机评估图像内的特定结构以消除噪声,从而提高图像 SNR 和图像整体显示的质量。软件设计考虑到了组织结构的连续性和信号强度分布,以增加降噪的精确性。

图 111.2a~c 是脑部 T1W 轴位对比增强图像,该图像为同样的图像采集而后处理技术不同。(a)是未过滤图像,(b)是中度过滤图像,(c)是重度过滤图像。(d)来自一个单独的扫描,该扫描采集了 2 倍的扫描数据,因此也用了 2 倍扫描时间。简单地采用一个中等滤波器(b)

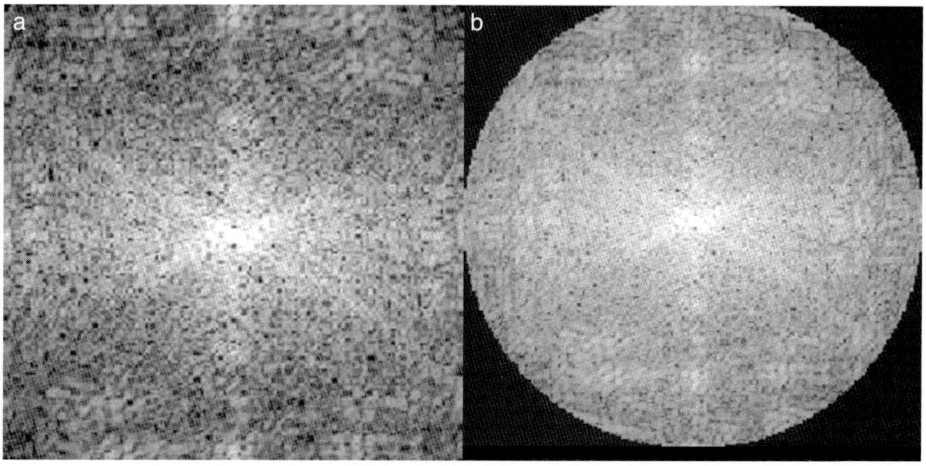

图 111.1

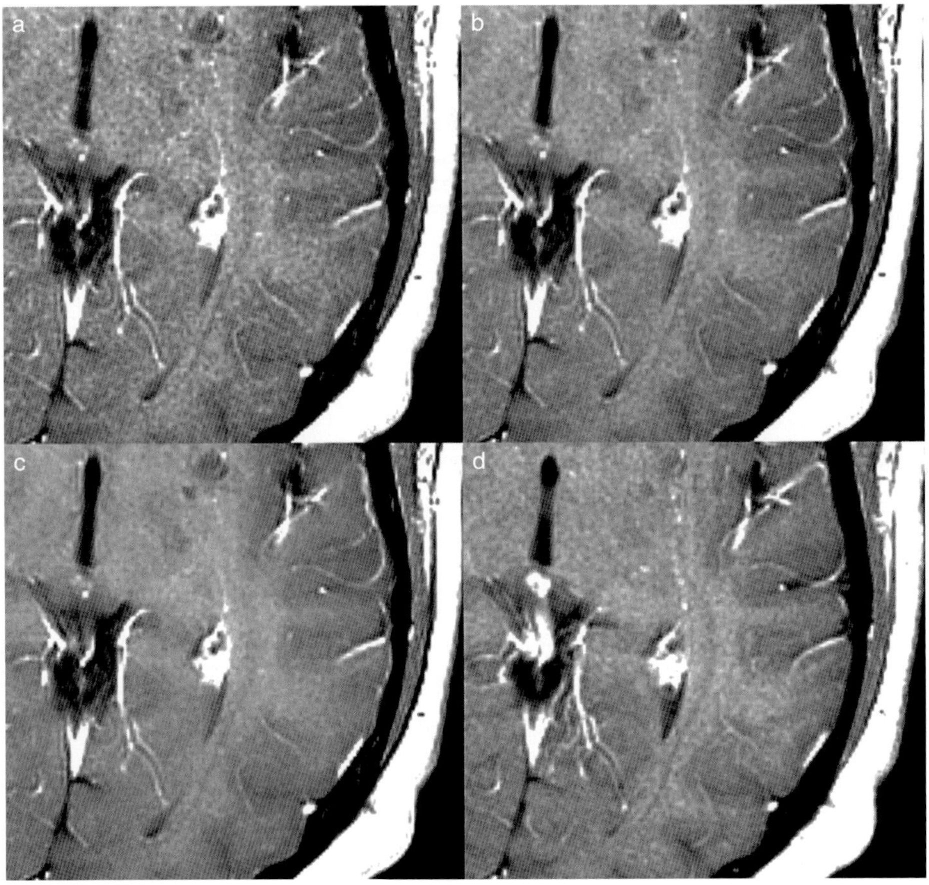

图 111.2

处理原始图像(a),图像 SNR 和图像质量得到提高,如同双倍采集图像的效果(d),然而还无需相应地增强采集时间。注意,图(b)的颗粒性比图(a)减少。运用重度过滤器(c)后,噪声进一步降低,但图像中出现了伪影平滑。使用后采集或后处理过滤器,以及由各个 MR 生产企业提供给用户的各种类型、程度和穿透不同的过滤器。一些厂商允许用户选择是否应用过滤器,以及其应用的程度,而另一些厂商不了解用户的需求,仅提供一个标准的过滤器。明智的采取后处理过滤器可提高图像的整体质量。应指出的是,通过增加扫描次数而提高图像的 SNR 具有的负面影响,不是简单地增加扫描时间。扫描时间越长,患者就会不自主运动,从而增加产生鬼影与模糊的概率。

(黄思泓 王骏 译 陈峰 吴虹桥 校)

第 112 章 平均次数

图 112.1a~d 显示大脑脚和脑水管的轴位 T2W 图像(在 1.5T 场强下,采用 2mm 层厚的 FSE 技术获得),来自同 1 名志愿者,平均次数分别为 1、2、4、8。平均次数是 k 空间中每一行填充或采集的次数,也称为采集次数、NSA 或 NEX,取决于不用的厂商。由于其代表 k 空间中每一行所填充的次数,所以直接影响扫描时间。在本例中,图 112.1(a)(1 NSA)采集 32s,图 112.1(b)采集 59s,图 112.1(c)采集 1min 53s,图 112.1(d)采集 3min 41s(实际扫描时间)。随着平均次数的增加,相应图像的体素具有更高的 SNR,因此,每张图像也逐渐减少视觉上的"颗粒感"。

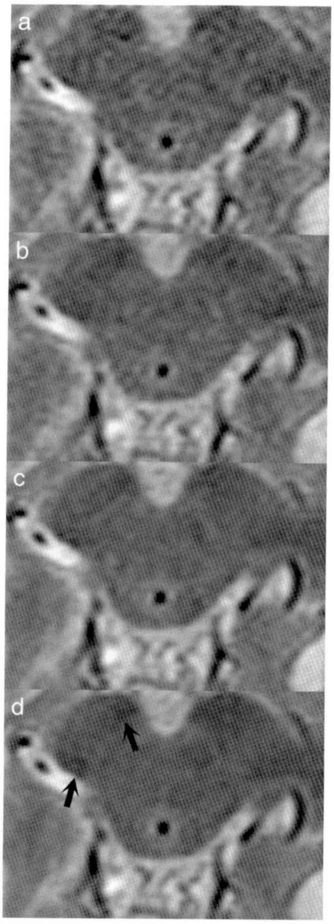

图 112.1

第一点也许最重要,要注意双倍 NSA、双倍扫描时间并不会有双倍的 SNR。尽管扫描时间与 NSA 呈线性相关,但 SNR 与 NSA 呈平方根关系(见第 16 章)。因此,图 112.1(b)的扫描时间是图 112.1(a)的 2 倍,而图像的 SNR 仅提高了 41%(1.41 或 2 的平方根)。要用 NSA 的增高来提高双倍 SNR,总的扫描时间将要变为原来的 4 倍。与之形成鲜明的对比,例如,如果层厚加倍,SNR 加倍而不会增加扫描时间。这将会导致 SNR 增加相同,如 NSA 从 1 增加到 4(图 112.1a 对比图 112.1c),而扫描时间不增加。同样重要的一点是,要意识到 NSA 提高,SNR 提高。高 SNR 图像和 SNR 的进一步提高导致了图像中的微小感知差异或是增加了诊断信息。例如,图 112.1(a~c)的图像质量有了显著的提高,但是图 112.1(d)中 NSA(或扫描时间)的加倍并没有什么感知上的变化。

特别是低对比病变的检出率可以通过增加 SNR 改善。例如,在这组对比图中,物质的黑化度(由于铁的沉积,呈微妙的低信号强度)在高 SNR 的图像中能很好地区分(图 112.1d,

箭)。平均次数可以减少由随机或不定期的运动引起的运动伪影的出现。当然,采用平均次数这种方法,在过去的 20 年中由于日常成像扫描时间逐渐变短,这类伪影变得少见。

图 112.2 显示在 3.0T 上层厚为 2mm 的垂体的冠状面 FSE T2W 图像,采集图(a)的平均次数为 1,并行成像因子为 2;采集图(b)的平均次数为 3。因此,扫描时间相差 6 倍(近似数),SNR 相差 2.4 倍(为 6 的平方根)。图(b)颗粒度减少显示了高的 SNR。图 112.1 中显示,不同的结构有相似的组织对比(低对比病灶检出率),例如,由于低 SNR,图 112.2(a)中的灰质与白质很难区分,但在图(b)中有了明显的提高。因此,垂体微腺瘤(T2W 中信号强度通常只比正常垂体稍高)的筛查,为这类检查的主要原因,将在图(b)中显著提高。

在过去,为了提高图像质量常需增大平均次数。而今天,在场强为 3.0T 的情况下,由于 SNR 的增加,平均次数通常受到薄层以及高分辨率成像的限制。图 112.2(b)中,尽管高平面空间分辨率为 0.7mm×0.6mm,但仅需要平均次数为 3 就可采集高质量图像。在很多 3.0T 检查中,NSA 为 1,使得并行成像更加真实。后一项技术提供了更高的空间分辨率,并以低 SNR 为代价减少了扫描时间,当平均次数为 1 具有足够的 SNR 时,则这项技术真的具有优势了。

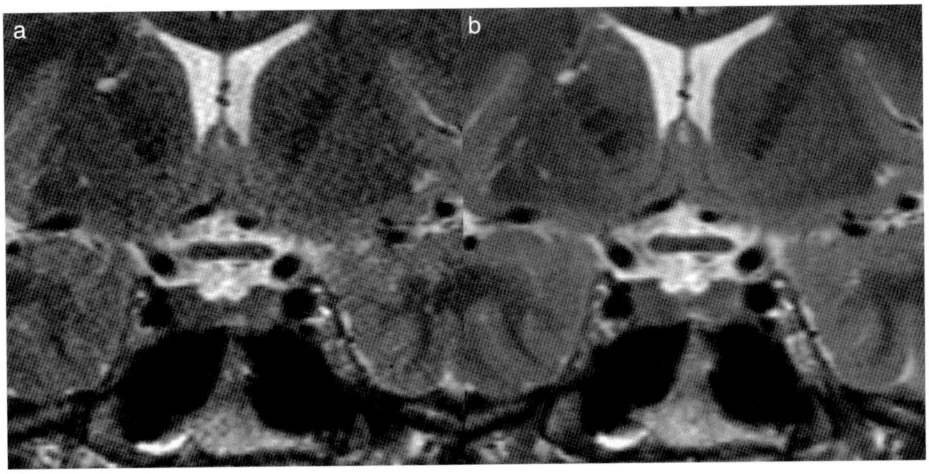

图 112.2

(黄思泓 王骏 译 陈峰 吴虹桥 校)

第 113 章 层厚

扫描设置时指定的 MR 图像厚度对于最终图像质量以及成像参数的使用具有重要影响。当厚层采集时，来自多种组织的信号均化，这将导致解剖精确性差，尤其是组织界面精确性差。这种现象被称为容积均化。当采集的层厚超过需要评价结构大小时，容积均化效应就变得尤为突出。因此，获得最薄层的图像用最好的细节来显示结构是很合人意的。然而，当层厚减少时，图像的 SNR 也会成比例减少。在薄层中为了满足足够的 SNR，显示低对比结构的检出率，需增加信号平均次数，因此扫描时间也必须增加。

不幸的是，如前所述，SNR 与平均次数的平方根成正比，直接与层厚呈正比。因此，层厚减半，则 SNR 也减半。为了弥补这个降低，平均次数需要增加 4 倍。图 113.1(a~c)层厚分别为 8mm、4mm 和 2mm 的 T2W 图像。这 3 幅图像的 SNR 通过改变平均次数保持恒定。因此，采集图 113.1(a)的平均次数为 1，采集图 113.1(b)的平均次数为 4，采集图 113.1(c)的平均次数为 16。这意味着尽管图 113.1(c)的组织对比极为提高(注意，皮质灰质前部以及侧脑裂的大脑中动脉分支的非线性改善)，但是图 113.1(c)的扫描时间是图 113.1(a)的 16 倍。从实践的角度观察，采用某种扫描序列非常薄的层数由于需要十分长的扫描时间而不能实现。图 113.1(d)显示了 1 幅层厚从 8mm 减少到 2mm，而没有增加平均次数补偿，则 SNR 降低。结果就是 1 幅非常“吵”或低 SNR 的图像。这对高对比的结构影响不大，例如，MCA 分支血管(黑箭)穿于层面的流空现象，但对于低对比结构具有可感知的影响，例如，壳核、苍白球、尾状核，尤其是灰白质的差别(白箭)。当选择采集层厚时，必须考虑扫描时间、层面覆盖、SNR 以及(高或低)对比检出率。例如，图 113.2 显示所有其他参数保持一致，而层厚分别为 2mm(a)和 4mm(b)的轴位对比增强 T1W 图像。这组扫描描显示，术后蝶骨翼脑膜瘤和蝶窦、海绵窦和内侧颅中窝的残留肿瘤增强(箭)。尽管图(a)的层厚只有 2mm，为图(b)的 1/2，因采用薄层改善残余肿瘤的显示，所以图(a)中的 SNR 仍可以达到诊断目的。

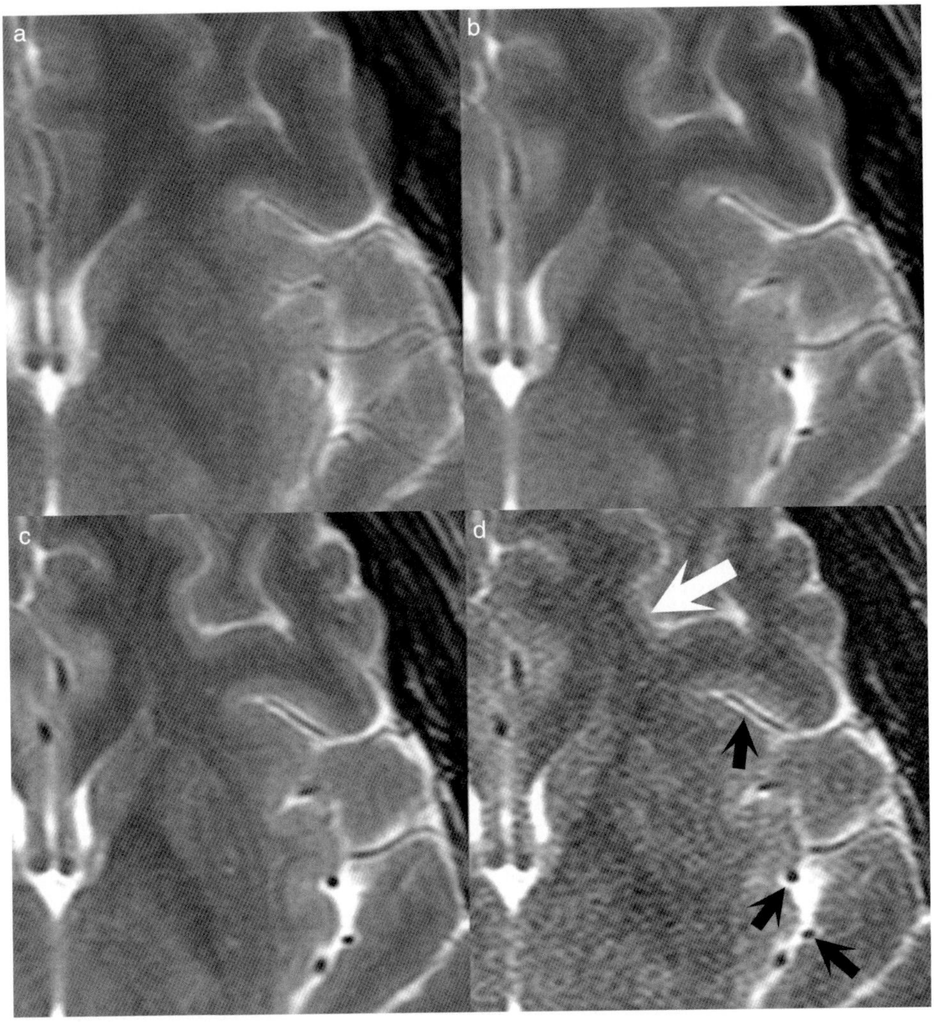

图 113.1

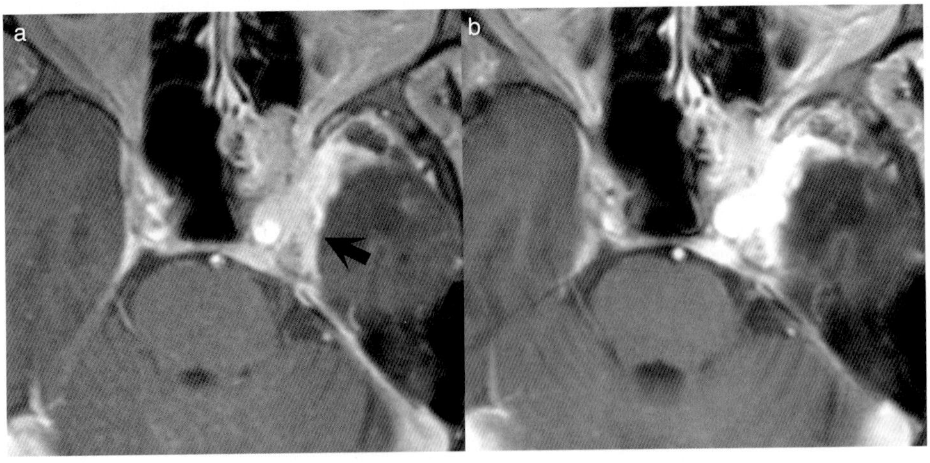

图 113.2

（黄思泓 王骏 译 陈峰 吴虹桥 校）

第 114 章 层面轮廓

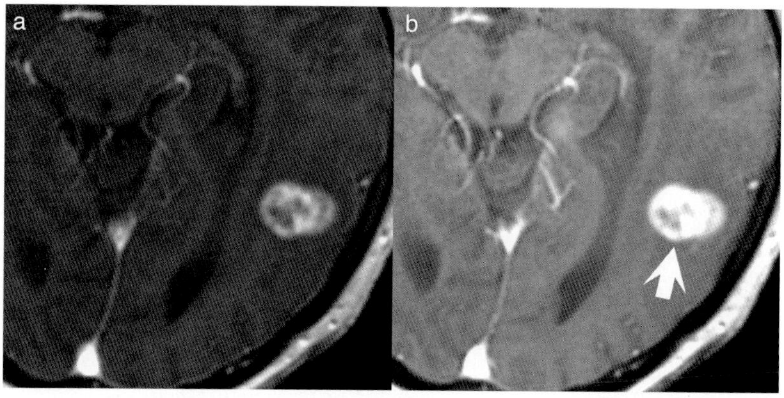

图 114.1

理想状态，MRI 的层面需要经过均匀的射频激发其层厚。边界清晰锐利为激发未超出层面边界。然而，在实践中，自旋的空间激发在层厚的中心从特定的 RF 翻转角所分布的范围，到不明确的边界在很大程度上减少了的翻转角，这个不明确的边界在该激发区域远远超出了所希望的厚度。结果展示出来的关于层面厚度的信号变化就是层面轮廓。

因此，在多层面成像（今天临床 MR 的支柱）中，感兴趣的层面可能受到影响，或者说是“串影”，这些是由相邻层面的射频激发延伸超越了其层面边界引起的。将会导致 SNR 降低（无间隙扫描的图 114.1a 与 100% 间隙扫描的图 114.1b 比较）和对比改变（无间隙扫描的图 114.2a 与 100% 间隙扫描的图 114.2b 比较）。图 114.1 显示了对比增强 T1W 的脑部转移（箭）图像。图 114.2 显示了新发皮质

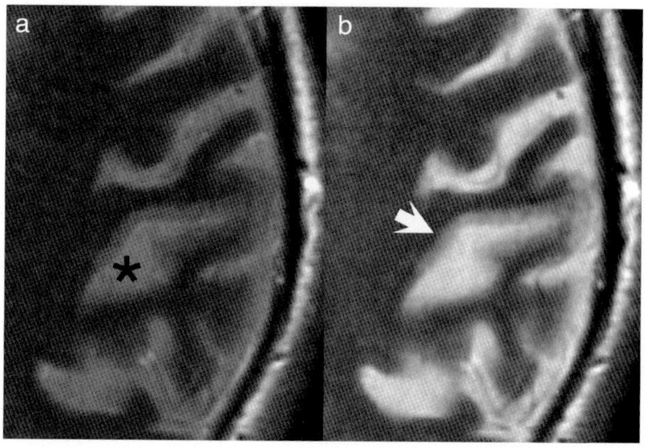

图 114.2

梗死(箭)的 T2W 图像,该图损失了能与正常脑部 CSF 信号强度很好区分的对比。当层间隙减小时,层与层之间更有可能相互干扰。在 2D 多层 MRI 中,真邻接理论上是不可能的,且 0%的层间隙层面之间的干扰是最恶劣的影响。反过来,最好的结果产生于当层间距足够大,以致于相邻层面激发彼此互不影响。10%~30%的层间距是现在临床实践中常用的数据。

由于层面轮廓的存在,位于层面中心(宽度方向)的病变将会显示良好(图 114.3 中病变 A),而位于层面边缘的病变(图 114.3 中病变 B)则显示稍差(图 114.3 显示了 MS 的 FLAIR 图像)。这就意味着小的病变(如病变 C)将会在层与层之间被漏诊,从而这就是像 MS 和脑部转移(对比增强)这样的病程在两个层面之间成像被漏诊的原因。

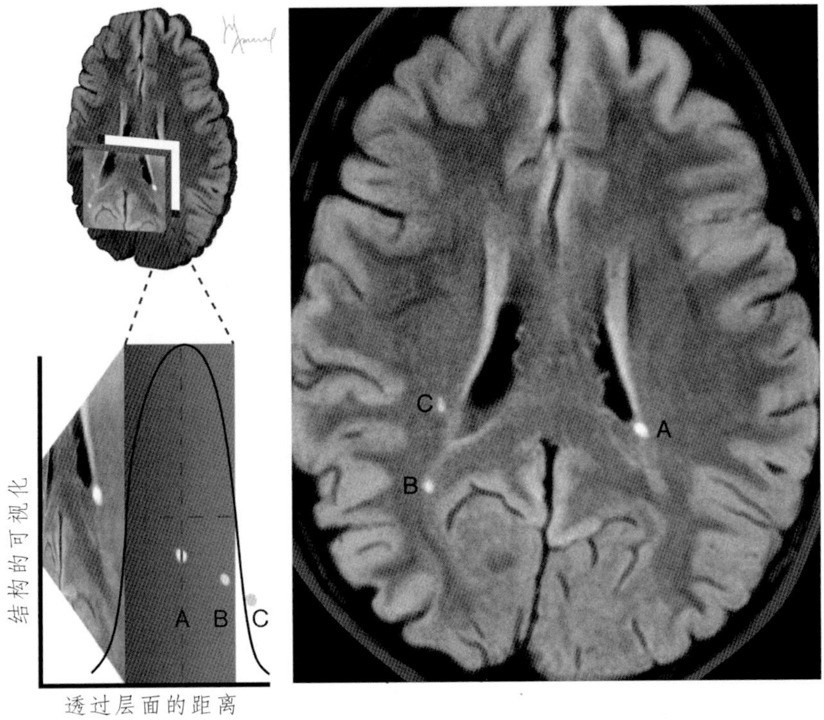

图 114.3

(黄思泓 王骏 译　陈峰 吴虹桥 校)

第 115 章 层面激发顺序(FSE 成像中)

在理想状态中,MRI 理想的 RF 脉冲均匀地穿过层面厚度,边界锐利,且激发未超过层面边界(边缘)。然而,在实践中,自旋的空间激发必然的分布范围是从层面的中心所指定的射频激发翻转角到不明确的边缘,在很大程度上减少了的翻转角(见第 114 章)。翻转角跨越不同层面,从一个边界到另一个边界,有轻微的不同。它也随着与组织邻近的部分激发,但超越了层面的理论边界。时间限制的 RF 脉冲本质上就是不完美的,导致了层面轮廓的非矩形。在多层面 FSE 成像中,这项限制被加剧了,因为层面轮廓在回波链期间应用激发脉冲和 180°重聚脉冲的重叠 RF 轮廓所决定。

图 115.1 的上半部分是 1 幅典型的 FSE 序列脉冲图。下半部分图像所展示的例子中每一层都接收一个 90°脉冲后,再接受多个 180°重聚脉冲(图 115.1①每一个脉冲都有不同的相位编码)。每个 RF 脉冲的层面轮廓均不完美,而最终的图像将这些影响组合在一起。图 115.1②显示了用 FSE 技术连续层面采集的示意图。解释该图,假设该层面为轴位扫描,则左侧的层面接近尾椎而右侧的层面接近头颅。层面的连续采集首先激发最接近尾椎的层面,然

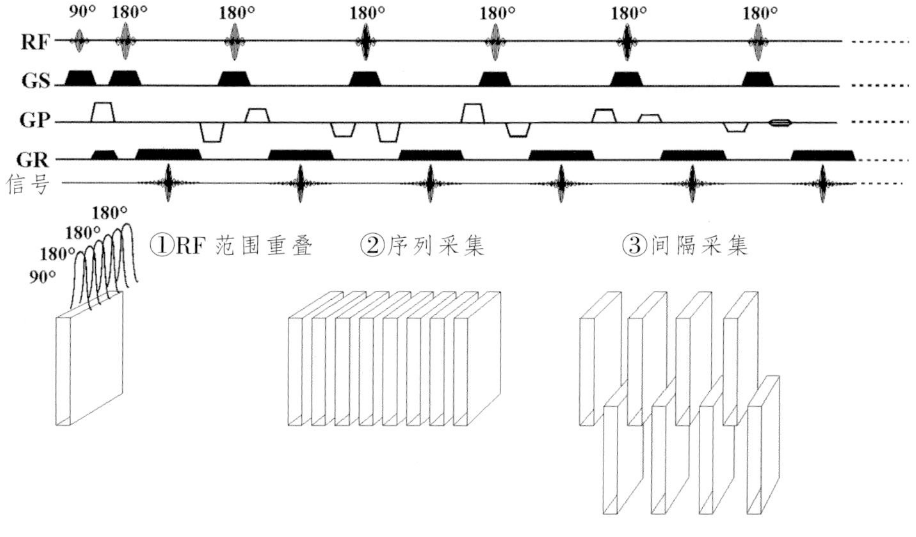

图 115.1

后再到邻近的靠脑部的层面等。这可能突出非理想翻转角范围的影响，为不想要的模式，归究于相邻层面间的交互影响(激发区域的重叠扫描)加剧。

90°激发脉冲和 180°重聚脉冲的不理想的射频范围导致了相邻层面可获得的纵向磁化减少。为了将该影响最小化，按时间顺序变更激发层面，进行间隔层面采集(图 115.1③)。1、3、5 以及一连串层面依次激发，随后 2、4、6 等层面被激发。这样，在其他间隔层面进行序列采集时，相邻层面的纵向磁化恢复会增加时间。这种间隔扫描的方法将会被大多数多层面 FSE 扫描常规使用。间隔层面激发不应该与连续(见第 20 章)相混淆，这是两种不同的扫描方式。间隔，如所讨论的，发生在单次采集中，特别是不会延长扫描时间。

图 115.2(a，b)显示了 2 幅 FSE 多层采集的图像，图(a)为连续采集，图(b)为间隔采集。显示的信号强度和对比的差异是由于层面激发的顺序不同，这里强调的是与图像窗口技术无关(窗口恒定)。由于相邻层面间的重叠激发和重聚分布产生的饱和效应导致了整体信号的损失。饱和现象被连续层面采集加剧了。注意，与图(b)相比，图(a)中正常脑部有明显的 SNR 损失，图(b)是由可减少交互影响的间隔采集方式获得。不理想的激发也可导致 T1W 权重的增加(观察此现象的另一种方法是接近层面边缘的有效 TR 变短了)，尽管这种影响在该例中不明显。

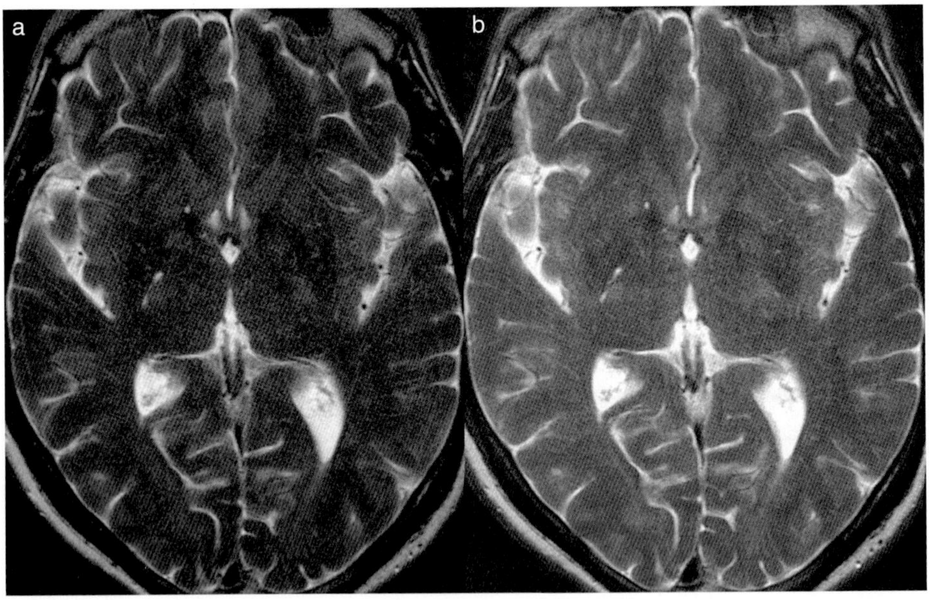

图 115.2

(黄思泓 王骏 译　陈峰 吴虹桥 校)

第 116 章 部分傅里叶变换

图 116.1(a)显示了全傅里叶，图(b)显示了半傅里叶变换的对比增强 T1W 自旋回波扫描图像，该图为非小细胞肺癌转移患者，见一环状强化影(箭)。图(a)进行了一次平均扫描和图像获取，而图(b)实施了部分傅里叶变换(此次为 4/8 的采集)。采集图(b)所用的扫描时间

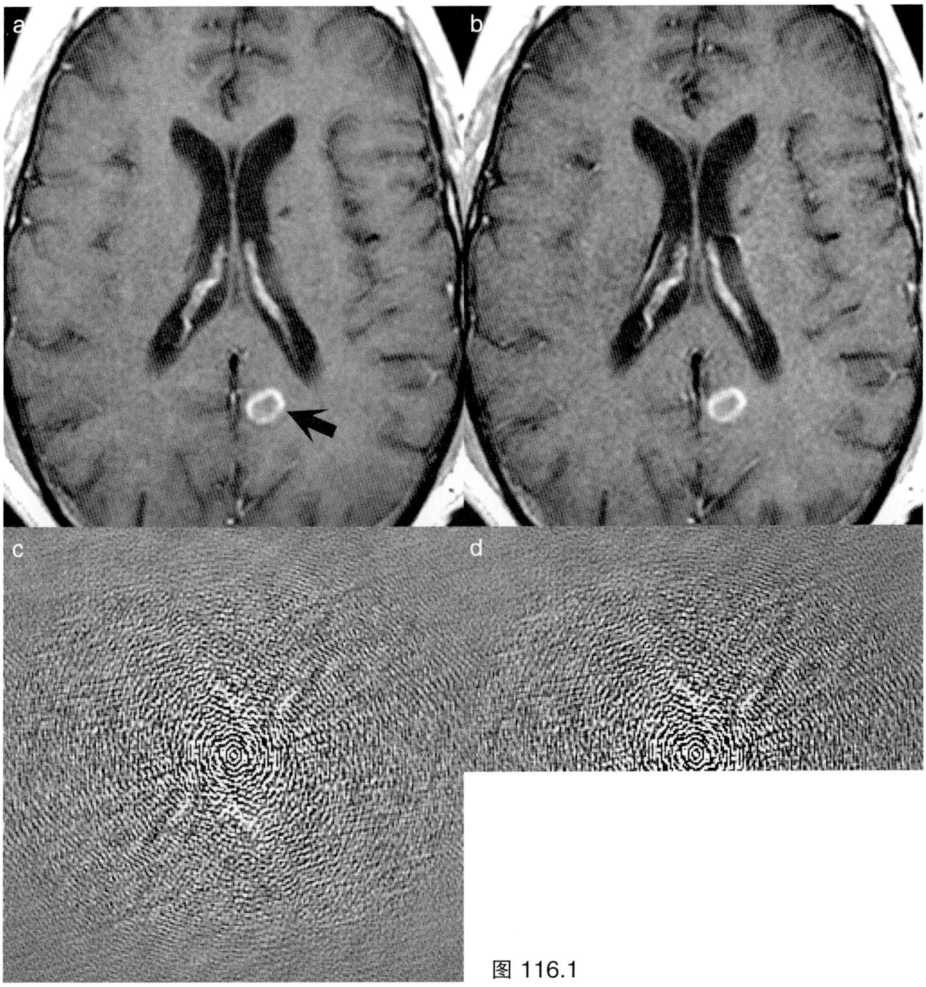

图 116.1

正好超过图(a)的一半。扫描时间的减少是因为实施了部分傅里叶变换成像,这仅需要采集少量的相位编码步数(在临床实践中,常为 4/8 到 7/8)。k 空间采集的数据图(a)对应的是图 116.1(c),图(b)对应的是图 116.1(d)。注意,图(d)的 k 空间采样刚刚超过一半。空间分辨率在部分傅里叶变换成像中得到了维持,使得图(a)与图(b)一致。当然,图像的 SNR 有综合性的降低,是由于施加的部分傅里叶变换,这一点由图(b)中白质颗粒度的细微增加反映出来。

如前所述,在 k 空间中(见第 14 章),垂直和水平轴特别分别代表相位编码和频率编码。因此,在一个 256×256(读出编码×相位编码)的矩阵中,256 相位编码步数由-127~128 进行采样。由于从-127~0 和从 0~128 的这两组步数中存在数学对称(共轭对称),所以在 MR 中并不完全需要从-127~128 采集完整的数据集。由于这种对称性,一部分(至少 50%的数据)的 k 空间数据就可以被用来创建完整的图像。这个过程就是部分傅里叶技术。在标准测试中,经计算的矩阵大小的范围在一些所给的增量(例如,4/8、5/8 等)中可能从一半到全部大小。需要注意的是,在半傅里叶采集中,刚刚超过 50%的相位编码步数需要被计算出来,以确保 k 空间中心有充足的数据掺入。

部分傅里叶成像的真正好处就是相位编码步数成比例减少, 即等同于扫描时间的成比例的减少。在所有其他成像参数保持不变的前提下,部分傅里叶图像保持了原有的空间分辨率(见第 15 章)。然而,这种技术,由于相位编码步数的整体数量减少,导致了 SNR 的降低(当所有其他参数不变时,SNR 直接与相位编码步数的平方根成正比)。这反映了过剩数据的丢失会导致最终图像中的噪声的相关影响增加。在半傅里叶技术中,例如,采集时间减半,SNR 减少 1.4 倍。当然要注意到,部分傅里叶技术的扫描时间在 FSE 扫描中将不会减少,这取决于采集数据的方法。部分傅里叶技术的实施和临床应用通常受到自旋回波、梯度回波以及平面回波技术的限制。随着并行成像的到来, 同样可以减少扫描时间且保持空间分辨率(以降低 SNR 为代价),这样,部分傅里叶成像就不那么重要了。并行成像可以不管扫描技术的使用,但是当然必须有在沿其施加的方向采用多个线圈元件。

随着相位编码采样的减少导致的 SNR 的降低,使得在低对比病变采用部分傅里叶成像的可视化的预测性降低。换角度看,如果扫描以高对比度物体为主,部分傅里叶成像有潜在临床适用性,提供空间分辨率高而扫面时间少的高对比病变/边界的探测能力。固有结论,当 SNR 不是限制因素时,部分傅里叶技术才适用。部分傅里叶成像的常规应用是 HASTE,在这种扫描中,T2W 占很重比例,且仅需要一半的 k 空间采集(见第 34 章)。其他应用还包括时间分辨灌注成像和 MRA。尽管之前的讨论得到部分傅里叶技术在 2D 成像中局限于相位编码的方向,但一般的技术能够被延伸到 2D 成像的两个轴,以及 3D 成像的所有 3 个轴(包括频率编码方向,以及第二个相位编码方向的应用)。

(黄思泓 王骏 译 陈峰 吴虹桥 校)

第117章 图像插值(零填充技术)

为了便于讨论,假设一个具有 512×512 像素分辨率的图像显示屏。MRI 的图像采集矩阵通常较低,并且常自动执行一些插值。一种直接的方法是在像素间放置一个空的像素(如图117.1 第一步所示),并赋予其相邻像素振幅的均值(线性插值,如图 117.1 第二步所示)。

一种先进的解决方案是使用双三次函数插值。在这种情况下,空像素的振幅值不仅将邻近像素考虑在内,还包括了下一个像素。其结果更为平滑,掩盖了真实的测量的空间分辨率。在傅里叶编码中,低空间分辨率矩阵对应于小的 k 空间(在读出装置和相位编码方向上有限的尺寸)。在任何 k 空间矩阵中,外部数据点(高空间频率部分)都包含着图像中细微结构的信息。假设一个填充整个视野的均匀体模。细微结构的缺失,导致 k 空间矩阵中的外部数据点出现零值。反思这种情况,原始数据矩阵尺寸加倍,并用零值填充丢失的数据点(外围),将不会提高空间分辨率,其结果在某种程度上更类似于对更高的分辨率矩阵的测量结果。零填充技术是出于增加数据矩阵尺寸的目的,在进行傅里叶变换之前,简单地将未测量数据点替换为零。其结果是 1 幅具有正弦内插像素的增加显示矩阵的图像。图 117.2 阐明傅里叶插值在 MRI 中的应用。在步骤 1 中,k 空间数据和 128×128 采集矩阵对应的图像被显示出。在步骤 2 中,零填充技术用于扩展 k 空间。在步骤 3 中,将内插所得 256×256 采集矩阵对应图像与真实图像相比较。在图 117.3 中,用 256×256 矩阵(图 117.3a)所获得的脑部脑桥水平轴位T2W 图像与采用 k 空间零填充(图 117.3b)技术将该图像插值至 512×512 获得的图像进行比较(图 117.3c)。

故而,k 空间零填充较图像域插值的优势是什么?就细微结构来说,例如,在 TOF MRA中,一个尺寸接近所测空间分辨率的小血管,其代表像素的亮度取决于血管的位置,与测量

图 117.1

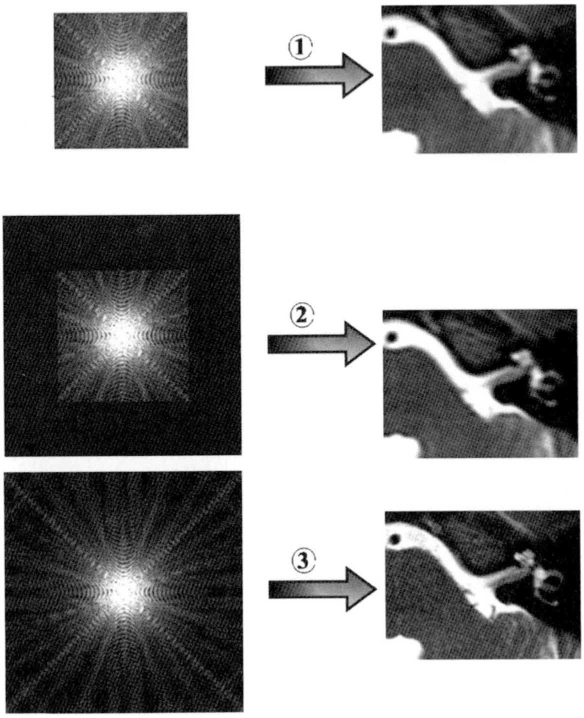

图 117.2

栅格有关。如果血管是在单个体素中，则信号将非常明亮。若血管位于 2 个体素间，这两个体素将分摊其强度，导致血管显示不显著。理论上，这种情况可通过移动测量栅格而得到改善，移动测量栅格相当于移动体素的位置，可消除前面提到的部分容积效应。k 空间零填充技术在数学上相当于一个体素的转变。换句话说，空间分辨率没有提高，但部分容积效应显著降低。

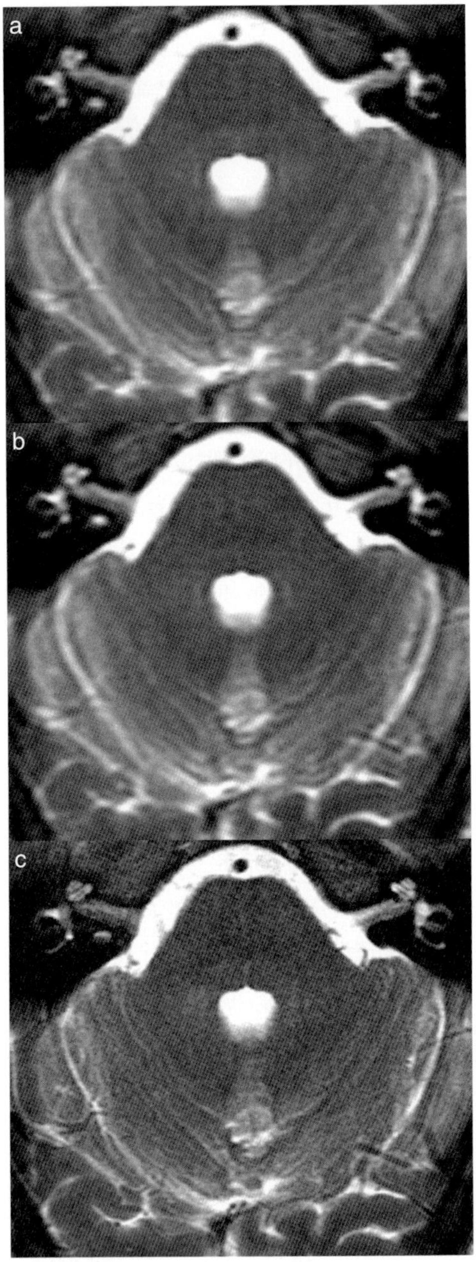

图 117.3

（黄思泓 王骏 译　陈峰 吴虹桥 校）

第 118 章 并行成像:第 1 部分

尽管并行成像技术采用低 SNR 的序列显著减少了 MR 信号的采集时间,但是仍然有更多并行成像的应用有待探讨。自 20 世纪 80 年代早期 MR 用于临床以来,软件和硬件技术一直不断地进步更新,随着空间分辨率和 SNR 的提高,可以进行更快和更优质的检查。早期主要的进步在于表面线圈的引进,表面线圈可以提高 SNR,但是解剖部位覆盖有限。采用多个表面线圈的严密组合克服了扫描范围的限制,这组表面线圈称为相控阵线圈。表面线圈之间的严密耦合使多个线圈像一个大线圈一样运行,失去了相控阵的优势。为了减少线圈之间的耦合效应,互感必须降到最低,例如,通过适当的线圈重叠,或者选择正交模式(CP 模式),也可以放置分离前置放大器来降低互感。

图 118.1 显示了只有两个线圈的最简单的情况,一个在腹部的上方,一个在下方。在多通道、多线圈系统中,每个线圈的信号重建一幅图像,这些图像结合起来,形成了最终的扫描图像呈现给诊断医师阅片。全部的 k 空间被每个线圈采样,通过对 k 空间数据的描述,象征性地呈现在下列两幅采集图像(每个线圈获得一幅图像)中间的插图中。在并行成像中,相控阵线圈可以在获得相同 FOV 和相同空间分辨率的同时缩短扫描时间,或者,也可以选择保持扫描时间不变,提高分辨率(并行成像的常见临床应用)。

在传统的 MR 成像中,扫描时间和相位编码方向的分辨率是由相位编码步数决定的(例

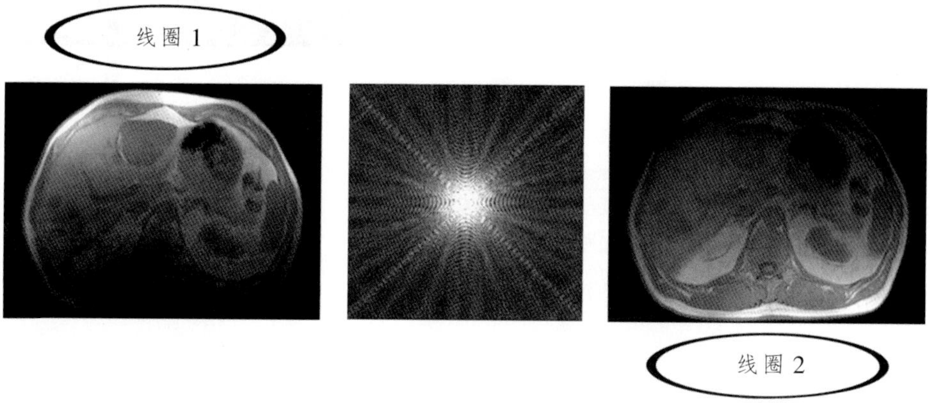

图 118.1

如,512 步数或傅里叶线为 512×512 矩阵)。在并行成像中,采集的 k 空间数据线的数目和扫描时间通过加速因子 R 减少(R≤相位编码方向线圈的数目)。在最简单的情况下,当 R=2 时,k 空间的数据每隔一行被采样。由于全部的 k 空间域全部被采集(尤其是 k 空间的边缘部分),所以图像的空间分辨率仍然保持不变。

如果相位编码步数是跳跃的,换句话说,k 空间未被全部采集,通过快速傅里叶变换(FFT)得到的最终图像是小 FOV(图 118.2a)的有混叠伪影或折叠伪影的图像。形成一幅全 FOV 图像主要有两种方法,一种是基于 k 空间的并行成像重建算法,对欠采样的 k 空间数据进行估算,然后填充全部的 k 空间数据后进行傅里叶变换,这种图像重建的处理方法将在下面介绍。另外一种是基于图像的并行成像技术,通过快速傅里叶变换后得到的是不含折叠伪影的图像(下文描述),这两种方法都有利弊,在理论上都可以用于几乎所有的 MR 实验。

基于 k 空间的并行成像重建算法的基本原则是利用不同表面线圈的空间信息去估算欠采样的 k 空间数据线,从而减少成像时间。同时,全局自动校准部分并行采集(GRAPPA)和自校准重建笛卡尔采样(ARC)是唯一获得商业应用的基于 k 空间的并行成像重建算法。它们利用全部线圈中采集到的 k 空间数据线去重建单个线圈中的一行数据线。每个线圈中欠采样的数据线都重复这个过程,所以快速傅里叶变换后的图像是未结合的单个线圈的图像,然后通过组合再处理形成最终的图像。

基于图像的并行成像重建算法采用相似的成像方式,但是欠采样的 k 空间数据先通过快速傅里叶变换转变成图像后再进行后处理。正如先前讨论的,欠采样的 k 空间导致了有混

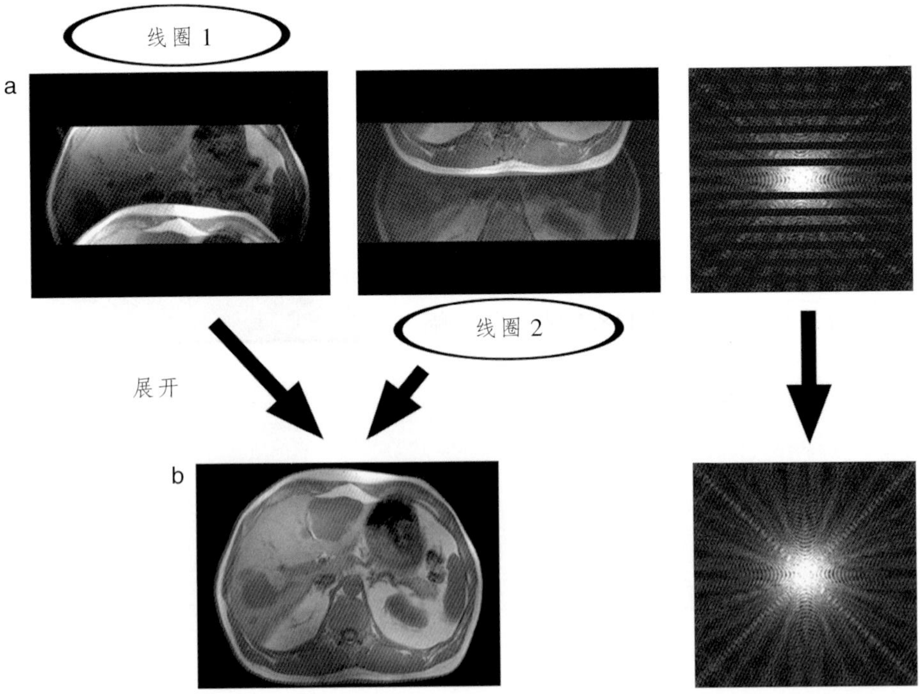

图 118.2

叠伪影的小 FOV 图像(图 118.2a)。由于线圈敏感度的不同,这些混叠和重叠的像素可以通过各自特定的线圈敏感度区分开来。在小 FOV 图像中,每个像素包含的信息是全 FOV 图像中等距分布的像素乘以降低因子 R。SENSE 算法(敏感度编码)利用阵列线圈的空间信息获得不含折叠伪影的图像。这种重建利用了逐像素的方法,利用线圈敏感度的不同分离所有重叠像素信息的影响。最后得到全 FOV 的非混叠图像(图 118.2b)。SENSE 编码有一个非常重要的缺点,当扫描前选定的 FOV 比实际物体更小时,这种算法得到的全 FOV 图像有混叠伪影。

线圈敏感度是重建 k 空间欠采样和非折叠伪影图像的关键。获取线圈敏感度有两个主要的测量方法:外测量和内测量。对于外测量而言,在进行并行成像技术之前,先让每个线圈完成一次全 FOV 低分辨率的扫描。这通常会延长总的扫描时间,必然要限制线圈和患者的运动。内测量是在扫描 k 空间中心附近编码一些额外数据线的过程中完成的。相比较于外测量,内测量得到最终图像使用扫描时间显著减少,图像的质量也提高。

完成成功的并行成像必须要满足一定的条件。

1.多个线圈的组合,在扫描野内每个线圈都有特定的接收途径和线圈敏感度;

2.在重建图像之前,每个线圈敏感度的确切值应当知晓;

3.在相位编码方向上至少有两个不同敏感度的线圈。

在并行成像中,SNR 至少降低到传统成像的 $1/\sqrt{R}$。随着 3.0T MR 成像的进步,可以得到更高 SNR 的图像,并行成像技术越来越重要。从一方面来说,3.0T 场强让并行成像更加实用,即使有很多扫描技术,足够的 SNR 也能保证全部完成。并行成像技术既可以缩短扫描时间,也可以在特定的扫描时间内提高图像的空间分辨率,甚至可以同时减少时间提高分辨率。由于 SAR 与磁场的强度以及应用的 RF 脉冲的数量成正比,所以当高 SAR 时,并行成像可以减少 RF 脉冲的数目(如相位编码步数)降低 SAR,这时 SNR 的降低可以通过更高的场强增益得到补偿。

并行成像目前已经广泛应用于 3.0T 的磁场中,在很多常见应用程序中都可以使用这项技术。图 118.3 显示了一个 3D FLAIR SPACE 图像,这是一个大脑中动脉梗死的患者,采用了加速因子 R=2 的并行成像。图 118.4 显示了一幅 3D T2 SPACE 图像,这是 1 例颈椎间盘突出患者,采用了 R=3,体素分辨率是 0.8mm×0.8mm×0.9mm 的并行成像。图 118.5 显示了一个 3D T2 SPACE 小鞘内腰椎神经鞘瘤患者的图像,采用了 R=3,体素分辨率为 1.2mm×0.9mm×1.0mm 的并行成像。图 118.6 显示了心脏短轴的动态图像,R=4 的并行成像可以在两次屏息时分别获得 15 个心脏搏动的图像。图 118.7 是 3D 重 T2W SPACE 图像,显示了更显著的肝管细节图像(箭),在突

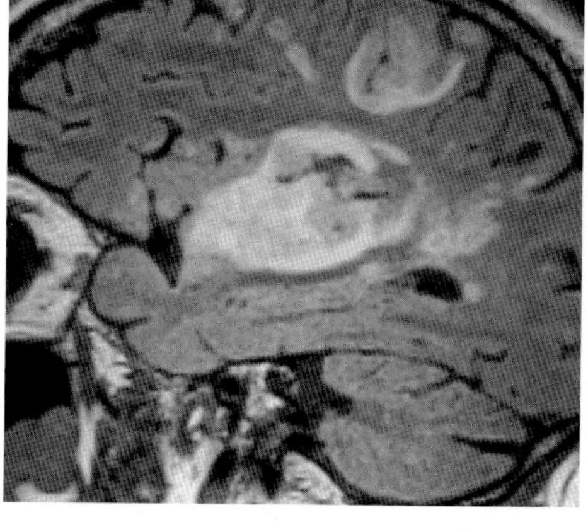

图 118.3

出的肝脏背景抑制和足够的 SNR 条件下，在 4min 内完成 R=3 的并行成像扫描。图 118.8 颈动脉对比增强的 MRA 图像清晰地显示了左颈动脉起始处的严重狭窄，R=4 的并行成像提供的高内在分辨率，使图像能够清晰显示。目前，并行成像主要用于诊断 MRI 并且仍在扩展，在后续章节将详细讲述。

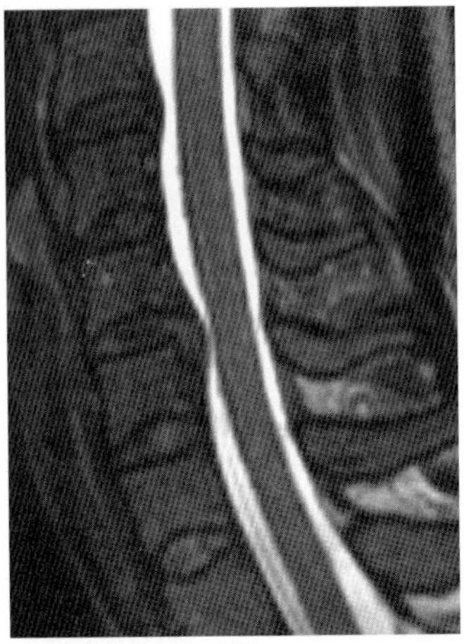

图 118.4

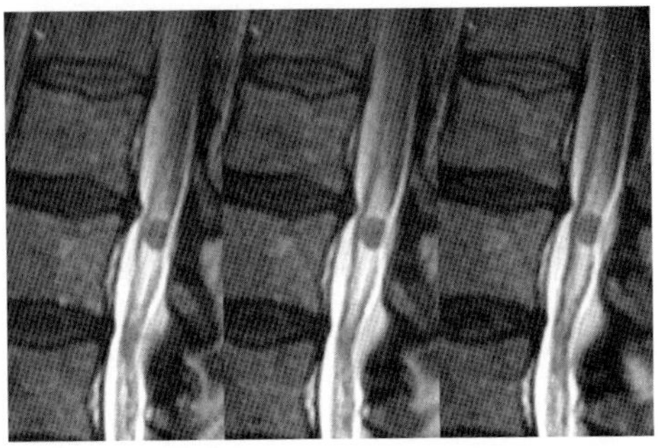

图 118.5

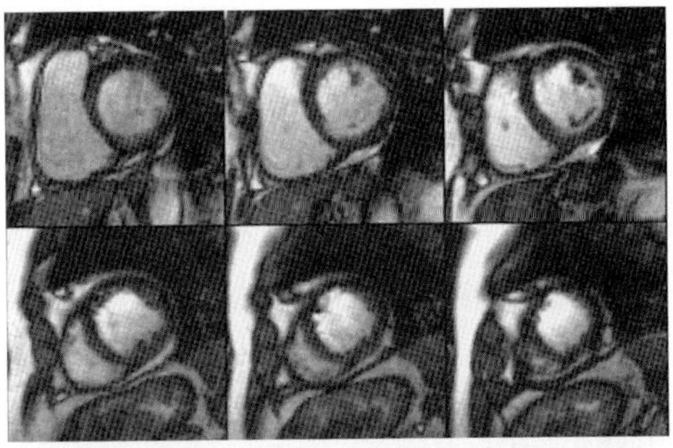

图 118.6

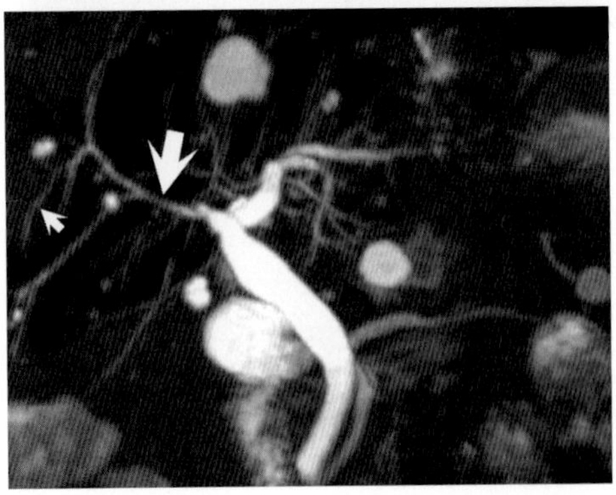

图 118.7

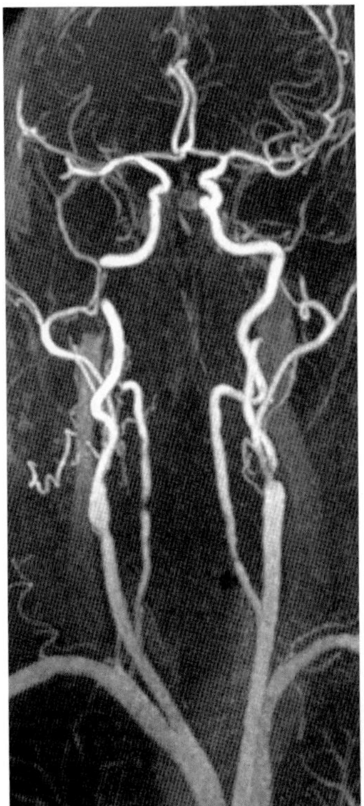

图 118.8

（严琴琴 王骏 译 陈峰 吴虹桥 校）

第 119 章 并行成像：第 2 部分

正如先前讨论的，并行成像充分利用了相控阵线圈的优势。前面的章节简要论述了两个基本原理。在现代诊断扫描中，相控阵线圈的原理普遍应用。在设计和安排相控阵线圈时，最主要的目的是使所选的线圈装置的 SNR 最大化，或者在一定 SNR 的情况下，使扫描范围最优化。实现这个目的的难点在于接收的信号强度与线圈的距离有关，距离线圈越近信号越强。均一化滤波器（见第 98 章）可以解决这个问题。均一化滤波器可以降低线圈邻近部分的高亮度补偿远离线圈部分的低亮度。使用均一滤波器后，图像的信号密度显示的更加均匀。然而滤波器仅增加了像素的信号强度，并不能提高图像 SNR，远离线圈部分的低 SNR 区域更加突出。但是，可以根据每个小线圈元件的信号强度不同来确定不同线圈的位置，这就是并行成像技术的先决条件。

为了突出并行成像的优点，在预定成像平面（尤其在相位编码方向）至少有两个线圈元件。诊断 MR 系统已经能够完成全身成像，尤其在 3 个平面均可使用并行成像技术。值得注意的是，尽管并行成像技术可以在减少扫描时间的同时降低 SNR，然而并非总是如此。在单次激发自旋回波平面成像（如扩散加权扫描）中，并行成像的主要用途是可以减少容积易感伪影（因此提高图像质量）。然而，由于 TE 被缩短，相当大的 SNR 丢失不能找回。并且单次激发（在本例中扫描时间取决于 TR，与相位编码步数无关）中所有相位均需编码，所以扫描时间并没有减少。

图 119.1 展示了并行成像怎样结合多通道线圈优势的图像，使用了 3.0T 场强下 32 通道的头部线圈。呈现的是正常志愿者的脑部冠状面图像，所有的 DWI 图像中，图（a~c）为回波平面图像，图（a）为不加并行成像技术，图（b）是 R=2 的并行成像，图（c）是 R=4 的并行成像。先进的线圈设计使 R=4 时仅丢失小部分的 SNR，显著减少了容积易感伪影（a，箭）。图（d）是采用 BLADE FSE 的 DWI 扫描，利用高 SNR 的线圈与 R=2 的并行成像相结合来减少扫描时间。

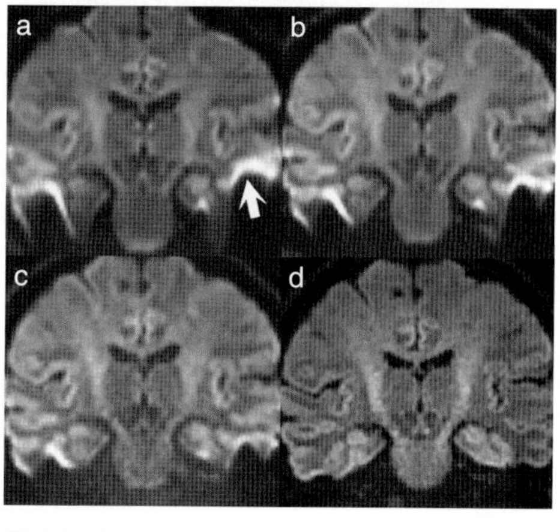

图 119.1

尽管这本书出版不作为商业用途，但是并行成像在商业化的同时，也可以在不久的将来参与临床实践。在 3D 采集方案中，在所有的相位编码方向上，相位编码的线数可以是欠采样的，这通常能够减少扫描时间。例如，如果两个方向都只采集一半的数据线，那么扫描时间会降低到 1/4(2×2=4)。另外，在 2D MR 扫描中也可以减少相同的扫描时间。这个能够通过同时激发多个层面来实现，SNR 与激发层数的平方根成正比，增加激发层数可以提高 SNR，也可以增加加速因子 R 来提高 SNR。

增加 R 通常会导致图像上有残余的混叠伪影影响图像质量。一种采集和后处理技术——超快速并行采集技术(CAIPIRINHA)，进一步减少了残余的混叠伪影。这项技术的工作原理是将混叠伪影移动的 3D 采集层面或者多层采集。最终能够获得更有效的非折叠伪影的图像和更高的 SNR 及加速因子 R。

图 119.2 展示了一个传统的采集时间为 17s 的并行成像技术的 3D VIBE 肝协议，图(a) mSENSE R=4；图(b)GRAPPA R=4；图(c)相位编码方向加速，层面编码方向使用 CAIPIRINHA R=2×2，采集时间 11.4s，图(d)不使用并行成像，采集时间为 43s。箭示 GRAPPA 和 mSENSE 的高加速因子产生的明显的残余混叠伪影。

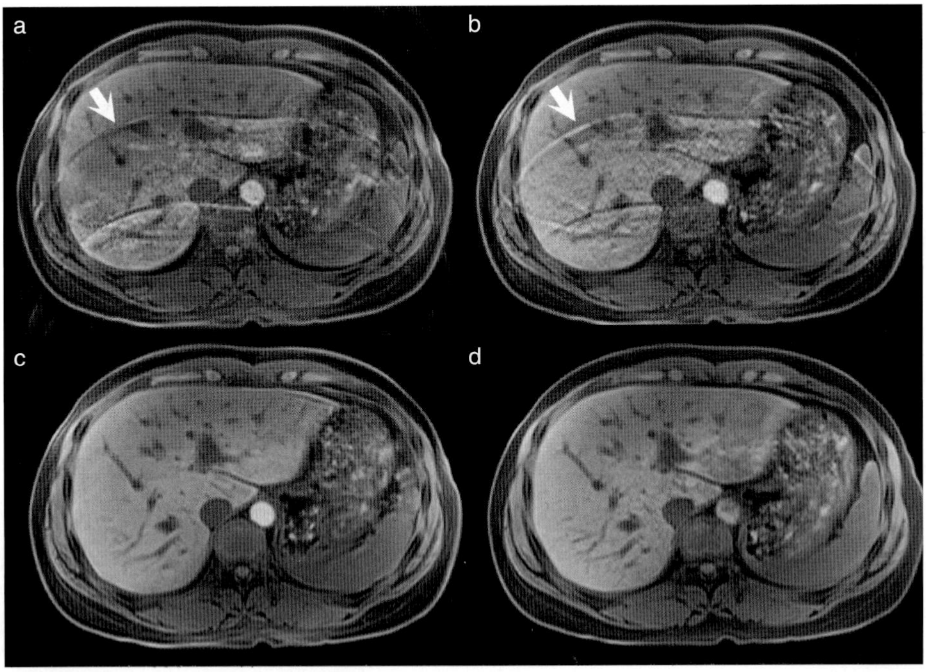

图 119.2

（严琴琴 王骏 译 陈峰 吴虹桥 校）

第 120 章 压缩感知

压缩感知是能够显著减少 MR 图像信息量的新的成像技术。压缩感知和并行成像有一些相似,它们都是先获取简化的初始测量数据,然后用先进的数学算法重建出最终的图像。因此扫描时间减少,对图像质量也没有产生不利的影响。目前为止,压缩感知技术虽然还没有商业化,但其依然有非常可观的发展前景。

除了医学应用,压缩感知技术也普遍应用于互联网来压缩图像数据。或许,压缩感知最家喻户晓的应用案例就是数字图像的 JPEG 压缩。通常当一幅数字图像被压缩成 JPEG 格式时,存储要求减少 10 倍并且图像质量极少损失。JPEG 技术在原始图像矩阵的基础上压缩了冗长的数据。压缩的程度越大,图像尺寸越小,就越有可能对图像质量产生不利的影响。最理想的情况是,图像压缩最大化,存储要求最小化,但图像质量保持不变。

压缩感知的应用适合一些 MR 采集方案,完成 MR 数据组最困难的前提是条件的缺乏。血管造影、心脏成像、DTI 等是压缩感知初步实践的最佳代表,与这些方法(如血管造影、心脏成像、DTI 等)一样,动态 MR 成像采集也最好满足稀疏准则。并且这项技术的应用并非局限于动态成像,也可以拓展到所有的一定程度上可以被压缩的 MR 图像中。虽然文献已经关注了动态 MRI 的应用,还有许多其他的成像技术也显示优势。特别的,例如采用减少金属伪影技术,能够纠正金属伪影(SEMAC,见第 104 章)的层面编码,压缩感知可以使最终图像的噪声减少,或者也可以选择性的减少采集时间。

在图 120.1 中,显示头部 MRA 对比增强的 3 幅动脉相的 MIP 投影。这些图像是健康志愿者在 3.0T 场强下用 32 通道的头线圈采集后, 利用 GraDeS 的压缩感知算法获得的。图 120.2 显示了在对比增强 MR 血管造影中同样使用 3.0T 场强和 32 通道头线圈采集的 6 个连续的时间分辨力的 MIP 图像。

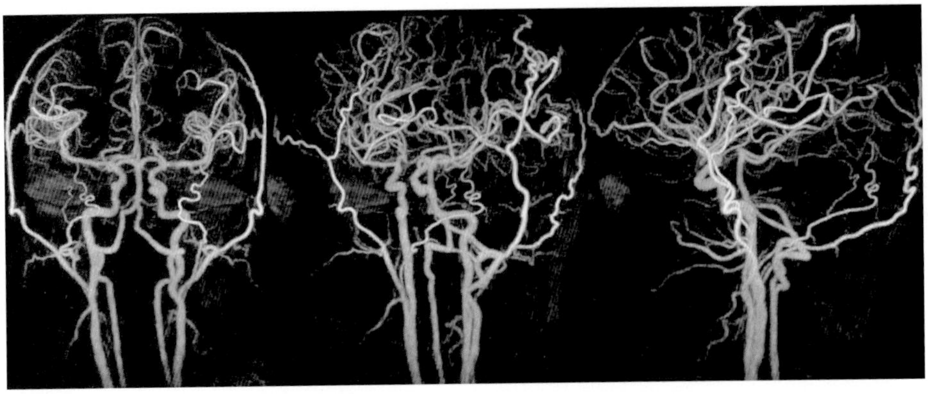

图 120.1

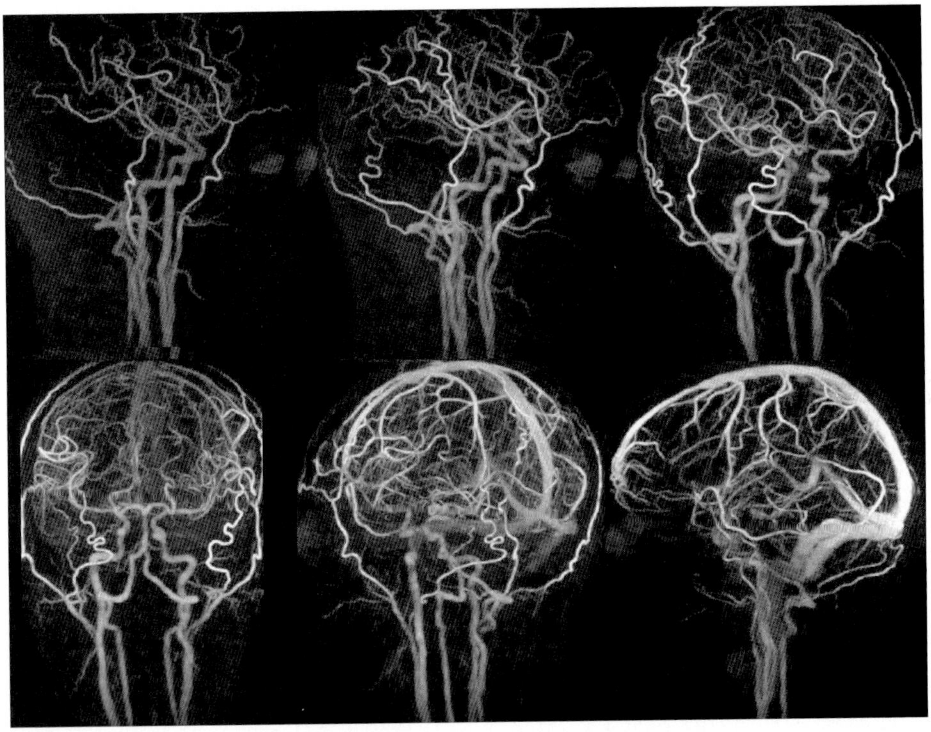

图 120.2 Figures courtesy of Mark A. Griswold.

（严琴琴 王骏 译 陈峰 吴虹桥 校）

第 121 章 3D 评价：图像后处理

MR 中的 3D 成像技术能够提供图像数据，进一步创造出另外的解剖学或者病理学的表现。

◆ 多平面重建(MPR)

在 MPR 成像中，在采集容积的任何方向的图像都可以被估算。图像的重建不局限于平面，也可以沿弯曲的表面上进行。图 112.1(a)显示了通过膝关节前交叉韧带的斜矢状面的重建，通过 3.0T 场强，体素尺寸为 0.5mm×0.5mm×0.6mm 的 3D 采集（利用 SPACE 的扫描技术），图(b)是来自于图(a)标志的参考线的斜冠状位重建的图像。

◆ 最大密度投影(MIP)

在 MIP 图像中，顾名思义，每个像素都分配到了 3D 数据组中指定轨迹上最高的信号。3D 数据组可以通过用户指定轨迹或者透视图在 2D 成像中被观察。通常这些数据组是从多

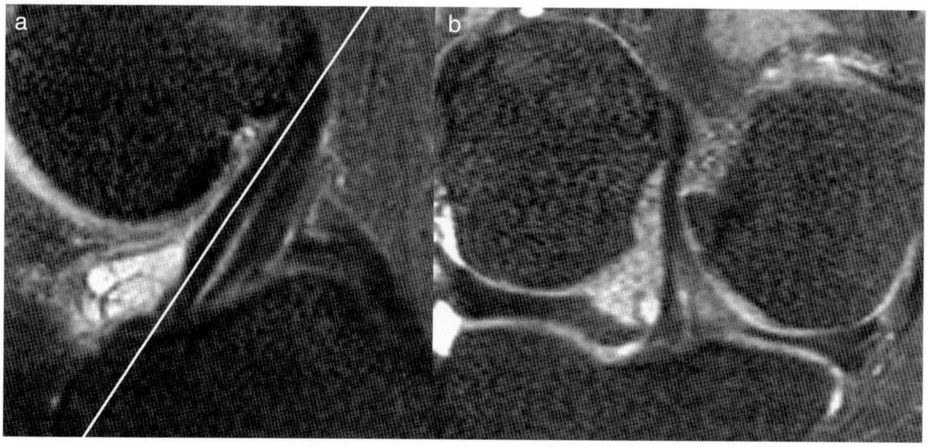

图 121.1

个角度被观察，这就要求进行一系列的 MIP 来满足扫描说明。目标 MIP 仅利用部分容积，通常包含感兴趣血管的部分(在处理 3D MRA 数据时)。来自于靶容积的投影噪声更低，外来结构更少，本质上提高了图像的质量。图 121.2 显示了在 3.0T 上采用 20s 屏气扫描，容积大小为 1mm×1mm×1mm，获得肺循环的矢状位 MIP 图像，以显示第 5 级动脉分支。

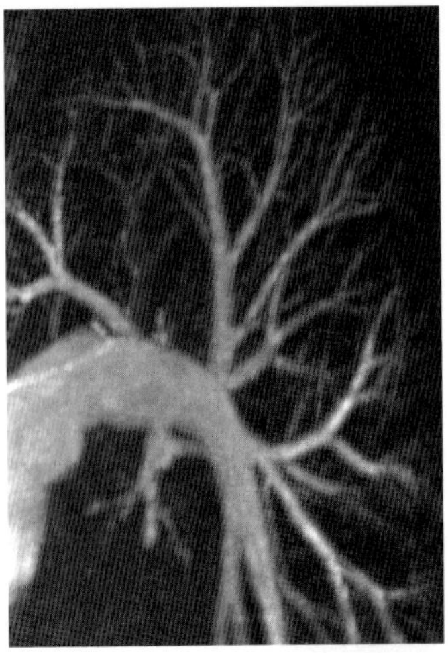

图 121.2 Reprinted with permission from Nael K, et al. Invest Radiol 2007;42(6):392.

◆ 表面再现(surface rendering)

用表面再现技术可以描绘出相关解剖结构的表面。用户定义最高和最低的灰度值，沿着 3D 图像数据轨迹，从用户角度得到的首个有价值的发现称之为“表面”。一束虚拟光源接着修改表面的灰度限制，以产生一个 3D 印象。

◆ 容积再现(VR)

容积再现是一项非常复杂但是极其有效的处理技术，它是从电影业的特效发展中演变来的。与表面再现最大的不同之处在于给每个体素分配一个不透明值，而不是在观察光线上选择单个最亮的体素值。容积再现的一大优势在于整个过程是综合的，多个体素共同影响最终单个像素的灰度水平，从而抑制了噪声。在描述表面形状的同时，原始灰度水平的差异也被保留。运用光学模板和表面再现技术来达到三维效果，每个体素的亮度都与光学模板上反射的人造光源的数量有关。来自原始数据的初始信号强度值被赋值了一个色彩尺度，这种色彩尺度保留了原始信息。因此，感兴趣区，例如，骨骼和血管，就可以通过赋予合适的色彩和透明度值被交互增强。图 121.3 显示了一个肺循环的不含额外的色彩尺度的容积再现 MRA。

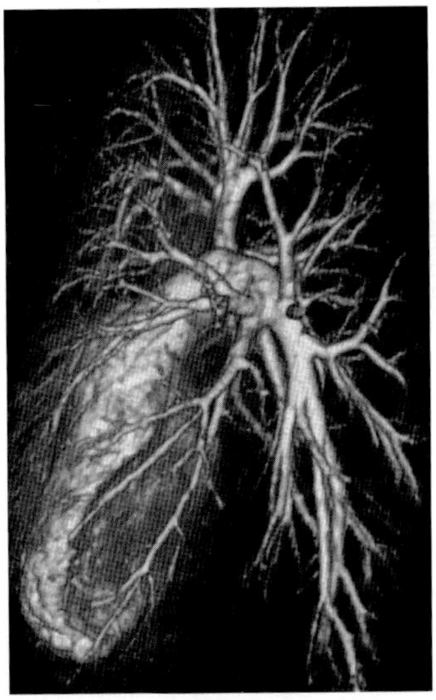

图 121.3 Reprinted with permission from Nael K, et al. Invest Radiol 2007;42(6):392.

(严琴琴 王骏 译 陈峰 吴虹桥 校)

第 122 章 自动图像配准

人体特定层面的成像协议包括在不同的对比加权(T1、T2 等)和不同方位(轴位、矢状位、冠状位或者斜位)上的多序列图像,给定倾斜度以及与特定标志线一致的图像。其他的因素包括层数、FOV,以及覆盖范围也要尽可能完善。身体的每个部分已经通过大量的实验建立了明确的成像协议,根据临床的具体问题难得做些修改。不同的 MRI 系统和不同技师的协议标准要求去试验, 并为临床放射学家生产出统一的成像序列。一次有效的成像检查应力争在有效的时间周期内获得高标准的图像。

为了帮助检查达到这个目标,不同的制造厂商已经发明了工具来帮助技师,实现了协议选择的自动化,并且图像调整也与患者的体位、年龄或者疾病无关。AutoAlign 就是这样的一个工具, 它通过获取感兴趣区的一个快速低分辨率,非诊断的 3D VIBE 的反相位扫描来起作用。利用反相位扫描能够更好地勾勒边界的优势。患者一旦被置于磁孔中就立即启用这种采集方式。大部分情况下,当技术员从 MR 扫描机返回到操作员控制台时就能够获得图像。软件会自动为身体部位选择出正确的冠状位、轴位和矢状位,在 3 个平面展示校正的定位图像中,启动下一个序列,设置图像层面,提示技术员同意参数。技术员既可以同意也可以修改参数。图 112.1 第一列展示

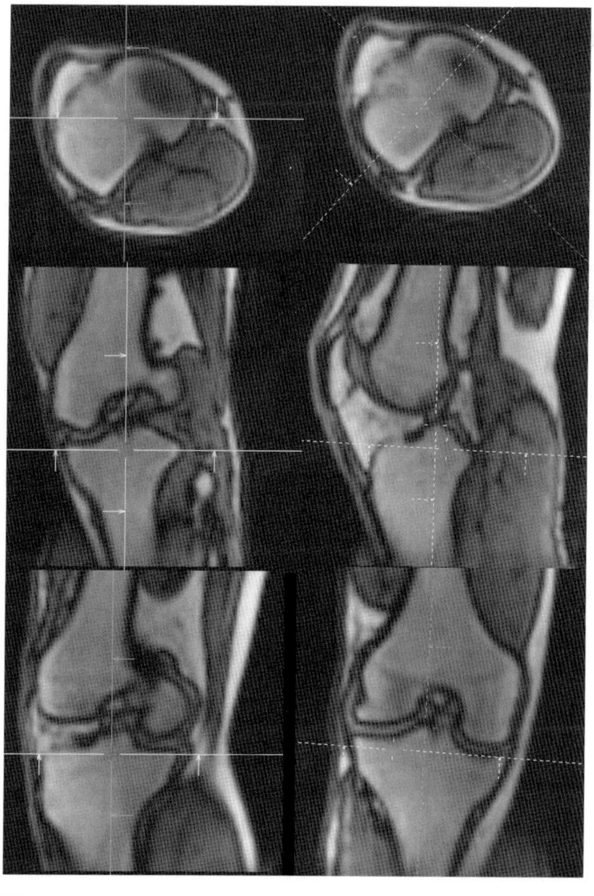

图 122.1

了原始的未校正的膝关节图像(反相位 VIBE),第二列展示了校正的定位图像,可以在任意平面(轴位、冠状位和矢状位)展示给技术员。

自动图像调整根据标志说明来执行,例如,膝关节的胫骨平台或者股骨髁,或者髋部的股骨头、大小转子和髂骨。接着根据预设视野确定不同的成像方向,并且参考这些结构建立不同的成角。但是,在头部要采用不同的方式。在患者头部和标准化的头部图谱之间要先完成一种非线性的登记,接着头部图谱中的特定标志转换到患者的解剖结构中。这些转换后的标志决定了特定亚区的线性 AutoAlign 参数。图 122.2 第一列展示了脑部未校正的原始的轴位和矢状位图像,第二列显示了校正后的定位信息,第三列展示了最终获得的轴位 T2W 和矢状位 T1W 图像。

脊柱的 AutoAlign 也非常复杂,要求探测到单个椎体和椎间盘的空间排列。最终的层面位置来自于额外的拟合运算的应用,它能探测脊柱的外形并且提供椎间盘标记。

AutoAlign 现在包含了脑部协议、脊柱协议、肩部协议和膝关节协议,每个身体部位的协议都有许多特定的应用程序。例如,对于基本的脑部就包括了内听神经、眼眶、视神经和颞叶的协议。在膝关节除了标准的膝关节协议,软件还设置了包括半月板、髌骨软骨、股骨软骨、前交叉韧带和后交叉韧带的特殊成像(不同方向和不同成角)。使用这种软件的潜在风险包括参数设置后患者的运动和技术员的疏忽,技术员与图像的质量和层面的选择密切相关。

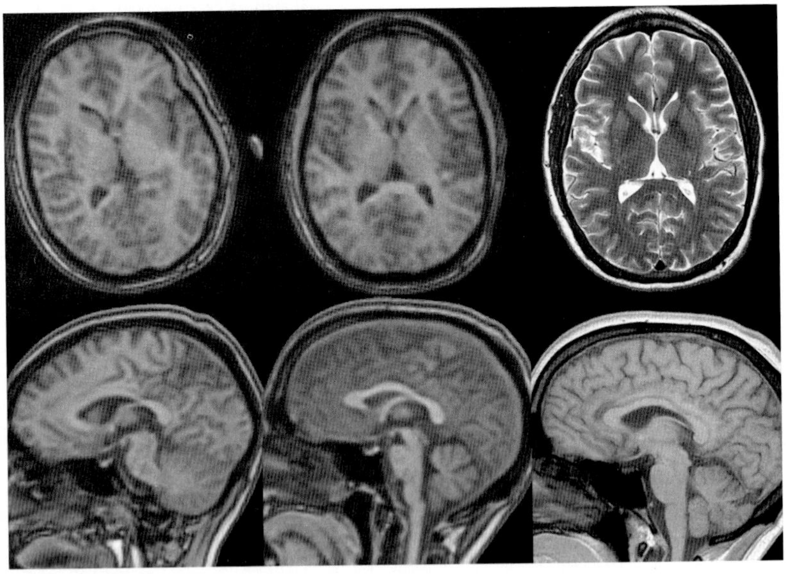

图 122.2

(严琴琴 王骏 译 陈峰 吴虹桥 校)

第 123 章 优化工作流

由于消费压力和质量要求的提高，医务工作者的工作也越来越有效和高效。因此，标准化的标准操作规程(SOP)形式越来越重要。本章着重于在较大的临床背景下的 MR 扫描要求，并且讨论能够帮助完成固定高质量检查的可用的数字解决方案。

工作流的进程是从指定医师放置一个命令开始的，放射学家接着把它写成协议。患者通常被一个管理人员安排好。一旦患者到达，所有的信息必须能够被技师利用来执行正确的检查。文字编码有各种错误风险，例如，双重编码、读错或者命令错位。这些错误会导致扫描的延迟，更糟糕的是，可能会执行错误的检查，这些都导致了更长的等待时间和质量的下降。全球应用的数字信息交换标准，比如医学数字成像与通信(DICOM)或 HL7(健康水平 7)能够消除这些风险，确保临床工作流中不同系统之间稳定持续的数字交流。

在检查室内，患者的信息也能够被传递从而减少准备时间。扫描仪说明的范围包括患者的体位信息(如头先进或者足先进)到 ECG 电极的使用，或者乳腺活检网络坐标的显示。这些视觉引导在确保质量标准上扮演了非常有意义的角色，与此同时也加快了患者的准备过程。

一体化的线圈系统让线圈能够容易地被组合，在检查过程中也不必更改患者体位，在患者准备方面更加高效。轻巧且易操作的线圈确保了技师能够快速的完成设置。

有关机构花费了大量的时间定义和证明他们的 SOP，对于扫描而言，SOP 通常包含了完成一项检查必须执行的标准步骤。然而，患者各异，并且工作流也不总是直接的，因此，SOP 也需要定义决策点(例如，扫描需要对比剂吗？)和特殊情况下可选择的协议(例如，如果患者不能屏住呼吸或者静卧的情况)。证明通常由图例或者文字信息来弥补，以确保检查是根据医疗机构标准来执行的。

数字化信息如何显著加快进程的另一实例是，把这些信息综合到扫描仪用户界面。图 123.1 展示了一个综合的 SOP 和扫描仪的工作流的实例。它利用了自动图像调整(见第 122 章)来选择所有的成像平面，并且允许用户选择不同的扫描选项，例如，标准、分辨焦点、速度聚焦或者受限患者能力。

比如自动层数调整或者层面和范围的自动选择等这些特征的连贯性在增加，不仅表现在随访检查中，而且在整个患者人群的检查中连贯性也在提高。自动团注检查和自动语音命

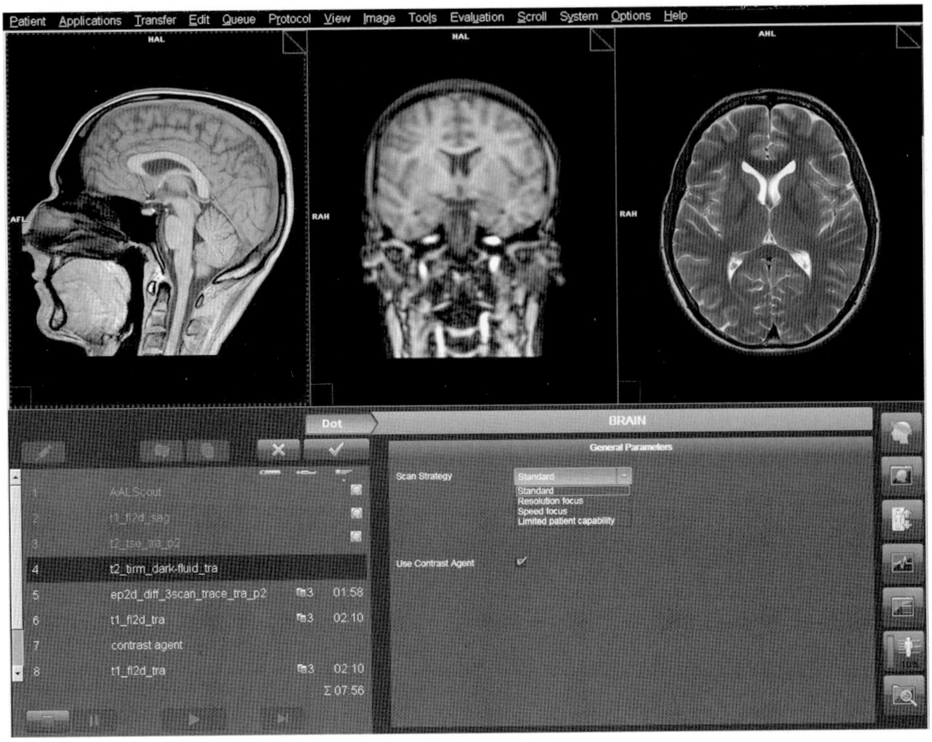

图 123.1

令的结合提高了团注时间的精度，这是 MRA 和肝脏动态对比增强检查的基础。自动化不仅加快了扫描过程本身，而且提供了固有的图像质量改善了图像判读和产量提高。检查完成后，可以通过 DICOM 服务的“模式”操作步骤把执行程序的信息以回账单的形式发回。

扫描仪发展的趋势正明确地朝着用自动处理代替后处理的方向前进。用户可以重新定义这种要被执行的处理，无须用户界面，一旦数据被采集，系统就立即开始工作。例如，MRA 检查后的 MIP 图像自动生成或者脊柱检查后的组合(见第 110 章)。客户服务器解决方案可以快速地获得更高级的数据和扫描仪工作站上进行处理，除此之外，用户有能力开始处理，并且在扫描室或者任何安装客户软件的工作站直接解读图像。

随着卫生保健不断的数字化，效率的提高和数字化信息呈现的质量也在不断的进步。卫生保健机构会利用这些技术的优势，为参阅者提供最优化的服务，为患者提供最好的诊断。

(严琴琴 王骏 译 陈峰 吴虹桥 校)

缩略语

不同厂商的 MR 缩略语

序列类型	章序号	西门子	GE	飞利浦
患者定位序列	122	定位器,定位像	定位器	计划扫描
梯度回波		GRE	GRE	FFE
扰相梯度回波	35	FLASH	SPGR	T1-FFE
重聚梯度回波	36	FISP	GRASS	FFE
平衡稳态自由进动	50,51	trueFISP	FIESTA	bFFE
全相控周期平衡稳态自由进动	53	CISS	FIESA-C	bFFE
双回波稳态	49	DESS	—	M-FFE
超快梯度回波	54	TurboFLASH	FAST GRE, FAST SPGR	TFE
3D T1 加权超快梯度回波	55	MP-RAGE	3D-FGRE, 3D-FAST SPGR	3D TFE
3D 插值 GRE	59	VIBE	LAVA-XV, LAVA-Flex	THRIVE
快速自旋回波	29,30	TSE	FSE	TSE
单次激发 TSE/FSE	34	HASTE	SSFSE	SSTSE
90°反转脉冲 TSE/FSE	31	RESTORE	FR-FSE	DRIVE
可变翻转角 3D TSE	56	SPACE	CUBE	VISTA
反转恢复	37	IR,TurboIR(TIR)	IR,FSE-IR, IR-Prep	IR-TSE
短 Tau IR	42	STIR	STIR	STIR
长 Tau IR	38	Turbo Dark Fluid	FLAIR	FLAIR
True IR	38	True IR	—	Real IR
磁化率加权成像	57	SWI	SWAN	静脉 BOLD
读出分段 EPI	58	RESOLVE	读出分段 EPI	—

(待续)

不同厂商的 MR 缩略语(续表)

序列类型	章序号	西门子	GE	飞利浦
非对比 MRA	65~69			
基于 TrueFISP	69	NATIVE-SPACE	—	TRANCE
基于 TSE	69	NATIVE-TrueFISP	流入增强 IR,增强 DeltaFlow	B-TRANCE
K 空间操作的动态 MRA	73	TWIST	TRICKS	匙孔(4D-TRAK)
对比剂团注定时/可视化	70	Care Blous	Smart Prep,透视触发 MRA	BolusTrak
运动校正	**章序号**	**西门子**	**GE**	**飞利浦**
呼吸门控	95,97	呼吸门控	呼吸门控/触发	触发;PEAR
导航回波	95	PACE	导航	导航
ECG 同步扫描	82	ECG 触发	心脏门控	ECG 触发/VCG
扇形的运动校正	96	刀锋技术	螺旋桨技术	MultVane
序列参数				
平均	112	平均	NEX	NSA
回波数	29	加速因子	ETL	加速因子
层间距	114	距离因子(层厚%)	层间距	层间距
矩形 FOV	22	FOV 相位/矩形 FOV	部分 FOV(pFOV)	矩形 FOV
带宽	100	带宽(Hz/像素)	接收带宽(kHz)	脂肪/水位移(像素)
过采样频率	92	过采样	抗混叠	频率过采样
过采样相位	92	相位过采样	无相位卷褶	折叠抑制
半傅立叶成像	116	半傅立叶	部分 NEX	半扫描
梯度磁矩归零	105	GMR/流动补偿	流动补偿	流动补偿;Flag
分段 k 空间	58	Lines/Segments	Views per Segment (VPS)	Views/Segment
空间预脉冲	106	预饱和	SAT	REST
化学预脉冲	40	Fat Sat	Fat Sat/Chem Sat	SPIR
水激发	41	水激发	Spectral-Spatial	Proset
脂肪-水分离	43	Dixon	IDEAL,Flex	—
多通道 RF 线圈敏感度均一化	119	Precan Normalize	PURE	CLEAR
K 空间中央填充动脉可视化	70	Elliptical Scanning	Elliptical Centric	CENTRA
并行采集技术		iPAT	Acceleration	SENSE
PAT:基于图像的算法	118	mSENSE	ASSET	SENSE
PAT:基于 k 空间的算法	118	GRAPPA	ARC	—

注:表中列举的仅仅是不同厂商之间的缩略字母,具体将在文中讨论。

(严琴琴 王骏 译 陈峰 吴虹桥 校)

索 引